醫病的道理藏在陰陽裡！

醫病指南針的形成與應用

- 大自然的陰陽運動
- 人體的陰陽運動
- 醫病指南針怎麼用？

1

萬物初生——混沌

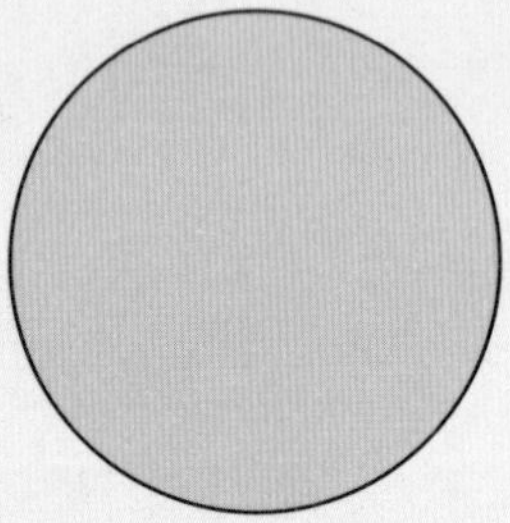

天地萬物初生之時，為一混沌狀態，
在這裡沒有陰陽的交融，
也沒有陰陽的對立，只是一團混沌。

萬物初生一混沌，陰陽相混難分清；
貌似糊塗實難得，由無變有是初生。

2

陰陽

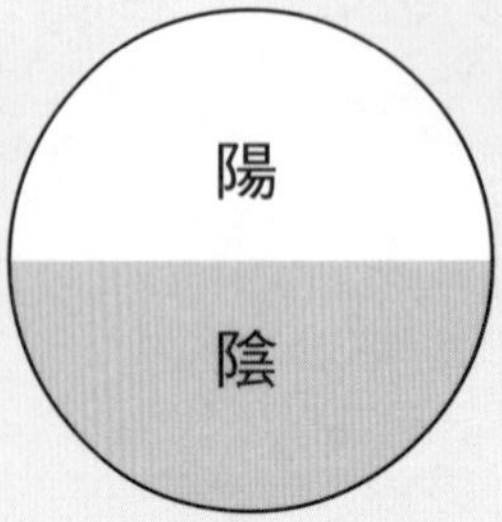

㊤：陽／天
㊦：陰／地

混沌之中，兩股力量互相作用，
陽氣聚集在上而為天，
陰氣聚集在下而為地。
陰陽兩相對，天永遠在上，地永遠在下。

清陽飄蕩上為陽，濁陰幽沈降為陰；
從此陰陽兩相對，恰似牛郎織女星。

3

陰陽轉換

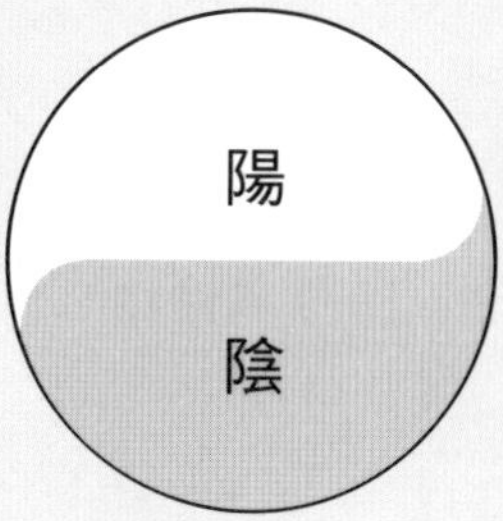

在天地的形成過程中，
陰陽的升降對流是一切萬物的本性，
有陰就有陽，有陽就有陰，
兩兩相互作用，
清陽上升，濁陰下降，
陰陽二氣的升降運動，會形成轉換。

陰陽原本同根生，雨雨相望成對影；
陽中一滴相思淚，陰中清陽上九天。

4

陰陽交融

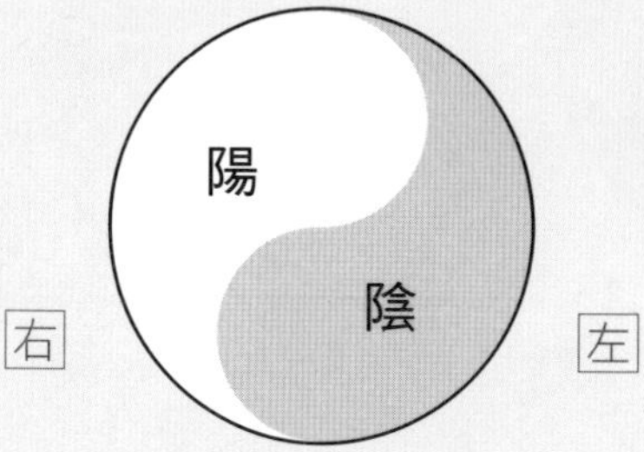

㊨：陽中濁物下降 ㊧：陰中清陽上升

陰陽兩股力量除了相互轉換，
而且一直保持在「陽升陰降」
的持續性運動狀態，
在陰中的陽氣會上升，
在陽中的濁物會下降，
形成彼此互相交融的「太極陰陽圖」。

陰中清陽上為天，陽中濁物下陰間；
陰陽交融生萬物，迴圈無息太極生。

5

陰陽流動

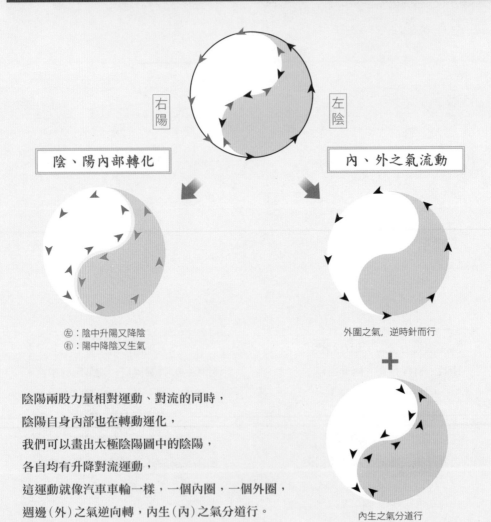

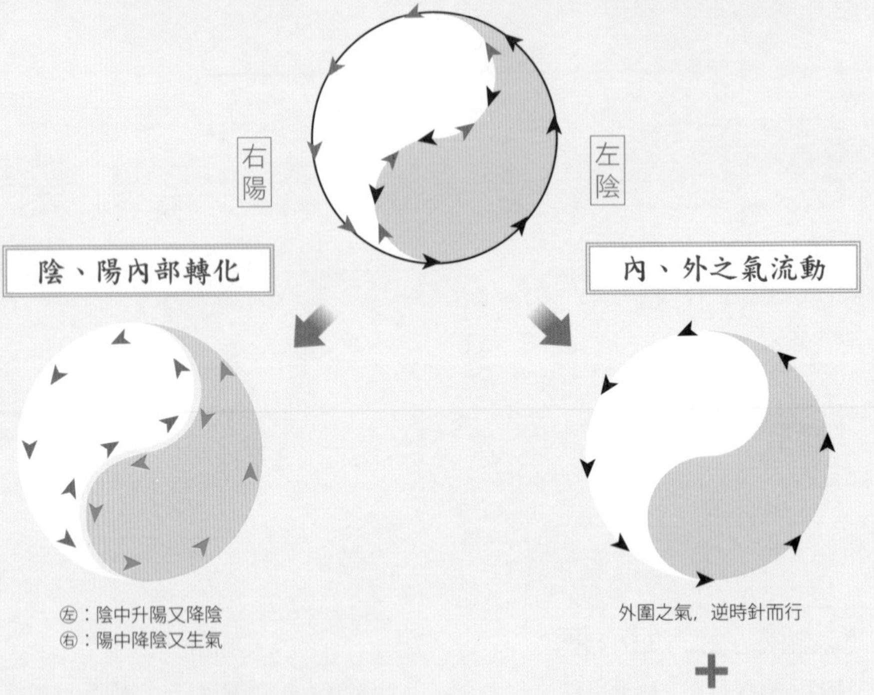

陰陽兩股力量相對運動、對流的同時，
陰陽自身內部也在轉動運化，
我們可以畫出太極陰陽圖中的陰陽，
各自均有升降對流運動，
這運動就像汽車車輪一樣，一個內圈，一個外圈，
週邊(外)之氣逆向轉，內生(內)之氣分道行。

陰中升陽又降陰，好比積沙坡下傾，
陽中降陰又生氣，正如開水冒白煙；
相互交融一團氣，內外流動如兩輪；
周邊之氣逆向轉，內生之氣分道行。

6

一生二，二生三

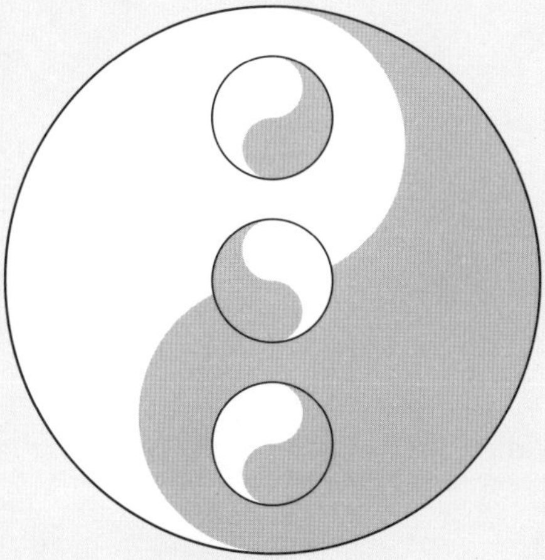

一生二，二生三

從太極陰陽圖的形成可以得知，
陰陽各自均有升降對流，
而太極陰陽圖的中央，即兩儀相交之處，也存在升降對流，
所以一個太極陰陽圖內，就會化生三個太極陰陽圖，
如此推演下去，便會產生無數個陰陽太極圖，
即「一生二，二生三，三生萬物」。

陰陽交融生太極，太極之中分兩儀；
陰陽各有交融處，太極之中生太極。

7

四季與五行

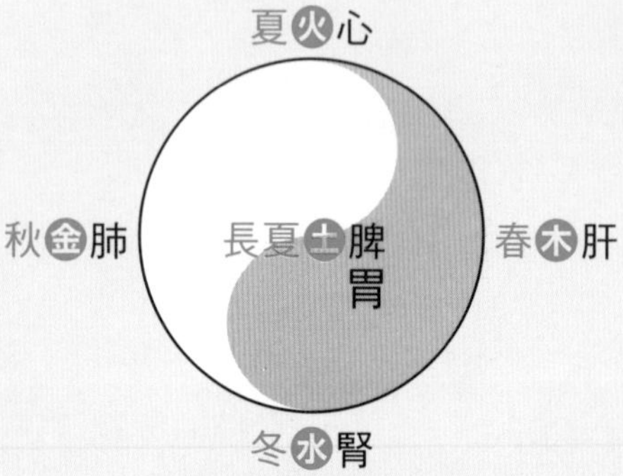

「一生二，二生三，三生萬物」，
從大自然的無到有，
進而產生陰陽、四季、五行（木、火、土、金、水）的變化，
它們能讓萬物循環不已，
同時影響人體臟腑的陰陽氣機對流。

冬至寒水生一陽，長至春分木已成；
春花豔麗迎夏日，夏至炎炎一陰生。
秋風蕭殺收碩果，冬雪封藏陽入陰；
四季循環如一輪，五行中土為軸心。

8

人之乾坤

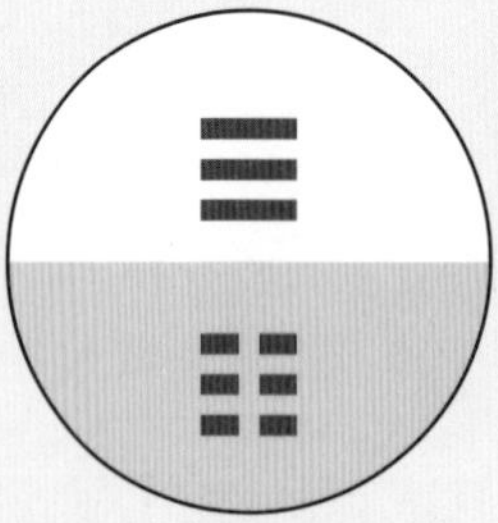

㊤：乾☰／陽／天
㊦：坤☷／陰／地

人的出生，精子與卵子的結合，
形成一個受精卵，
也近似天地萬物初生之時，
由無變有的過程。
此後受精卵不斷分裂，化為億萬個細胞，
而形成人體，
這就是一生萬物的過程。

精子與卵相結合，好比天地生混沌；
受精之後一分二，人體乾坤即生成。
陽爻積上為之乾，陰爻為地便是坤；
人之初生乾坤定，陰陽交融成人形。

9

人身陰陽卦象解

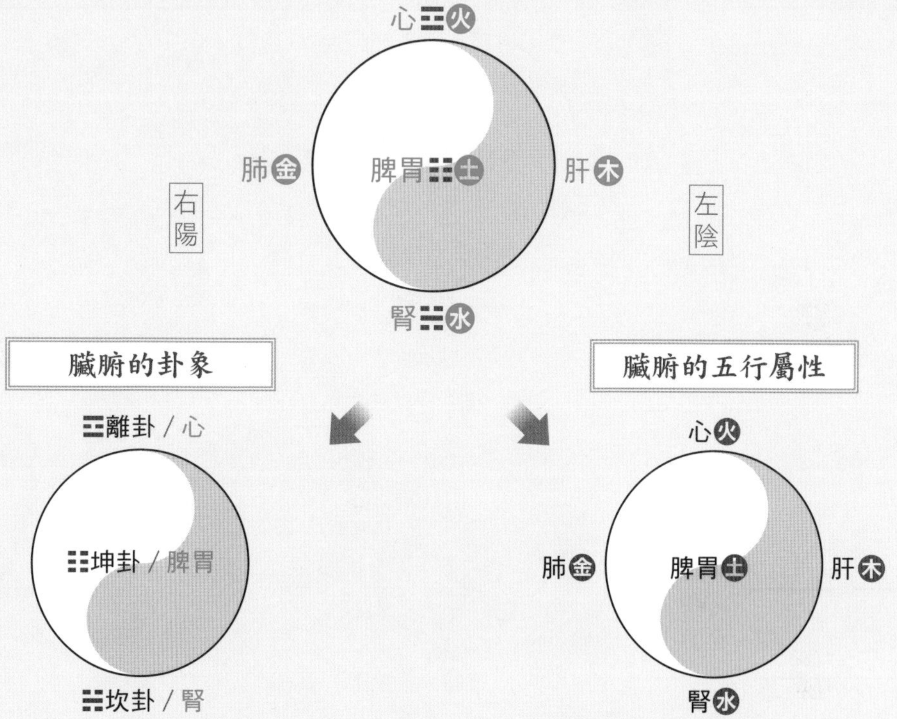

古人認為大自然由木、火、土、金、水所構成，
這五個要素的盛衰，說明大自然的變化，也對應人體臟腑的屬性，
坎卦為水向下走，離卦為火往上升。
五行的分布，不僅說明臟腑本身的自然屬性，
同時反映了五行相生、相克、相乘、相侮的關係。
（詳細內容請見第70頁）

乾二落入坤中央，化為坎卦下極泉；
坤二上升乾空裡，成為離卦如日升。
人之化生如天地，東南西北如四輪；
肝心肺腎在四方，脾胃屬土居中間。

10

人體陰陽能量對流

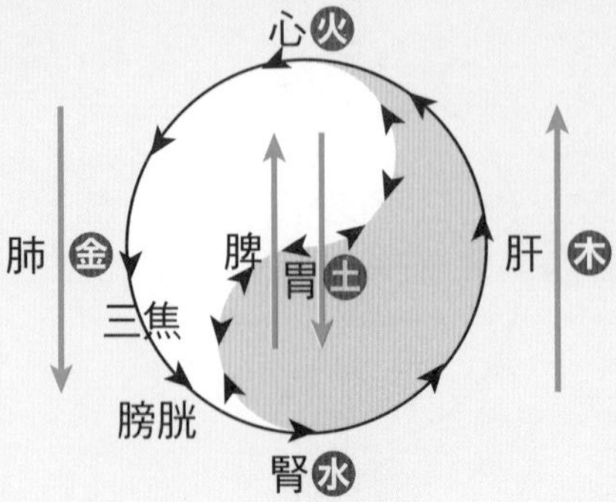

人體就是一個活生生的太極陰陽圖，通過陰陽升降、對流的運動，形成人體陰陽氣血的循環。

【A】

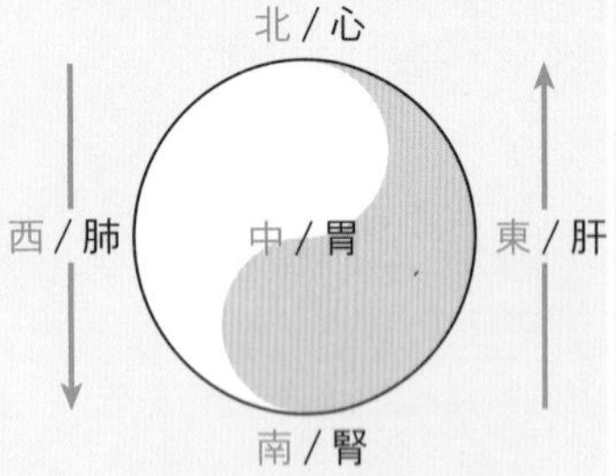

太陽從東面升起，
人體肝氣從左側上升。
太陽從西邊落下，
人體內陰氣從右經肺下降。

【B】

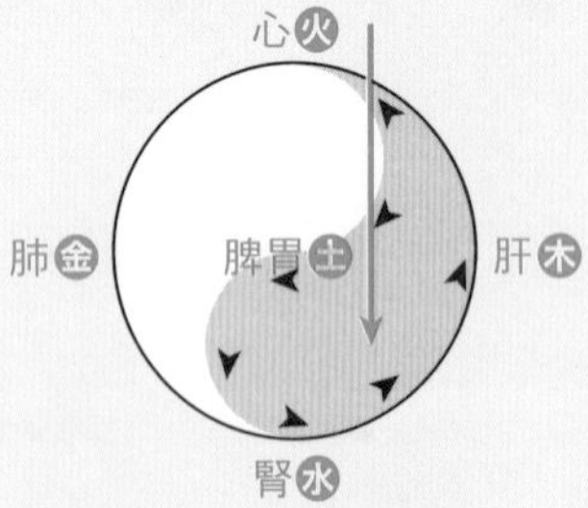

大地的水濕能滋養樹木，
人體的腎水也能滋養肝木，
並且隨肝氣升騰，補給心火。
人體的心火下移，
能溫暖胃土，腐熟水穀，
且借胃氣下降，溫暖腎水。

【C】

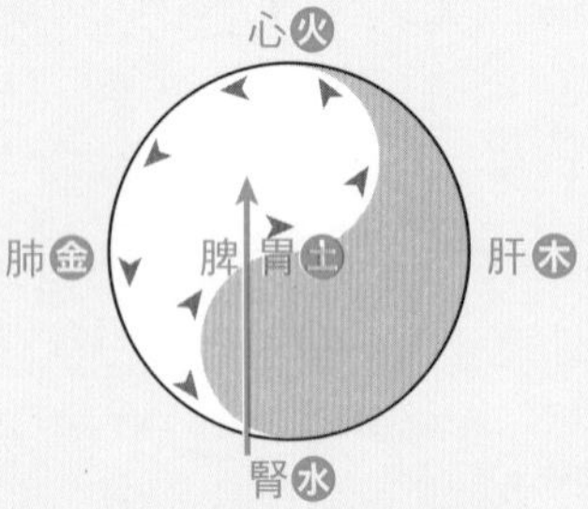

人體腎中陽氣上升，溫暖脾臟，
能將小腸的營養物質，上輸至肺。
肺宣發精微之氣中清的部分，
滋養皮膚和毛髮；
斂降濁的部分，滋養五臟六腑；
其餘廢氣化為水，
經三焦入膀胱，成為小便，
其中部分再被吸收，入腎補養腎水。

日從東方冉冉起，水在西邊瀝瀝聲；（圖A）
腎水養肝能涵木，隨肝上達濟心炎。（圖B）
麗日如心照胃土，其溫透胃暖寒泉；
腎中潛龍為一陽，溫脾如漚清陽升。（圖C）
肺如華蓋能肅降，化汽為水三焦經；
三焦水道通州都，濁去精存再入腎。

11

人身如兩輪

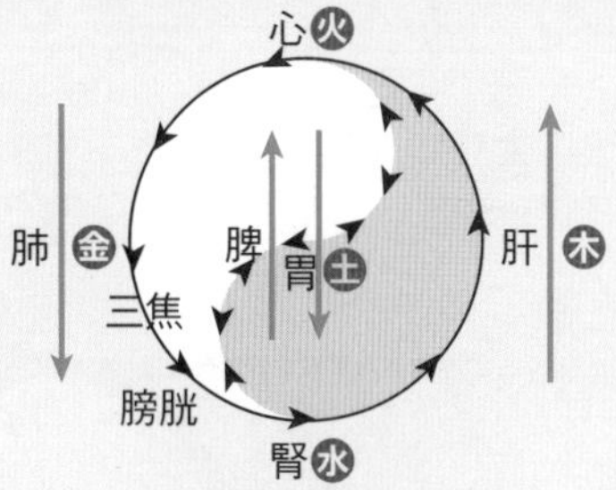

「人體陰陽能量對流」圖

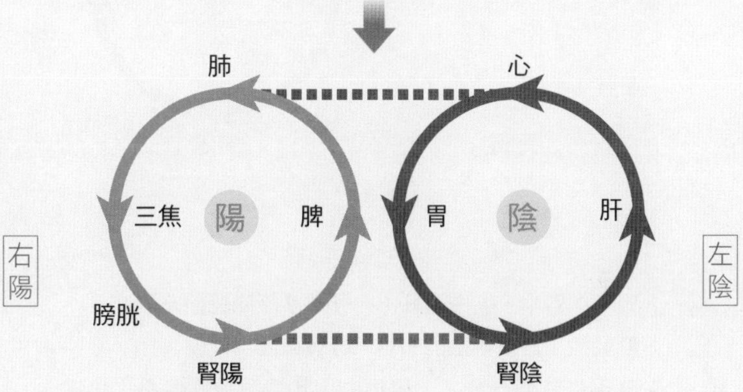

將「人體陰陽能量對流」圖簡化、分離、歸納後，
其臟腑陰陽傳遞的過程就如同兩個輪子。
一左一右，一升一降，
肝氣從左側上升，肺氣自右側而降，
中間脾氣上升、胃氣下降。
左輪為血液系統，主血屬陰；右輪為經絡系統，主氣屬陽。

外周氣流逆向行，中央胃降脾氣升；
人體陰陽如兩輪，右側氣分左側陰。

12

臟腑的陰陽傳遞（之一）

左側為陰

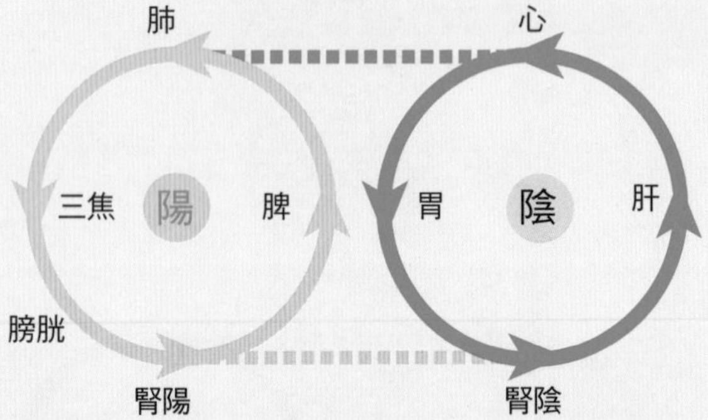

1. 腎陰即腎水，能滋養肝木，肝木才能條達而不過亢。
2. 肝藏血，沒有腎陰的充養，肝藏血的功能便失衡。
3. 腎水借肝氣升發，上達於心，其精微物質借心火化赤生血，而腎陰之寒使心火不過亢。
4. 心火能下移於胃，胃的腐熟功能才有熱量，才能旺盛。
5. 胃氣下降的同時，胃陰能補給腎陰，而心火也能隨胃氣下降，溫暖腎水，使腎水不過寒。

腎水寒，土下泉；養肝木，滋肝陰；
肝得柔，無以亢；性條達，水隨升；
濟心火，抗心炎；肝藏血，養心陰。
火生土，土得溫；能化物，變化焉；
火透胃，交於腎；散水寒，萬物成。

臟腑的陰陽傳遞（之二）

右側為陽

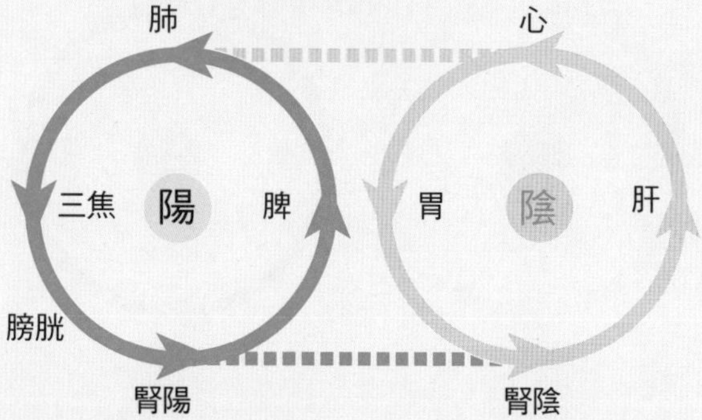

1. 腎陽立根于下焦，腎陽能溫暖脾陽；而心火提供胃熱量，人體中焦脾胃的消化、吸收才能健全。
2. 脾之功能健全，能將小腸吸收的營養物質上輸到肺，提供肺營養。
3. 肺將營養物質中清的部分向上向外宣發，滋養皮膚和毛髮；濁的部分向下斂降，滋養五臟六腑。
4. 肺斂降濁性物質時，人體上焦的水氣也被斂降，化為水液進入三焦，經三焦入膀胱而成小便。而其中一部分被再次吸收，入腎補養腎水。

腎之陽，如潛龍；似開水，起白煙；
陽化氣，脾來運；中焦漚，精氣升。
上焦霧，肺細分；清宣表，降濁陰；
表得滋，皮膚潤；濁陰降，養臟真。
氣化水，三焦經；入膀胱，成小便。

13

臟腑之間的氣血傳遞

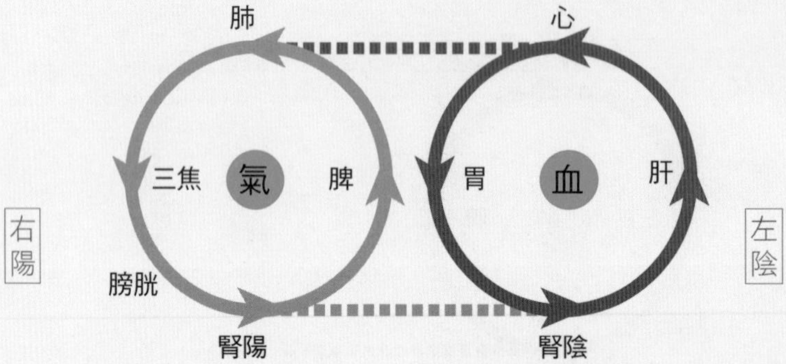

進一步理解「人身如兩輪」這個圖形，
右邊是經絡系統，左邊是血液系統。
經絡系統運行的是氣，其力量來源於肺。
血液系統運行的是血，其運行力量來源於心。

前輪氣為主導，後輪血為輔佐，
前輪腎陽旺盛，脾陽自然不會虧虛，
如此肺氣充足，前輪便暢行無阻。
後輪心火旺盛，沒有氣的運行，就像一潭死水，無法作用。
肺的開與合、心的搏動，影響人體的陰陽氣血循環。

肺主氣，心主血；氣屬陽，血屬陰。
太極圖，如兩輪；右為陽，左為陰。
前輪走，後輪行；前輪滯，後輪停。
氣能行，血方運；氣鬱滯，血必凝。
前之輪，力源肺；開與合，降與升。

腎之陽，如油門；腎陽虧，氣難成。
腎陽足，脾陽旺；肺氣足，輪歡暢。
後輪陰，為輔佐；心主血，來鼓動。
心血足，血行旺；鼓無力，血難暢。
人之身，陰與陽；氣與血，衡則康。

14

兩輪是交叉的兩個圓

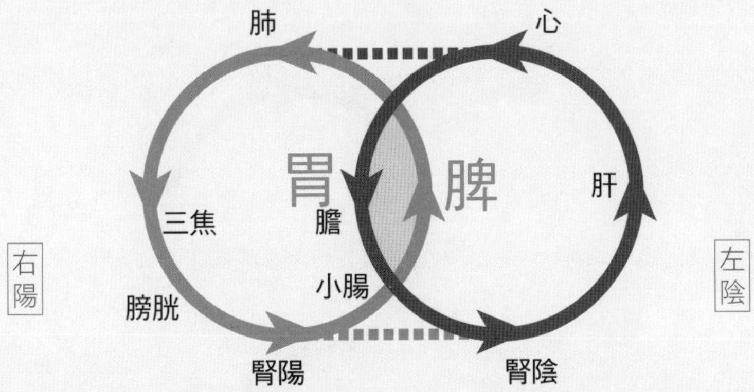

「人身如兩輪」存在著太極「陰中含陽，陽中含陰」的規律，
這兩輪其實是交叉存在的，當我們細看圖形，便會發現，
胃雖然歸於左輪，屬陰；
但在中醫經絡理論中，胃屬陽明，為陽。
脾雖然歸為右輪，屬陽；
但在中醫經絡理論中，脾屬太陰，為陰。

15

兩輪與三焦的關係

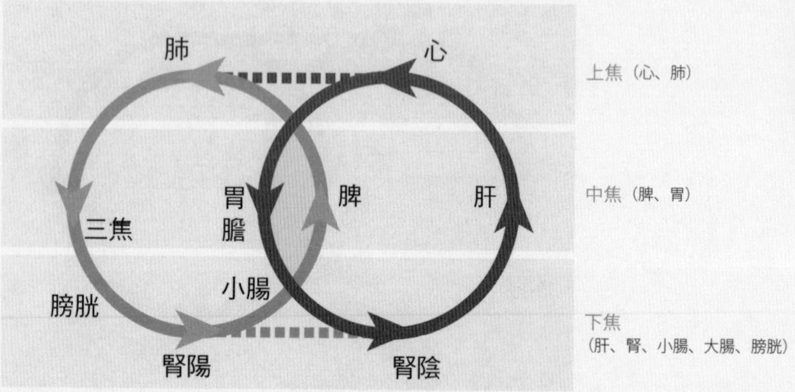

我們將兩輪圖再做調整，
便能看出兩輪與三焦的關係。
三焦為孤腑，貫穿人體上中下，
在上為上焦，在中為中焦，在下為下焦，
人體內水液經過三焦水道，從下焦排出體外。
因此，三焦為通調水道之官。

16

傾斜的23.45度

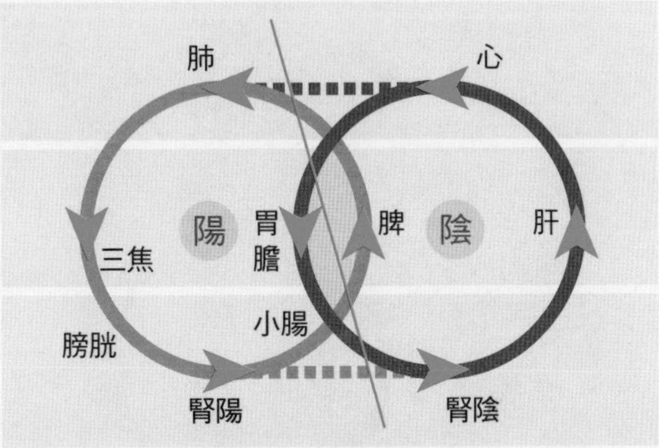

㊧：體陰而用陽（心、脾）
㊨：體陽而用陰（胃、腎）

為什麼圖中陰陽的分界線卻是傾斜的？

地球是傾斜的，傾斜角度為23.45度，

人體臟腑的陰陽氣血也是左右不平衡的，是傾斜的，

借用天人相應的理論，這傾斜也應當是23.45度。

從圖中，我們可以看出幾個要點：

◉脾屬陰，主濕，但向右走（向陽走）

脾臟屬陰，但升發的是人體的清氣、陽氣，脾喜歡「燥」的環境！

◉胃屬陽，主燥，但向左走（向陰走）

胃屬陽，但胃氣沉降的是濁陰，胃喜歡「濕」的環境！

◉心臟以陰為基礎，但向陽轉化

心臟以陰血為基礎，以心火為表現形式。
心臟就好比一個燃燒的火球，火球中央是油。火以油為基礎，油以火為表現形式。

◉腎臟以陽為基礎，但向陰轉化

腎臟以腎陽為基礎，以腎水為表現形式。
腎臟就好像一個水球，但水球中央是一團火。

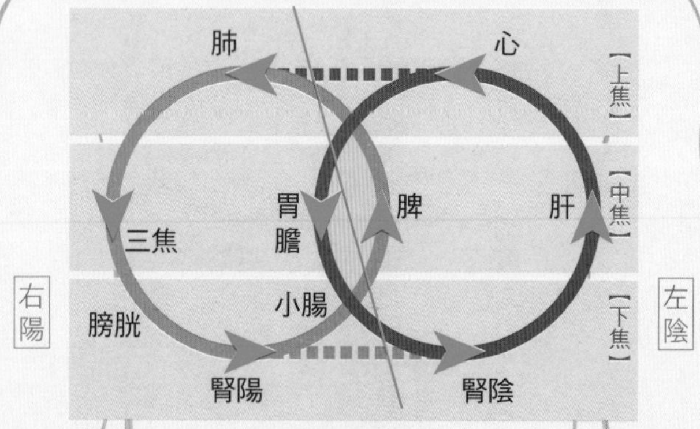

【醫病指南針】
（即「人體臟腑陰陽氣血循環圖」）

中醫通過醫病指南針，也就是人體臟腑陰陽氣血循環圖，
能直觀人體五臟的關係、五行的互動以及陰陽的轉換。

當兩輪轉動是順暢平衡的，人的臟腑、氣血自然都健康；
當兩輪運轉卡住了，人就會生病。

所謂擒賊先擒王，找到了輪子卡住的地方，就找到了生病的真正原因，
因此，想治療疾病只要修復被卡住的輪子，讓它恢復正常轉動就行了。

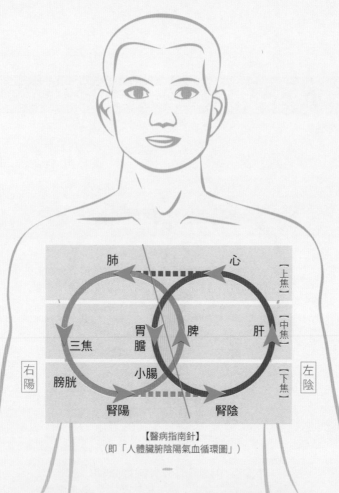

醫病指南針怎麼看胃病？

「醫生啊！我胃疼、胃脹、犯胃酸、胃不知道餓……。」

十人九胃，胃病是現代人常患的疾病，
但胃病有許多種症狀和原因，到底要如何找出原因呢？

胃是消化器官，中醫稱為「水穀之海」，即胃是受納、腐熟水穀的器官。
如果胃不能受納，或受納後腐熟不了，這就是病了；又或者腐熟過快，也是病了。

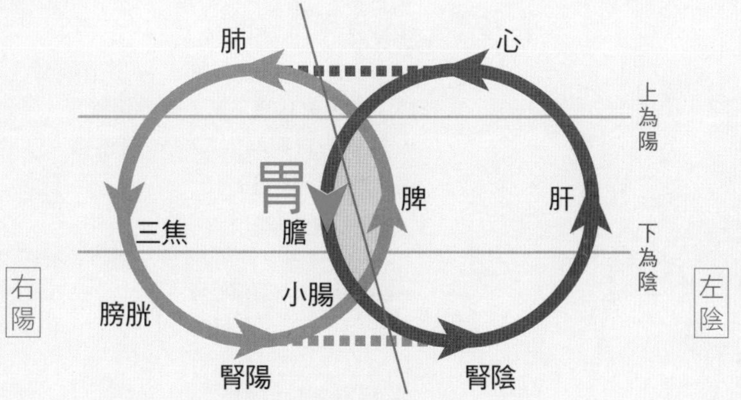

胃在左輪上，以降為和，
治胃病的關鍵全在一個「降」字！

醫病指南針思考

在醫病指南針裡，胃在左輪上，胃氣是往下降的，
中醫稱「胃以降為和」。
因此，治胃病的關鍵全在一個「降」字！
胃氣下降，就調和了。
如果不降而上逆，那就生病了。

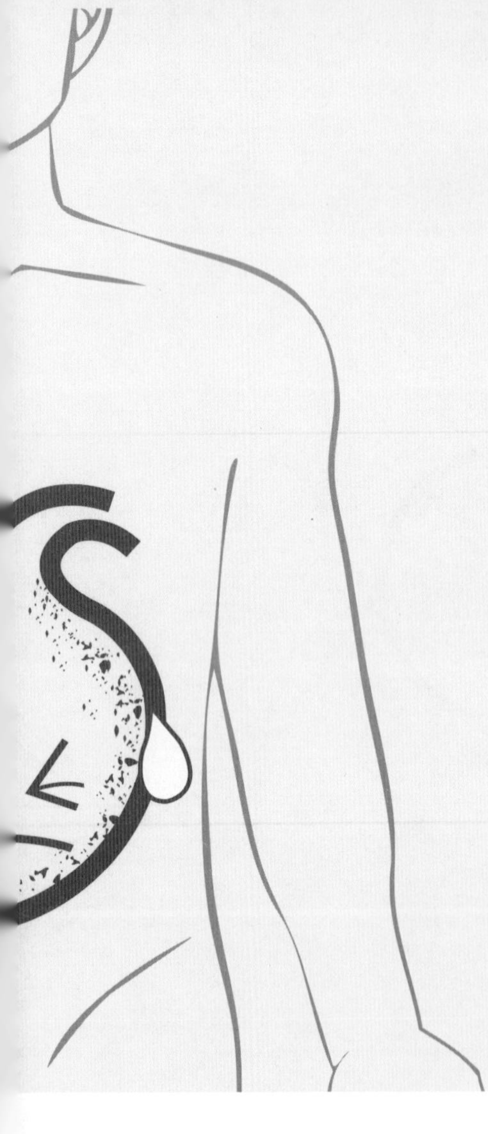

4 胃陰不足

長期胃火重，必然導致胃陰虧虛，就像燒鍋爐一樣，長時間燒，鍋裡的水會被燒乾。

- **治法：養胃陰**

  常用藥有石斛、麥冬、花粉、玉竹、蘆根、烏梅、沙參、生地等。

5 寒熱錯雜證

胃中有熱，腸道有寒，容易形成胃上半部有熱，下半部有寒，形成寒熱錯雜證。
大部分有胃病的人都是寒熱錯雜，只是寒熱所占比例不同而已。

- **治法：寒熱搭配**

  常用藥如黃芩、黃連配乾薑，或者金果欖配乾薑等。
- **經典藥方：半夏瀉心湯**

6 食積

胃脹食積同樣影響了胃的和降。

- **治法：消導或攻下**

  病情輕者，採用山楂、神曲、麥芽、雞內金、萊菔子來消導。
  病情重者，採用大黃、芒硝、枳實、厚朴、檳榔、二丑等來攻下。

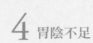

【常見的胃病】

1 胃氣上逆

胃液是酸性的，膽汁是鹼性的，胃氣下降後，在腸道酸鹼正好中和。有胃病的人大多有胃氣上逆的情況。

- **治法：降胃氣**
  常用藥有枇杷葉、竹茹、代赭石、生薑、枳實、沈香、旋覆花、半夏等。
- **經典藥方：小半夏湯**

2 胃寒

胃腐熟食物需要熱量，沒有熱量就無法腐熟食物。早上吃的飯，晚上吐出來還未消化，從早到晚不知道飢餓，原因是胃中無火！

- **治法：補火**
  心火足就能讓胃火旺，所以補心火生胃土，也就是五行所說的「虛則補其母」。
  常用藥有桂枝、肉桂、附子、薤白、乾薑等。

3 胃熱

胃火過亢，出現胃熱。常有飢餓感，總覺得吃不飽，俗話說「慌飯」，中醫稱「消穀善飢」。

- **治法：清胃火**
  常用藥有石膏、知母、黃連、黃芩、蘆根等。
  下火食物如皮蛋拌豆腐：每天兩個皮蛋，加上四兩豆腐，拌勻後，放少量鹽、麻油，當菜吃。

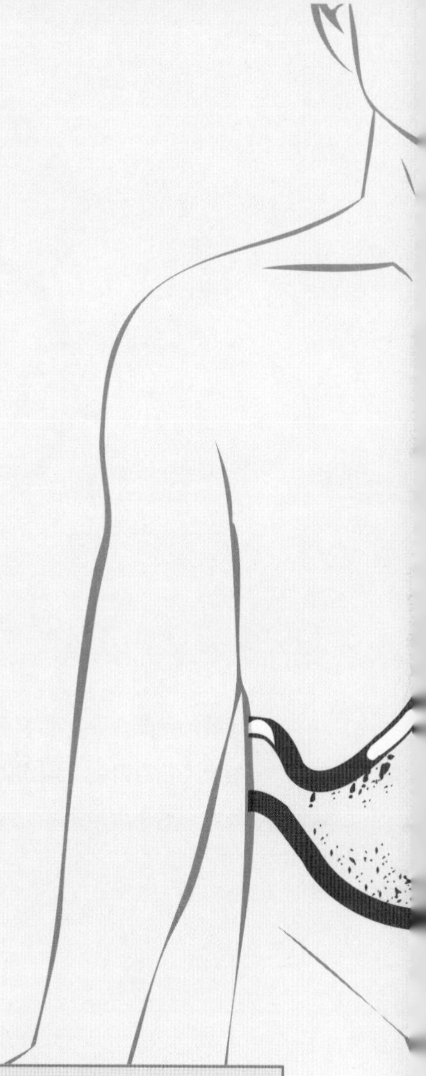

胃氣上逆會引起的其他症狀

有些看似跟胃無關的症狀，都可能是胃氣上逆而引起的：

1)胃氣上逆→犯胃酸，腐蝕食道→引起食道炎→再向上反流，損傷咽喉→導致慢性咽喉炎

2)胃氣上逆→壓迫肺，肺的宣發、肅降功能失常→漏脂性脫髮、慢性濕疹

3)胃氣上逆→導致人體清氣不升→經常頭昏

胃病用藥思路——胃氣上逆

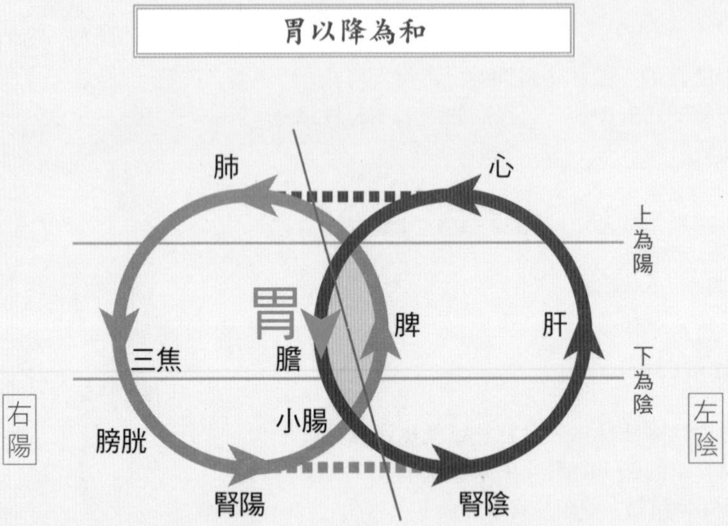

・**症狀**：痰飲內停，心下痞悶，嘔吐不渴，及胃寒嘔吐，痰飲咳嗽。

・**主治**：和胃降逆，消痰蠲飲。

・**藥方**：小半夏湯（半夏、生薑）

用藥思路：胃以降為和

半夏降逆、化痰、止嘔；生薑溫胃、散寒、降逆、止嘔。

兩藥相伍，共奏「和胃降逆，消痰蠲飲」之功。方中充分體現了一個「降」字。

胃病用藥思路——寒熱錯雜證

升脾陽（溫脾）、降胃逆

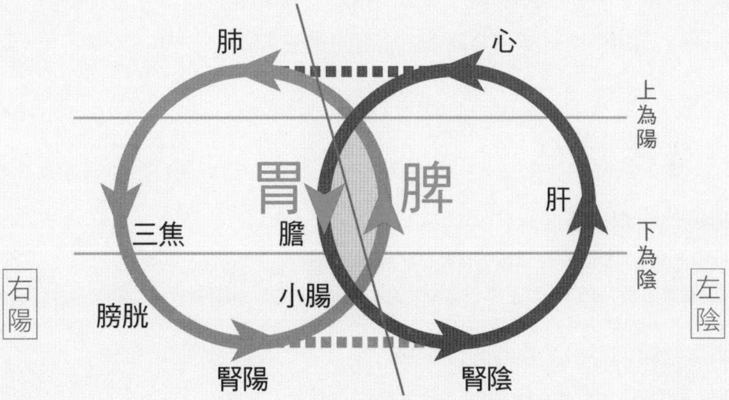

・**臨床表現**：心下痞，但滿而不痛，或嘔吐，腸鳴下利，舌苔薄黃而膩。

嘔為胃氣上逆；腸鳴下利為脾臟虛寒，清氣不升反降；氣機升降失常，鬱塞中焦而成痞滿之證。

・**主治**：寒熱平調，消痞散結。用於寒熱錯雜之痞證。

・**藥方**：半夏瀉心湯（半夏、黃芩、乾薑、人參、甘草、黃連、大棗）

用藥思路：為什麼容易出現寒熱錯雜的病機？

❶胃之上為心，胃下為腎陰；心主火，腎陰主水；火為熱，水為寒；因此胃病最容易出現的病機，就是上熱下寒，寒熱錯雜。

❷如果患者存在脾、腎陽虛的情況，就更容易形成寒熱錯雜之證。

❸解決方法針對脾、胃這兩點，升脾陽（溫脾）、降胃逆。

醫病指南針怎麼看風流眼（之一）

「醫生啊，我母親最近老是流淚或溢淚，

在戶外尤其明顯，要經常不斷地用手擦眼睛……」

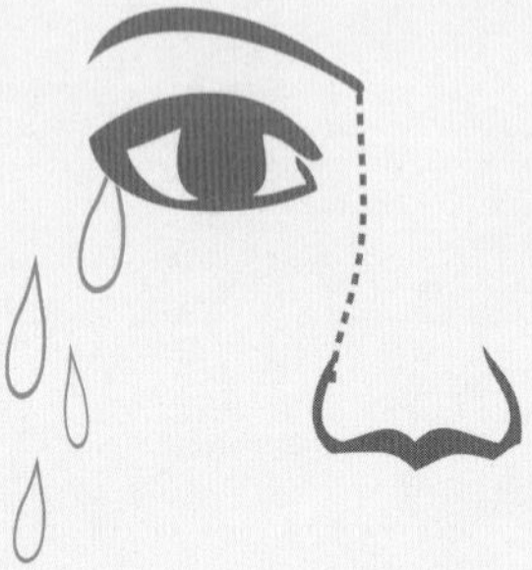

檢查眼睛或淚腺都良好，不無阻礙，這是俗稱的「風流眼」。

問題在哪兒呢？醫病指南針如何告訴我們問題的所在呢？

思考1 哪個臟腑跟眼睛健康有關？

肝開竅於目。肝臟的精氣通於目竅，眼睛健康和肝是有直接關係的。

（五臟與五官：肝開竅於目；心開竅於舌；脾開竅於口；肺開竅於鼻；腎開竅於耳。）

思考2 再來看醫病指南針裡的肝位在哪一輪？

肝位於左輪，肝氣從人體左側上升，**肝藏血**。

思考3 左輪上，是誰影響肝氣運動呢？

關鍵是**腎陰（腎水）**！

思考4 腎陰如何作用？

腎陰有正、反兩個作用：

腎陰升騰：腎水隨肝氣升騰，進入肝臟，滋養肝陰，補肝血；隨肝氣上升入心，濟心火，補心陰；隨肝氣上達於目，則雙目濕潤。這是正向作用。

腎主封藏：收攝腎水，不至於因肝氣升發，腎水升騰太過，這是反向作用。

一正一反，平衡協調，人體心、肝陰分保持平衡，雙目才能感覺正常，既不乾澀，也不溢淚。

思考5 風流眼的原因是腎陰虛。

腎的封藏力不夠，腎水升發太過，肝經被腎水所浸泡，只好借其所開之竅——眼睛排泄，就會出現溢淚！

醫病指南針怎麼看風流眼（之二）

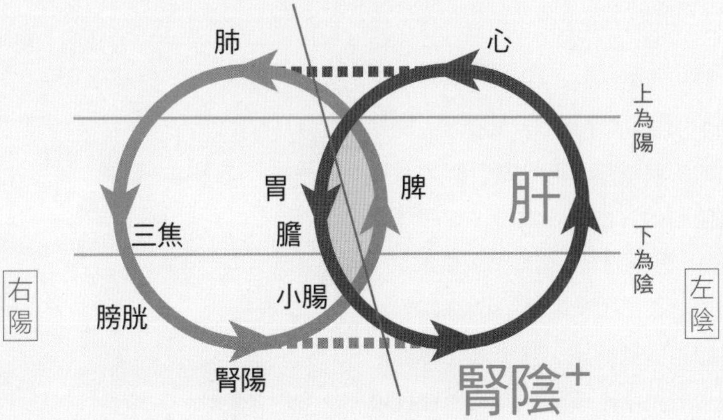

用藥思路：一收、一養、一利，則病情可以控制。（詳細內容請見第268頁）

・藥方：生牡蠣、枸杞子、車前子。

生牡蠣：鹹寒入腎，其性收斂，增強腎的封藏之力，從下焦入手。（收）

枸杞子：補養腎精，針對腎虛為治本。（養）

車前子：清利肝經水濕，對溢淚治標。（利）

同理思考：眼睛乾澀

反過來，眼睛乾澀失潤、淚液不足呢，又是什麼原因？

肝陰來源於腎水，腎水不足的病人，肝陰自然匱乏。肝開竅於目，肝陰不足，自然眼睛失潤、乾澀。

・治法：補養肝腎之陰

・經典藥方：杞菊地黃丸

六味地黃丸：滋補肝腎，治肝腎陰虛。枸杞子：味苦微甘、性微寒，入肝腎二經，補益肝腎，兼養肝明目。菊花：清肝明目，疏散風熱。

醫病指南針怎麼看受寒感冒？

同樣都是受寒感冒，為何有的人會頭痛、鼻塞、流鼻水？有的人會肩頸僵硬、筋骨痠痛到不行？還有的人會有嘔吐、拉肚子等腸胃炎症狀？

其實，最早在《黃帝內經》就有了人體外感受寒的症狀描述，而且還告訴了我們感冒在體內的可能傳變路徑。按照《內經》來說，外感寒邪，如果體內衛氣足，便能層層防衛，很快將寒邪消滅或驅逐出去。如果臟腑虧虛，無法溫化寒邪，寒邪就會經由手上或足上的氣血運行通道，不停地傳變下去。

所謂手、足上的氣血通道指的是什麼？就是足三陽、足三陰、手三陽、手三陰，共有12條路徑。（如右表）

下面我們就來看看受寒感冒在人體內的傳變路徑：

外感病的傳變──三陰三陽

手足	陰陽	三陽三陰	十二經絡
足	足三陽	陽明	胃經
		太陽（巨陽）	膀胱經
		少陽	膽經
	足三陰	太陰	脾經
		少陰	腎經
		厥陰	肝經
手	手三陽	陽明	大腸經
		太陽（巨陽）	小腸經
		少陽	三焦經
	手三陰	太陰	肺經
		少陰	心經
		厥陰	心包經

《內經》對於外感傷寒的傳變路徑的描述：

傷寒一日，巨陽（太陽）受之，故頭項痛，腰脊強。
二日陽明受之，陽明主肉，其脈夾鼻絡於目，故身熱目痛而鼻乾，不得臥也。
三日少陽受之，少陽主膽，其脈循脅絡於耳，故胸脅痛而耳聾。
三陽經絡，皆受其病，而未入於臟者，故可汗而已。
四日太陰受之，太陰脈布胃中，絡於嗌，故腹滿而嗌乾。
五日少陰受之，少陰脈貫腎絡於肺，繫舌本，故口燥舌乾而渴。
六日厥陰受之，厥陰脈循陰器而絡於肝，故煩滿而囊縮。

【感冒傳變路徑1】

自足太陽膀胱經而入，逆傳入三焦

寒邪由膀胱經借三焦上行，若寒邪較重，三焦之下焦，自然會因寒而收引，三焦主水道，水液自然會聚集！患者三焦受寒邪所侵，三焦水道收引，水道不利，水液積蓄下焦。

・**症狀**：小腹脹滿，小便不利；或者渴欲飲水，水入則吐。

・**處理**：五苓散主之。

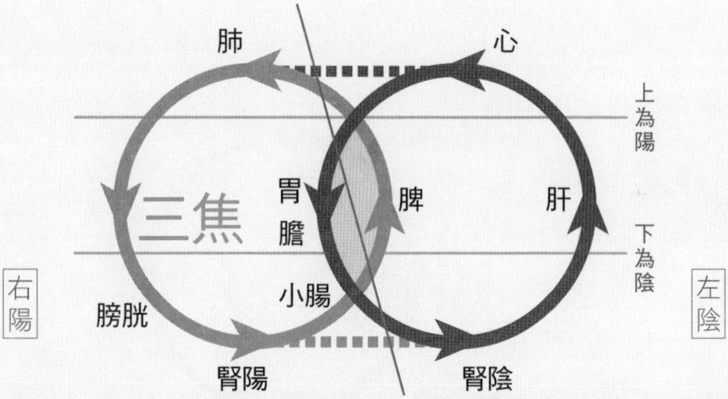

【傳變1：寒邪入三焦經】

【感冒傳變路徑2】

自太陽膀胱經而入，順傳入腎陽

人體腎陽似火，能夠溫化寒邪，所以當寒邪傳到腎（腎陽）時，就消滅了。

假如腎陽虧虛，無以溫化寒邪，寒邪就會由太陽（膀胱經）直接進入少陰（腎陽），形成少陰證。

- **症狀**：頭項痛、腰脊強、鼻塞，或周身關節疼痛，高燒，其脈不浮而沈。
- **用藥**：例如麻黃附子細辛湯。通過附子溫補腎陽，溫化寒邪；通過麻黃解表發汗，使寒邪上行於肺，隨汗而解。

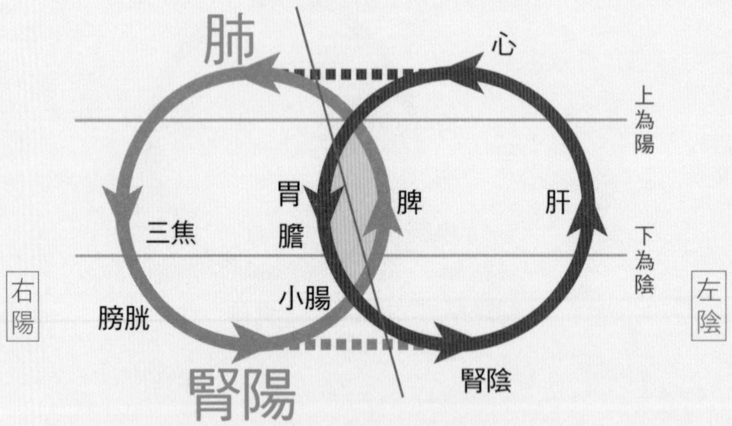

【傳變2：寒邪入腎陽】

【感冒傳變路徑3】

自太陽膀胱經而入，逆傳入三焦，上行至肺

肺主表，如果人體心火旺盛，肺氣充足，則寒邪會通過肺來表散。如果心火衰弱，肺氣宣發之力又不足，就會出現「麻黃湯證」，即下面所說的各種症狀。

・**症狀**：頭痛，發熱，身疼，腰痛，骨節疼痛，惡風，無汗而喘。

・**用藥**：例如麻黃湯。麻黃配杏仁是麻黃湯的核心，一宣一降，肺氣宣發與肅降得以恢復，肺的開合功能健全，風寒表散，卡在肺這個點的問題得到解決，整個問題都解決了！

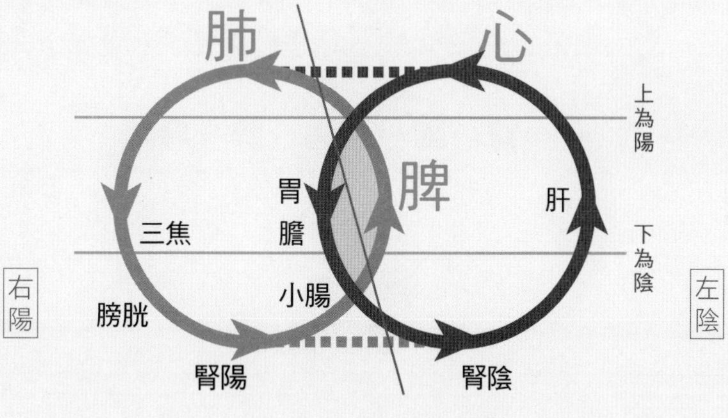

【傳變3：寒邪入肺】

【感冒傳變路徑4】

如果寒邪達肺，沒有表散，
下一步會如何傳遞？

如果寒邪達肺，沒有表散，下一步寒邪就會「向心」或者「向脾」傳變。
心主火，火能散寒，這是自癒的途徑之一。
如果心火衰微，沒能將肺中寒邪散盡，
則寒邪將會隨心火下移，傳入陽明（胃經），
或者由肺傳入太陰（脾經）。

路徑 A

心→胃→膽→小腸→脾→腎陰

路徑 B

肺→脾→腎陽

【感冒傳變路徑4-A】

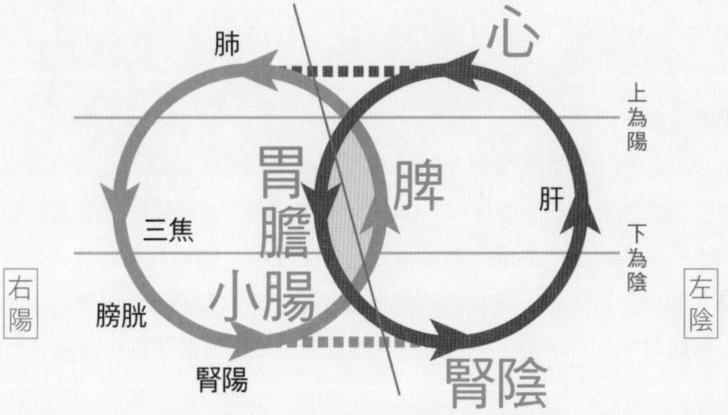

【路徑4-A：心→胃→膽→小腸→脾→腎陰】

1)寒邪入陽明胃經

心火衰微，沒能將肺中寒邪散盡，寒邪隨心火下移，傳入陽明胃經。

胃喜濕，寒邪入胃，與胃濕化合，而為寒濕。寒濕在胃，會身熱、目痛、鼻乾、不得臥等症狀。如無以消散調節，患者亦會出現大熱、大煩渴、大汗出、脈洪大等症候。《傷寒論》中寫道「傷寒，脈浮滑，此表有熱，裡有寒，白虎湯主之」，即是此意。

2)寒邪入少陽膽經

胃中寒濕無法調節，寒濕之邪將會入膽，進入「少陽經脈」。如果膽經通達，寒邪不會滯留，而會隨人體氣機下行。如果平素膽經不暢，患者會有口苦、咽乾、目眩等症候。

【感冒傳變路徑4-A】

（上接第29頁）

3)寒邪入太陰脾經

膽氣以降為順，寒邪傳至膽，如果膽經通達，寒邪不會滯留，而會隨人體氣機下行，因此寒邪將借小腸傳脾，由少陽(膽經)傳入太陰(脾經)。如果是腎陽旺盛的病人，脾陽自然不虧虛，當寒濕之邪傳至此處，會被脾腎溫化，疾病自然會痊癒。如果脾腎陽虛，受寒邪所克，患者便會出現腹滿而吐，食不下，自利益甚，時腹自痛，若下之，必胸下結硬等症狀，這時就需要用四逆湯了。

4)寒邪入少陰腎經

寒邪入脾若不解，便向下傳至腎（腎陰）。寒邪入腎，腎陽必然奮起抵抗，下焦的氣化作用自然減弱，清陽不升，上焦的陽氣不足，就會出現「少陰（腎經）之為病，脈微細，但欲寐也」。

5)寒邪入厥陰肝經

如果腎陰被寒邪所侵，寒涼之水借肝氣上升，進入肝經，形成厥陰證，就出現口渴不止、胸中疼熱、飢不欲食、下痢不止等症狀。

【感冒傳變路徑4-B】

傳於太陰（脾經），表徵已罷，則形成太陰病；表徵未罷，則形成太陽太陰合病證（膀胱經、脾經）。

寒邪由肺逆行，下傳至脾，脾本陰土，下受腎陽之溫煦，則運化功能健全。今上受寒邪之入侵，下受腎陽之溫煦，一寒一熱，狹路相逢，痞塞不通，則會出現腹滿；若腎陽之火旺盛，則寒邪被其溫化，疾病不治自癒，若寒邪勝，進一步深入，則脾之運化功能失常，自會出現「食不下，自利益甚，時腹自痛」。

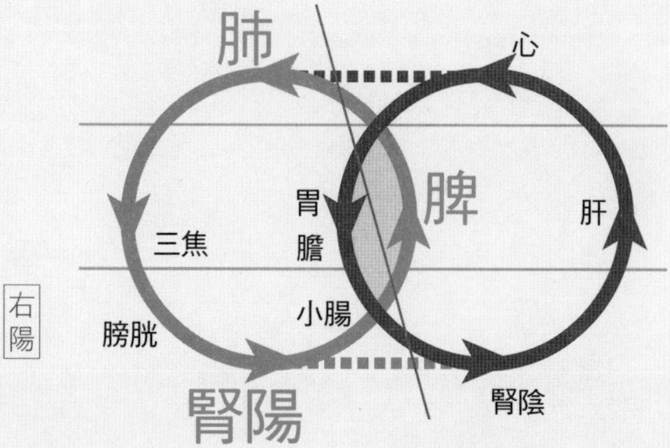

【路徑4-B：肺→脾→腎陽】

小提醒！

寒邪在傳變過程中，傳至某經即出現某經症狀，大多是已有內傷，臟腑已經失調。若無內傷則傳至某經，便不出現某經之病症，臨床上細心觀察，自可體會。

醫問

中醫治病的12條思路

余浩／鄭黎——著

目次

陽、氣血之間的關係。在隨後的課程裡，我們將圍繞這個圖來談中藥、談藥方、談病機、談治法、談醫理、談臨床，這張圖將是我們學習中醫之旅的指南針！

思路4

每一味藥都來自大自然，用對了最重要！　90

當我們真正深入瞭解中藥，真正走進「藥」的天地，就會發現，我們身邊許多東西，信手拈來都是藥材。只要我們用對了，就能化腐朽為神奇。

思路5

看病開方就像用兵布陣——從22帖常見藥方看治病思路　127

中醫給人看病開方，就像炒一個菜。在學校學習中藥，學習了每味藥物的功效，就好比告訴你鹽是鹹的，糖是甜的，辣椒是辣的，花椒是麻的。前面一課講中藥，就好比告訴你，炒麻辣豆腐需要放鹽、辣椒、花椒等；但這些之間是什麼比例，如何配合運用，炒出來才好吃，就是中醫的「方」了。

思路7

如何看病機，斷病源——教你看懂25條病機的道理 185

許多醫生一輩子按教科書來開方，效果平平常常，認為中醫就這麼回事，給病人解釋時，就一句話：中藥起效慢，慢慢來。事實上中藥起效並不慢，慢是因為沒有深刻認識到病機。

思路 11

醫案51例——51個疑難病例如何藥到病除 311

看醫案就好似看一場電影，一場戰爭片，電影中敵我雙方所處地勢如何？雙方兵力如何？我方是如何排兵布陣的？運用了哪些戰術？最終如何形成敵退我勝的結局？

不要擔心一次付出的力量不夠，也不要擔心路還很遠，只要方向堅定，目標不變，再大的難題也是可以解決的。

推薦序——陰陽辨證，道破千古不傳之祕

陳永昌

古人云：文以載道。道之一字，幽深難明。佛家言真如本性，道家言有物混成先天地生，儒家言明德，名稱雖異，其體則一，體雖一，而深淺有異。入道之法，在於觀照，對內曰照，對外曰觀；雖分觀分照，以別內外，其法實一也。內照明體，外觀起用。內照則成聖成賢，外觀則參贊天地之化育；內照則《論語》、《老子》、《黃帝內經》❶之所出，外觀則《易經》、《傷寒雜病論》❷、《金匱要略》之所由，道之用大矣哉！

吾友任之堂主人，稟三教觀照之旨，遠承仲景諸先聖之所學，近得太爺等後賢之所教，勤求古訓，博采眾方，窮其所學，得《醫問》一書，讀之，大快平生。掩卷長歎，假我數年，若十年前得閱此書，則於醫道數仞之牆，必能登堂入室，一窺其奧矣。

《醫問》一書，別於其他醫家者有四：

一者，以道治醫，從「一」的層面來辨證論治。這個「一」，就是道，就是超越時空的大自然的運行法則，是一切事物的本質。中醫也不例外，仲景以來，對這個「一」解釋得清楚的，幾千年來只有寥寥數人而已。鄭欽安在《醫理真傳》中寫道：「余沈潛于斯二十餘載，始知人身陰陽合一之道，仲景立方垂法之美。所覽醫書七十餘種，每多各逞己見，亦未嘗不講仲景之法，然或言病而不道其病之所以然，或言方而不探其用方之所以妙，參差間出，使人入於其中而茫然。」這

正是歷代醫家著述的白璧之瑕，也正是後世學醫之人對浩如煙海的中醫典籍望洋興嘆，進而喪失學習信心的主要原因。而本書對這個「一」闡釋得非常清楚，入木三分。古人云「識得一，萬事畢」，只有把握住了這個「一」，才能從根本上把握住了中醫的脈搏。

二者，法於陰陽，合於術數。這八個字，原是醫者圭臬，只可惜，很多醫家往往顧左右而言他，甚或乾脆視而不見，以致精妙難思的傳統醫學的光芒漸漸埋沒，豈不令人痛惜。任堂主「上觀天，下觀地，中觀人」，「法於陰陽，合於術數」，從大處著眼，從小處探究，層層剖析，娓娓道來，返璞歸真，化繁為簡，讀來令人耳目一新，原來中醫也不難的感慨油然而生。讀了此書，必將使思維方式發生深刻的變化，在內心深處發起一場巨大的革命。從這個意義上來說，任堂主的文章不是寫出來的，而是用心觀出來的，是從真誠心中流露出來的。

三者，中醫框架的分析與辨證論治的有機結合，可以說道破了千古不傳之祕。中醫的框架是什麼？陰陽五行而已。不論哪本醫書，必對陰陽五行進行一番詳細的講解，然後再從臟腑功能說開去，幾乎成為一個固定的套路。而僅僅只把陰陽五行理論體系用於解釋臟腑氣血的生理功能，至於如何將之運用到辨證論治中去，卻無人提及，甚或提及，也是浮光掠影，蜻蜓點水，說不清，道不明，使後世學者雖知其然，而不知其所以然，幾成醫道不能提升的瓶頸。本書對還原傳統醫學的原貌，具有正本清源、撥雲見日之功也。

四者，對《內經》病機十九條的補充完善和醫病指南針的發明，具有重大的意義。傳統醫學經幾千年的發展，積累了十分豐富和寶貴的經驗，有些經典話語更是膾炙人口，傳承不衰。比如「通則不痛，痛則不通」、「久病必瘀」等，都是歷代醫家從臨床中得來的真知灼見，也反映出經典內容相對後世有所不足，特別是到了現代，世人共爭不急之務，迷於嗔恚，貪於財色；飲苦食毒，無有懈時，內憂外患，百病叢生，許多疾病更是聞所未聞，簡直無從下手。本書在病機十九條的基礎上，通過對歷代醫家的學習、提煉和自己切身實踐，又補充了病機六條，大大拓寬了中醫辨證的綱領，使許多難病、怪病的治療有了新的思路和方向，有了新的突破口。

醫病指南針將理、方、法、藥一一括囊無遺，把紛繁龐雜的醫學理論進行高度的濃縮，由博返約。大有放之則彌六合，卷之退藏於密之功。一圖在手，醫學無憂，若非已將醫道一以貫之，曷克臻此？

本書更有諸多精妙之處，不能一一細說。至若《內經》、《難經》[3]、《傷寒雜病論》，言辭古樸，義理深奧，雖智者亦一時莫能解。後世醫家著述，各呈己見，或有所偏頗，不能得睹醫學全貌。唯本書從上智至下愚，莫不適合，三根普被，利鈍全收也。本書能令初學者，登堂入室，提綱挈領，不走彎路；能令徬徨迷茫者，破迷開悟，指明方向；能令醫道精湛者，百尺竿頭，更進一步；對於自學中醫者和中醫愛好者來說，更是案頭必備，不可或缺的好書。

百餘年來，西風東漸，我中華傳統文化早已失磐石之固，傳統醫學亦復有覆巢之患。時至今日，誦幾句子曰詩云，被人視為怪物；講一點寒熱表裡，人皆謂之無用，此誠可嘆可悲之至也！期盼我醫道同仁，立定志向，扎穩根基，堅守信念，辛勤耕耘，或可挽大廈將傾之頹勢於萬一，重振我傳統醫學，使之再發出璀璨的光芒。

余與任堂主相識於網路，雖未謀面，神交已久。對任堂主孜孜求索的精神感佩不已。余不才，不意竟深得任堂主厚愛，堂主不以余鄙陋，邀余作序，余欣然受之，是以為序。

❶《黃帝內經》又稱《內經》，是現存最早中醫理論著作，對後世中醫學理論的奠定有深遠的影響。相傳是黃帝與岐伯、雷公、伯高、俞跗、少師、鬼臾區、少俞等多位大臣討論醫學的記述。

❷《傷寒雜病論》是中醫的內科經典，為東漢張仲景所著，是中國第一部理法方藥皆備、理論聯繫實際的中醫臨床著作。

❸《難經》是中國古代醫學著作《黃帝八十一難經》的簡稱，共三卷（也有五卷版的）。《難經》的「難」，讀作ㄋㄢˋ（nàn），詰問的意思。《難經》是闡發《黃帝內經》的疑難和要旨的第一部書，在《內經》的基礎上有所發展，尤其是「獨取寸口」的脈診法、對經絡和臟腑中命門、三焦、腎間動氣、奇經八脈等的論述對後世影響極大。後世將其列為中醫四大經典之一。

台灣版序

廣結天下中醫愛好人

聞悉《醫問：中醫治病的12條思路》在台灣上市，甚為欣喜。能將個人醫學所悟廣為傳播，並借此結交天下同道中人，實乃人生一大快事！

吾研習岐黃之術十餘年，深感中國醫學之博大精深，非吾等愚輩所能參悟透徹，然人法地，地法天，天法道，道法自然。常法地思天，自會略有領悟。道生一，一生二，二生三；一者道也，二者陰陽也；陽化氣，陰成形；現實之人，常執於陰，認為眼見為實，忽視陽，認為眼不見為虛。不知寰宇之中，人之所見者少，不見者多，所知者少，未知者多也……。

陽者，氣也。氣之升降出入，無器不有，出入廢則神機化滅，升降息則氣立孤危。治病者，調其氣為首也，為將人體氣機升降出入之規律呈現於同道面前，借太極之衍化，作氣機循環之指南，稱之為指南針，並非標新立異，期望識者重視之，有此指南，則行醫之道，不會夜行而無燭也。

奈何本人才疏學淺，心中所思，臨床所用，未必能恰如其分表述，所寫之文字，或有謬誤之處，望同道予以指正。醫學發展，非一人之力可為也。願天下同道之人，攜手共進，於醫道之中，同共勉。

任之堂主人 **余浩**

前言——從生活中感受中醫

不少人抱怨，學習中醫太難了，很想學，但不知如何下手，感覺要學的東西太多。中醫方面的書籍浩如煙海，在這麼多書籍中如何找到進入中醫寶庫的大門，好像真的很難。其實這既是中醫的魅力，也是中醫的短處。

古代的中醫大多是讀書出身的文人，正所謂不為良相，即為良醫，成為良相或良醫，是文人的追求。文人多愛賣弄文字，本身很簡單的問題，在文人筆下就寫得玄而又玄，好像不玄就不能證明自己有水準。就好像現代的有些詩，讀出來只是一種感覺，卻很難理解是什麼意思。

學習中醫就是內視自己的身體

其實中醫來自於民間的醫療實踐，在文人的總結和提升下，轉變成中醫理論，然後再指導臨床。一個來自於民間的、樸素的、簡單的東西，由我們祖輩反覆總結出來的東西，我們為什麼害怕學習、不敢學習呢？為什麼要排斥它呢？學習中醫其實也很簡單。

每個人對學習中醫的理解各不相同，就好像練習武功，有的只是為了強身健體，有的卻是為了光宗耀祖，有的想成為一代宗師……。思想不同，出發點也不一樣，學習中醫也是如此！有些小孩子的母親，想學習中醫，只是為了讓小孩更加健康，不再受疾病的困擾。有些長期被疾病困擾的病人，學習中醫，只是想讓自己健康起來，能夠健康地生活。有些從事臨床的中醫工作者，學習中醫、研究中醫，目的是讓自己能更好地為病人服務，提高自己的臨床水準。從事科學研究的人員，學習中醫，是為了在疑難疾病的攻克上找到新的方法。也有的人學習中醫是為了學得一技之長，能夠混口飯吃，能夠養家餬口……。

學習中醫並非都要求有悟性，對普通人而言，中醫教給人們養生的方法，教給人們預防和治療疾病的方法，有興趣就可以學習。但如果以中醫作為職業，那要求就會高一些，懂得的就應該更多一些，這也是無可厚非的，因為人命關天，病人將生命相託，如果不提高自己的水準，則不是救人，而是殺生。

在遠古的洪荒年代，人類沒有衣服，沒有穩定的食物，為了生存，必須要適應大自然，在大自然的變化中尋找生存的方法，還談不上健康長壽；為了生存，思想單純，沒有追逐名利，只是考慮怎麼適寒溫，怎麼避風雨，每個人都是養生家，不然就沒法生存。隨著人類社會的進步，人類有太多的辦法適應自然界的變化，但也正因為如此，反而忽略了自然界的變化；人類自身適應自然界的能力在不斷下降，自然界稍有變化就會導致許多人生病。學習中醫，就是讓我們認識我們的大自然，認識我們自己的身體，從而讓我們融入大自然，尋求健康生存的養生之道，尋求疾病的治療之道。

每個人都可以學習中醫，感受中醫。因為學習中醫就是感受我們身邊的世界，學習中醫就是內視我們自己的身體。從原始、從本質中感受世界，這就是我們要學習的東西！所以，什麼人適合學習中醫呢？不是哪一類人，而是整個人類！

小提示

學習中醫是一個長期而持久的過程，如果沒有目的，只是盲目跟風，或者只是因為要上大學，而無可奈何的選擇，學習是沒有動力的！你學中醫的目的是什麼呢？

中醫之道即養生

中醫是不是玄學？

中醫有沒有療效？

中醫該不該弘揚？

這些問題只有我們自身實踐了，才能有深刻的體會，才知道該如何對待中醫，建立學習中醫的信心。

「夫上古聖人之教下也，皆謂之：虛邪賊風，避之有時；恬淡虛無，真氣從之；精神內守，病安從來。」

「虛邪賊風，避之有時」。如果天氣變冷，我們都知道加衣服，這是一種本能反應，這也是養生中的最基本的理念，也是最本質、最樸素的理念。玄不玄呢？一點也不玄！

但如果深入去想，我們可以給自己身體加衣服避賊風，那服用扶正的藥物不就是給我們的五臟加衣服避賊風嗎？我們通過加衣服來避賊風！我們遠離寒涼食品，不就是讓我們五臟來避寒邪嗎？這都是很普通的道理，源於生活最簡單、最本質、最樸素的東西。但就是這些道理的運用，能讓我們的身體得到保護，能讓我們健康生活，這就是中醫，就是醫道。

「故美其食，任其服，樂其俗，高下不相慕，其民曰樸。」

如此簡單的養生之道，我們現代人又有多少人能做到呢？如果我們讓浮躁的心靜下來，將事物看淡了，物質層次的追求減少了，名利也看得不重，自然能夠樂其俗，誰還在乎吃「鮑魚」還是吃「排骨」，還在乎穿「貂皮」還是「棉衣」，因為只要能保暖，就能起到避賊風的作用，心境達到了一定高度，人就能達到天人合一，就能健康長壽。

這些《內經》中的話，非常質樸，就好像一位年過七旬的老人，在向我們講述過來人的經歷。我們虛心聽取的時候，會感到自己平時對生命的認識是多麼膚淺，心態是多麼浮躁；會發現我們經常捨本逐末，當疾病來臨、生命終結之時，又希望能夠一下子除掉疾患，立時起死回生！我們為什麼不早點學習中醫裡面的養生之道，讓我們自己的心能夠安寧，讓自己的身體能夠健康，對待我們周圍的環境不要那麼極端！

「嗜欲不能勞其目，邪淫不能惑其心，愚智、賢不肖不懼於物，故合於道。所以能年皆度百歲而動作不衰者，以其德全不危也。」

這就是養生之道，這就是醫道！

中醫有沒有療效？首先我想問一下，對中醫療效有疑問的人試過沒有？有沒有採取中醫的思維？有沒有辨證運用中醫的治療手段？

舉個例子，前年的夏天，一位患者到我這裡來，要求打點滴。我問為什麼？患者說重感冒了，打點滴好得快！我說：「你認為幾天好才算快？」

患者笑道：「每次感冒打點滴，三天就好了。」

「那我一天給你治好，算不算快？」

「那當然快了，中醫可以嗎？」

「當然可以了！」我毫不猶豫地答道。

患者因為晚上睡覺，空調溫度太低，受寒所致。於是我採用薑油在患者背部刮痧，沿著膀胱經刮出紫黑色瘀點，前後不到十幾分鐘，患者感覺病減輕了一大半，隨後開了一副麻黃附子細辛湯。所謂的重感冒，採用中醫治療不到一天就好了。在隨後的一兩年，這位患者每次感冒必喝中藥，只開一劑就可以了；輕點的感冒，自己熬點蔥薑水喝喝就沒事了。建立在患者腦子中的「感冒必須要打點滴」的觀念也就徹底消失了，代之的是懂得如何預防感冒，感冒初期如何調理。

這就是中醫的魅力，中醫的療效！只有我們切身體會之後，才知道疾病可以這樣治療，中醫效果也可以這麼好，中醫治療起效也不慢啊！

小時候在農村，醫療沒有現在這麼便利，很多病我太爺（即曾祖父）就是這麼治療的。習慣了這種治療方式，也習慣了感冒後家人給我熬蔥薑茶喝。我從懂事到現在，已經二三十年了，沒有打過一次點滴，每當身體稍有不適，採用一些很簡單的辦法，就能很快調整過來。這是我的親身感受。因為有了這些親身的體驗，所以我堅信中醫的療效一點也不慢，一點也不比西藥差。這也是一個中醫工作者對自己從事工作的信心！對自己、對中醫、對《黃帝內經》的信心！

如果一門知識，與我們的生活息息相關，是我們的健康指南，我們應該如何對待它呢？難道應該放棄？難道下雪了，我們不該加衣服？難道我們應該羨慕權貴？我們應該唯利是圖？

不是的！我們的身體本身就有一套精密的調理機制，我們需要的是養生，是學會保養這個精密而完美的身體，讓它不受外邪和內傷的損害，這就是未病先防，這就是治未病，這就是中醫的特點和優勢。我們弘揚中醫是理所應當的，弘揚這門集預防、治療、養生、保健於一體的科學，讓它為全人類的健康，永遠發出璀璨的光芒，這不僅僅是我們中醫工作者的責任，更是每一個中國人的責任。

小提示

如果你想學中醫，當身體不舒服時最好先喝喝中藥，或者運用中醫的其他方法來治療。只有通過切身體會，才會感受中醫的療效，才能增強你學習中醫的信心。

如何學習中醫？

如果你從北京走到陝西去，別人會說往西走，不會說你先走多少公里向左拐，然後再走多少公里向右拐，這樣你自己會搞糊塗，別人也會搞糊塗。究竟怎麼走，具體的描述，誰也說不清楚。你可能會說看地圖！是的！看地圖可以更清楚些。今天我寫這些文章，就是想繪製一張學習中醫的地圖，但再細緻的地圖也不可能告訴你，在前進一五〇一米的地方會有一個泥潭；再細緻的地圖也不可能標示出，前面的道路哪兒不平、哪兒有障礙物。但這張地圖可以告訴你方向——學習中醫的方向，讓我們明白為什麼要學中醫，怎樣學中醫！

北京到陝西，首先必須明白是往西走，向西就是你的目標和方向；而學習中醫的第一步，必須要明白中醫的框架，在大框架的指導下，才不會出錯，成功的機會才會更大一些。

那麼什麼是大的框架？什麼是大的方向？前面談過，學習中醫就是感受自然，感受自然界最本質的東西，然後內審我們自身，明瞭養生治病的辦法。

感受自然，就從我們生活的地球開始，尋找地球的規律，同時取象類比，瞭解我們自身，我相信這樣來學中醫，可能大家都會接受。因為我們就生活在這樣一個環境中，明白了我們的生活環境，就明白了為什麼會生病，就明白了如何治療疾病。

你爬上高山，站在山巔上，好好看看我們的地球！這是怎樣精妙的一個星體啊！因為它圍繞太陽的公轉，產生了地球上春夏秋冬四季的氣候變化，讓我們在寒暑交往中健康地成長，讓植物都能夠春生、夏長、秋收、冬藏。

因為它自身的旋轉，產生了晝夜更替的現象，讓忙碌一天的人，能夠入夜靜靜地休息，讓一天的勞累得到緩解，每天都有精神去面對新的一天。因為表面的大氣層包裹，使我們能夠自由地呼吸空氣，同時避免了很多外來物體對地球的撞擊，保護著地球上的動植物。

當太陽黑子、耀斑活動劇烈時，太陽發出大量強烈的帶電粒子流，沿著地磁場的磁力線向南北兩極移動，它以極快的速度進入地球大氣的上層，其能量相當於幾萬或幾十萬顆氫彈爆炸的威力，因為地磁場的存在，時刻保護著我們的地球，使地球上的生物避免了滅頂之災。

再看看腳下肥沃的土地，萬物的生長離不開它；看看大海，沒有它的海量，大地將被水淹沒，人類沒有立足之地；看看身邊的一朵朵野花；看看河水中游動的小魚，深切感受生命的氣息……。看看天，看看地，看看身邊的一草一木，然後再看看我們人類，從大之天，到小之人，你會發現人是多麼的奇妙。

中醫的框架——四時、陰陽、五行

《黃帝內經》第一篇講的是養生論，第二篇開始講四氣，講春夏秋冬的保養，就是讓我們從大的角度入手，從大的角度著眼來認識人。明白了這些，再來看〈素問．四氣調神大論〉，你會發現《黃帝內經》寫得多麼親切。

「春三月，此謂發陳，天地俱生，萬物以榮。夜臥早起，廣步於庭，被髮緩形，以使志生；生而勿殺，予而勿奪，賞而勿罰。此春氣之應，養生之道也。逆之則傷肝，夏為寒變，奉長者少。」

這段話的意思可以理解為：春天的三個月，是萬物啟陳發新的季節，天地俱生，萬物以榮。人要順應天地之規律，宜晚睡早起，早上在庭院裡穿著寬鬆的衣服，讓頭髮披下來，和緩地散步，這樣能夠條暢人體的肝氣。春天是萬物生發的季節，人順應天地的法則，對天地萬物要採取「生而勿殺」、「予而勿奪」的態度，處理事情宜「賞而勿罰」。以上就是順應春氣，養生之道。如果違背這些自然規律則傷肝，肝木傷害了，便不能生心（五行之木生火）。心屬火，為夏令，木不能生火，夏天就發生寒性疾病。

「夏三月，此謂蕃秀，天地氣交，萬物華實。夜臥早起，無厭於日，使志無怒，使華英成秀，使氣得泄，若所愛在外。此夏氣之應，養長之道也。逆之則傷心，秋為痎瘧，奉收者少，冬至重病。」

這段話的意思可以理解為：夏三月，萬物生長茂盛，天地間陽氣上升，陰氣下降，陰陽之氣交流處於鼎盛時期，萬物開花結實。此時人要晚一點睡覺，早一點起來，不要對烈日感到厭煩，平時不要發怒（因為大怒傷肝，傷肝則無以生心），人體的陰陽升降才能對流，體內抑鬱之氣才能得到宣洩，人體的陽氣就能向外輸布，以順應夏天陽氣旺盛的特性，為養長之道。逆此道，熱邪不能發散於外，蘊伏於內，則傷其心，至秋與涼邪合病，變生瘧疾。秋令當收，如此則無陽氣可收，到冬天就會患重病。

「秋三月，此謂容平，天氣以急，地氣以明。早臥早起，與雞俱興，使志安寧，以緩秋刑；收斂神氣，使秋氣平；無外其志，使肺氣清。逆之則傷肺，冬為飧泄，奉藏者少。」

這段話的意思可以理解為：秋天大自然果實已經成熟，精華蘊藏在種子中，大氣中流露的是肅殺之氣，大地上呈現的是豐收之景。人應當早睡早起，雞啼就該起床，這樣的生活習慣可以使身體的志意得到安寧，讓秋天的肅殺之氣得以緩解。收斂自己的陽氣，這樣體內的肺氣才得以清肅，陽氣得以收；逆此道，容易傷肺，肺氣既傷，冬水為肺金之子，無以受氣，則不能閉藏，故病發於冬而飧泄（飧泄指大便清稀，夾有不消化的食物殘渣），到時陽氣就會封藏不足。

「冬三月，此謂閉藏，水冰地坼，無擾乎陽。早臥晚起，必待日光，使志若伏若匿，若有私意，若已有得，去寒就溫，無泄皮膚，使氣亟奪。此冬氣之應，養藏之道也。逆之則傷腎，春為痿厥，奉生者少。」

這段話的意思可以理解為：冬季是陽氣閉藏的季節。大自然中草木凋謝，種子埋藏在冰雪之下，地面的一切生機都看不到了，水面也結冰，這就是陽氣被藏的特點。此時人應當早點睡覺，等到太陽升起才起床。人的情志應該內斂些，注意保溫，不要外露皮膚，防止陽氣外泄。這是順應冬天養藏之道。逆此道，就會傷腎，陽氣得不到封藏，次年春天陽氣的生發就會不足。

上面四段都是《黃帝內經》中的原文，從自然的角度指引我們養生，讓我們感受四季的變化，掌握四季的特性——生、長、收、藏，順應這種自然界的特性便是道。

除了從四季的變化，看到四時的特點，明白養生的意義。從我們的地球，我們還能看到什麼？我們看到了「陰陽」！地球的自轉，形成白天和黑夜，白天我們稱為陽，黑夜我們則稱為陰。我們還看到了「五行」，即地球上五種基本物質，木、火、土、金、水。

四時、陰陽、五行，這些自然界的基本規律，就是古人對自然界的認識，是認識自然界的綱領，也是我們學習中醫的框架。就好像你從北京到陝西，知道了要向西走，如果連「西」這個方位都不清楚，就會走很多彎路，甚至最終也難到達。

從自然界推演人體生理病理

學習中醫，明白了四時、陰陽、五行，就是找到了入門的方向。所以《內經》在接下來第三篇、第四篇、第五篇、第六篇、第七篇，用了五篇的篇幅，從陰陽入手，談論人體的生理病理。

我們再來看《內經》條文：

「陽氣者，若天與日，失其所，則折壽而不彰，故天運當以日光明。是故陽因而上，衛外也。」

「故陽氣者，一日而主外，平旦陽氣生，日中而陽氣隆，日西而陽氣已虛，氣門乃閉。是故暮而收拒，無擾筋骨，無見霧露，反此三時，形乃困薄。」

「春夏養陽，秋冬養陰。」

想通了《內經》引導我們學習養生的方向，再來讀這些看似深奧的條文就會感覺很淺顯，它非常直接明瞭地告訴我們自然界的規律，以及如何順應自然學會養生。

一部幾千年的古書，從自然界的變化規律，來分析、推演我們人身的生理、病理機制，不得不讚賞古人的偉大。這種從大處著眼、從陰陽五行著眼的思維方式，其中的智慧與超前性，歷千年而不衰。當西醫在微觀領域的研究無法取得新的進展時，許多有識之士便嘗試借用中醫的思維模式，從宏觀的角度分析疾病，返璞歸真，化繁為簡，往往能取得新的突破。

學習中醫，就是要培養一種返璞歸真、化繁為簡的思路，即培養一種從大處著眼，不被一些局部的、細小的證候所束縛，從陰陽入手，從五行入手的思路。培養了這種思維模式，養成了這樣的思維習慣，就會使我們的視野大為開闊，這不僅僅是對學習中醫、學習養生有好處，對工作生活諸多方面，都會大有好處。

小提示

學習中醫需要從大處著眼，上完此課，你是否明白這裡的「大處」指的是什麼？這些「大處」在《內經》中又是如何系統闡述的？上完此課後，建議你反覆研讀《內經》的第一篇、第二篇，感受古人對天地、對陰陽、對五行的認識，從而為你學習中醫指明方向，這樣來學習中醫就不會迷失方向。

思路 1 陰陽是中醫的大根本

前面談到了學習中醫的框架，也就是陰陽五行，如何讓這些抽象的東西系統化、明瞭化，顯得非常重要，就好比知道了從北京到陝西是向西走，這是不夠的，還必須得知道沿途要經過哪些省分和城市，才能夠順利到達陝西。

同理，只有明白了陰陽的內涵，我們學習的旅程才算得上真正開始。

醫病不懂陰陽，如同盲人摸象

《黃帝內經．素問．陰陽應象大論》中寫道：「黃帝曰：陰陽者，天地之道也，萬物之綱紀，變化之父母，生殺之本始，神明之府也，治病必求其本。」

「天地之道，萬物之綱紀，變化之父母，生殺之本始，神明之府」，古人將陰陽的重要性提到如此高的地位，可見熟悉陰陽對於學習中醫和養生是何等的重要。這段話既是對陰陽重要性的強調，同時也是告誡後人，學習醫術必須要從陰陽入手，治病才能「必求其本」；不明陰陽，如同盲人摸象，就無法從整體角度認識人體，認識疾病。

「火神派」❶的開山之祖鄭欽安，其學術淵源，理論實以《黃帝內經》（又稱《內經》）為宗，其臨床則用仲景之法❷。宗《內經》則「洞明陰陽之理」，宗仲景則「功夫全在陰陽上打算」，他的真傳：「認證只分陰陽」、「病情變化，非一端能盡，萬變萬化，不越陰陽兩法」。

那麼陰陽究竟是何物，為何如此之重要？我們再來看看《內經》的描述。

從大自然運轉到人體運作，都在陰陽中

「積陽為天，積陰為地，陰靜陽躁，陽生陰長，陽殺陰藏。陽化氣，陰成形。寒極生熱，熱極生寒；寒氣生濁，熱氣生清。清氣在下，則生飧泄；濁氣在上，則生䐜脹，此陰陽反作，病之逆從也。」

這段話可以這樣來理解：陽氣聚集上升而為天，陰氣聚集下降而為地，陰的特性是靜，陽的特性是動。陽氣主宰生發，陰氣主宰長養；陽氣主宰肅殺，陰氣主宰閉藏。化氣上升為陽，化物成形為陰。寒邪達到極致會轉熱，熱邪達到極致會轉寒；寒邪在人體內會化生濁邪，熱邪在人體內能化生清氣。清氣屬陽當上升至上焦❸，如果居下焦❹，就會生飧泄；濁氣本應下降至下焦，如果盤踞上焦，頭面就會出現腫脹⋯⋯。

這就是古人從天地入手，從陰陽特性、陰陽轉換入手，對陰陽進行具體描述，讓我們從天地之陰陽，看到人身之陰陽。從自然界的陰陽特性「動與靜」、「升與降」、「生與長」、「殺與藏」、

「化氣與成形」推演出人體內陰陽的「寒」與「熱」、「生清」與「生濁」及陰陽顛倒後疾病的形成……。

讀到《內經》這些條文，我們應該進一步想到什麼呢？我們從文中看到了「天」、「地」、「人」都在陰陽之中，想到萬物的生老病死離不開陰陽的變化！為了對人體陰陽有一個更加明確的認識，我們從陰陽的角度來看看我們的身體：

> 夫言人之陰陽，則外為陽，內為陰。
>
> 言人身之陰陽，則背為陽，腹為陰。
>
> 言人身臟腑中陰陽，則臟者為陰，腑者為陽。

從陰陽的角度來談論人體，人體的外部為陽，內部為陰；人體的背部為陽，胸腹部為陰！人體上部為陽，頭為諸陽之匯，全身的陽氣都上升在頭部匯集，因此頭也被稱為「清空之府」，人體清陽上升，出上竅……。

人體下部為陰，陰氣下沈，濁陰下降，大小便出下竅……。膽、小腸、胃、大腸、膀胱、三焦❺為六腑。六腑者，瀉而不藏，實而不滿。六腑為陽，主動，所以六腑以通為用，傳化物而不藏……。六腑如果不通了，藏了，就會生病。比如膽汁鬱積形成膽結石；小腸不通形成腸梗阻；胃內飲食停滯會成為食積；大腸不通暢形成便秘；膀胱不通暢形成淋證；三焦不通則水液內停，形成水腫……。

肝、心、脾、肺、腎為五臟。五臟者，藏而不瀉，滿而不實。五臟為陰，主靜，功能以藏為用，故藏精氣而不瀉，滿而不實。如果不藏了，同樣也會生病……。人體氣為陽，血為陰。氣能推動血液在周身運行，滋養五臟六腑……。

大到整個人，小到五臟、六腑，再小至經絡、血脈，無不蘊含陰陽之理……。陰陽的普遍性時刻提醒我們，治病必求於本！治病必須分陰陽！

《內經》陰陽辨證，皆是醫病口訣

經云：「凡陰陽之要，陽密乃固，兩者不和，若春無秋，若冬無夏，因而和之，是為聖度。故陽強不能密，陰氣乃絕，陰平陽密❻，精神乃治；陰陽離決，精氣乃絕。」

「陰陽之要，陽密乃固」，說的是陰陽的關鍵在於陽氣的致密而護固於外。雖寥寥幾字，卻道出天機，寓意深遠。臨床上治療疾病時，治療的目的就是「因而和之」，即調和陰陽，達到「陰平陽密」的狀況，使之不出現陰陽離決的局面。

《內經》中關於陰陽的論述，可以給我們很多啟發，為臨床治療疾病帶來很多創新思維，發散思維。比如：「陰靜陽躁」這句話在臨床上有很好的指導意義，表面看起來，就是講的陽動而陰靜，其實它反映的是陰陽的普遍特性，當陽氣亢盛時，事物會處在一種躁動的狀態；而當陰氣過盛時，事物處在一種安靜的狀態。

因為有了陰陽的平衡，才有了動與靜的平衡，生命才有了活力而又不至於躁動。在臨床中，當我們看到小兒好動的時候，應該想到「陽躁」，小兒陽氣旺盛，如果鬱積不暢，就會化火，出現內熱過重，躁動不安；當看到小兒不愛活動，過於沈悶的時候，應該想到「陰靜」，患兒體內陽氣不足，陰氣過盛。

「陰靜陽躁」反映的是陰陽的特性，但當陰陽平衡失調非常嚴重，出現了「重陰」、「重陽」，又會是什麼情況呢？「重陽必狂」、「重陰必癲」！這就是陰陽平衡失調之後，進一步加重的結局。對於「狂證」治療，重泄其亢盛之陽，扶其已損之陰。對於「癲證」治療，則需要扶虧虛之陽，重泄鬱積之陰。再看看《內經》條文「陰不勝其陽，則脈流薄疾，並乃狂」，這樣對於癲狂的認識就會更加清晰了！所以《內經》云：

「善診者，察色按脈，先別陰陽；審清濁，而知部分；視喘息，聽音聲，而知所苦；觀權衡規矩，而知病所主；按尺寸，觀浮沈滑澀，而知病所生。以治無過，以診則不失矣。」

陰陽的指導性可謂字字珠璣，只有在臨床工作多年的人，回過頭來看《內經》，才能深深地體會到《內經》為什麼用大量的篇幅來談陰陽。在後面的講次中，我們將結合臨床，進一步學習陰陽。

小提示

通過對本課的閱讀，你是否意識到了陰陽的重要性？如果想深入瞭解陰陽，你可以反覆閱讀《內經》的第三至七篇，多讀幾遍就會慢慢領悟陰陽的重要性了。看完《內經》後，建議參閱《醫理真傳》這本書，看看一代大師是如何通過陰陽辨證來認識疾病的。

❶ 清末四川名醫鄭欽安創立的一個中醫流派，以注重陽氣，擅用附子而著稱，具有十分鮮明的學術特色，他的著作《醫理真傳》，是火神派的奠基之作。

❷ 指張仲景的中醫著作。

❸ 位於橫膈膜以上的部分，包括心、肺。所謂「上焦如霧」，指的是上焦的宣發功能，令血氣及津液如霧氣般散發全身。

❹ 位於肚臍以下，包括肝腎、小腸、大腸及膀胱。「下焦如瀆」，指的是下焦排泄濁物的功能。

❺ 為上焦、中焦、下焦三者的統稱。「焦」古作「膲」，為皮下、肌間紋理之意。

❻ 陰平陽密：陰氣平順，陽氣固守，兩者互相調節而維持其相對平衡，是進行正常生命活動的基本條件。

思路 2

五行是中醫的大框架

如果說陰陽是一種古代的對立統一學說，則五行可以說是一種原始的普通系統論。五行指木、火、土、金、水。古人認為大自然由五種要素所構成，隨著這五個要素的盛衰，使得大自然產生變化，不但影響到人的命運，同時也使宇宙萬物循環不已。

《尚書・洪範》記述了周武王與箕子的對話：「五行，一曰水，二曰火，三曰木，四曰金，五曰土；水曰潤下，火曰炎上，木曰曲直，金曰從革，土爰稼穡；潤下作鹹，炎上作苦，曲直作酸，從革作辛，稼穡作甘。」這裡將五行及其特性作了高度的概括，如果說學習中醫陰陽是綱，則五行就是領，兩者相互結合，中醫理論體系就顯得完備了。

五行是中醫分析身體的架構

木：肝屬木，主疏泄，主藏血；肝藏魂，為謀慮所出，開竅於目；肝主筋，其華在爪，在志為怒，在聲為呼，在液為淚。

火：心屬火，主血脈；心藏神，開竅於舌；其華在面，在志為喜，在聲為笑，在液為汗。

土：脾屬土，主運化，布津液，主統血，主肌肉和四肢；脾藏意，開竅於口；其華在唇，在志為思，在聲為歌，在液為涎。

金：肺屬金，肺主氣，司呼吸；主皮毛，主治節，主宣發肅降，開竅於鼻；在志為悲，在聲為哭，在液為涕。

水：腎藏精，主生殖；主水，主納氣，主骨生髓，為先天之本，司二陰，開竅於耳；其華在髮，在志為恐，在液為唾，在聲為呻。

我們將上述歸納起來，放到下面的圖表中。

也許很多人會說，這是中醫最基本的東西，沒什麼神祕的！是的！就是這些最基本的東西，卻時時刻刻指導著臨床工作，如果想真正走進中醫這所神聖的殿堂，這些就是入口的大門；如果你看著門而不入，或者不相信這就是門，那很難真正成為一個中醫，也很難深入瞭解中醫精髓。

人體與五行					
五行	木	火	土	金	水
五臟	肝	心	脾	肺	腎
所主	藏血 疏泄	主血	四肢 運化、統血	主氣 宣發、肅降	納氣 生髓、生殖
形體	筋	脈	肉	皮毛	骨
五官	目	舌	口	鼻	耳
五華	爪	面	唇	毛	髮
五志	怒	喜	思	悲	恐
五液	淚	汗	涎	涕	唾
五聲	呼	笑	歌	哭	呻

在臨床中，我們很多醫生遇到疾病時，首先想到的是疾病的病理屬性，是痰？是瘀？還是濕？有的甚至想到是細菌，還是病毒？其實，首先想到的應該是五行歸類，這個疾病應該從哪個臟器入手，源頭在什麼地方？

中醫治病治療的對象其實不是「病」，而是人，是五臟六腑！明白了這句話，才能夠體會到「治病必求於本」的「本」在什麼地方。

醫生怎麼想？運用五行掌握治病先機

■人體的五行屬性與疾病

讓我們通過幾個例子，來看看人體五行在臨床中的運用。

頭髮相關的疾病

與頭髮相關的疾病有不少，比如常見的脫髮、頭髮焦黃、白髮等。在尋求治療時，常常會受到西醫思維的影響；沒有溯本求源，效果往往差強人意。

其實明白了下面三句話，這一系列病都好辦了！

第一句：髮為血之餘。

第二句：肺主皮毛。

第三句：腎之華在髮。

從這三句話可以看出，頭髮的疾病與肺、血、腎密切相關，臨床中找到了這個大方向，治療時就能做到「有」的放矢。

頭髮乾枯、分叉、早白的患者，通過養血、補腎精，可以收到很好的療效。生髮養血膠囊就是代表性的藥物，其處方組成為：熟地黃、當歸、羌活、木瓜、川芎、白芍、菟絲子、天麻、製何首烏（即製首烏）。

其中熟地黃、當歸、川芎、白芍為四物湯，是補血代表方；製首烏、菟絲子則是補養腎精佳品；配上羌活、天麻、木瓜，祛風除濕，自然適用於斑禿、全禿、頭皮發癢、頭皮屑多、油脂多與病後、產後脫髮了。

對於漏脂性脫髮，通過調理肺臟的宣發肅降功能，就能起到很好的治療效果！這句話可能現在無法理解透徹，在後面談臨床的章節，我會專題論述。

口腔潰瘍

口腔潰瘍在臨床上經常遇到，中醫稱為「口瘡」，許多醫生認為是虛火上炎，建議病人服用「知柏地黃丸」，有效、有不效，有些頑固性病例，反覆長期發作，患者非常痛苦。其實在治療時，如果首先想到「脾開竅於口」，從脾的角度入手，清化脾之濕熱、積熱，往往可以收到很好的療效。

對於舌上生潰瘍，則以「心開竅於舌」作為依據，從心的角度論治，就能起到很好效果。如果口、舌均生瘡，則從心、脾兩臟入手⋯⋯。

面部長斑

三、四十歲的女性，經常面部長斑，治療時，有時一時無法辨證是血虛？氣虛？腎虛？肝鬱？有的中醫給病人診斷「肝斑」，有的診斷「腎斑」，有的乾脆診斷「內分泌失調」，這是對病人的不負責，同時也是對自己的不負責。因為內分泌系統是一個龐大的系統，幾乎所有疾病在病理變化過程中，都會出現內分泌的異常變化。「內分泌失調」不等於「肝腎陰虛」！下「內分泌失調」的診斷過於籠統！

其實只要我們想想人體的五行屬性，記住「心主血脈，其華在面」，「肺主氣，主皮毛」，將面部的疾病歸納為「面」與「皮」的問題，主要從心、肺入手，調理氣血，溫通血脈，自然就會康復。當然有時候心肺的問題與肝腎也有關係，對於肝氣鬱結、肝腎陰虛的患者，在從心肺入手治療的同時，調理肝腎也是有必要的，但最終別忘了心、肺才是「面部」的老闆！

骨頭有關的疾病

臨床中遇到腰椎間盤突出、骨質疏鬆、骨質增生、骨折延遲癒合等病人時，別忘了「腎主骨」，腎才是這類疾病的源頭，所有與骨頭有關的疾病，從腎入手才能從根本上解決問題。臨床中我們看到，腰椎間盤突出的患者，採用牽引的辦法可以很快緩解症狀；嚴重者，採用手術的辦法可以溶解或切除突出的椎間盤，理論上可以治癒，但都很容易復發。因為患者腎虛的狀況沒有解決，借用患者的話說，「手術後腰不疼了，但還是感到腰部痠軟無力」。這樣的患者，過不了多久就會舊病復發。「腰為腎之府」，只要從根本上治療腎虛，自然可以降低復發率。

這樣的例子很多，只要理解通透上面所講的人體中的五行屬性，學習中醫就會很輕鬆，因為上面的每一句話，都對應著一系列疾病，抓五行，就好比撒網時抓住了魚網的拉繩一樣。陰陽五行是中醫綱領性的東西，這也是學習的捷徑，也算是大門吧！

瞭解了五行屬性，對許多疾病的歸屬就有了認識，但這些認識還比較粗糙，比較膚淺，比如口舌生瘡，你知道是「心、脾」的問題了，但為什麼心脾會出問題，我們得追求其本，有時候單純是心脾的問題，但有時候則不是，可能是其他臟器導致的。瞭解五行屬性就好像進了大門，但還得進小門，這樣才能曲徑通幽，才能慢慢領略到中醫的神奇之處！

■五行之間的關係

五行除了本身的自然屬性，相互之間還存在相生、相克、相乘、相侮的關係。

五行相生：指木、火、土、金、水之間存在著遞相資生、助長和促進的關係，其規律是木生火，火生土，土生金，金生水，水生木。

五行相克：指木、火、土、金、水之間存在著遞相克制、制約的關係，其規律是木克土，土克水，水克火，火克金，金克木。《內經》把相克關係稱為「所勝」、「所不勝」關係：「克我」者為「所不勝」，「我克」者為「所勝」。

五行相乘：指五行中某一行對其所勝一行的過度克制，為五行之間的異常克制現象，其規律是木乘土，土乘水，水乘火，火乘金，金乘木。

五行相侮：指五行中某一行對其所不勝一行的反向克制，為五行之間的異常克制現象，其規律是土侮木，水侮土，火侮水，金侮火，木侮金。

相乘和相侮，是指五行系統關係在外界因素的作用影響下所產生的反常狀態，都是指五行之間不正常的相克，作為人體，則是病理上的相互傳變。

相乘，即相克的太過，超過了正常的制約力量，從而使五行系統結構關係失去正常的協調，此種反常現象的產生，一般有兩種情況：一是被乘者本身不足，乘襲者乘其虛而凌其弱。如土氣不足，則木乘土（虛）。二是乘襲者亢極，不受它行制約，恃其強而襲其應制之行。如木氣亢極，不受金制，則木（亢）乘土，從而使土氣受損。

生、克、乘、侮對於初學者來說，會感到理解起來有些困難，但通過下面的臨床表現進行分析，就容易理解了！

五行相生

◎「木生火」在臨床中的運用

木代表肝臟，火代表心臟，也就是說心臟的氣血供給與肝臟的疏泄升發有很大關係。肝藏血，肝氣升發，所藏之血能夠補養心血，心血就充足。反之，如果肝氣鬱結，升發功能出現異常，則心臟氣血供應就會差一些。臨床上長期肝氣鬱結的患者，可出現失眠、心煩、心慌等心臟氣血不足的表現，通過疏理肝氣，滋養陰血，很快就能緩解病情。

◎「火生土」在臨床中的運用

心為君，居君位，如麗日在空，萬物的生長離不開太陽的照耀，太陽可溫暖土地，土才能化生萬物。在人體，心火的溫煦作用可以使胃溫暖，從而起到

五行相生表	
五行	臟腑
木生火	肝膽vs.心
火生土	心vs.脾胃
土生金	脾胃vs.肺
金生水	肺vs.腎
水生木	腎vs.肝

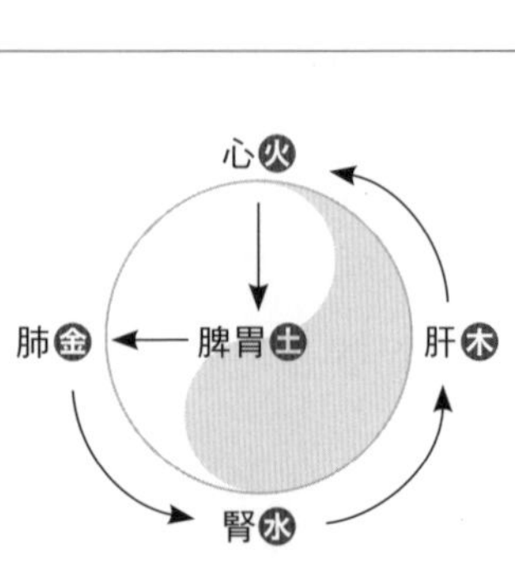

【五行相生圖】

腐熟水穀的作用。如果心火衰微，則胃土冰寒，食物不能被腐熟，出現完穀不化，不欲飲食的病理狀況，這樣的病人通過補心火，就能起到增強消化功能的作用。

患者張某，男，三十五歲，長期胃脹，消化不良，飯後五到六小時，打嗝時還可以見未消化的食物，稍吃生冷食物，即出現腹瀉，患病多年，健胃消食片、保和丸服用無數，仍不能解決問題；後建議服用中藥，採用桂枝、薤白、瓜蔞、乾薑、菖蒲等為主藥，稍加健胃消食之品，一周治癒，而且多年的心臟不適，也好了不少。火生土的臨床運用就是補充心陽，使心火旺盛，才能達到溫土的作用。

◎「土生金」在臨床中的運用

飲食入胃，經胃腐熟，小腸吸收，借脾上輸於肺，通過肺之宣發與肅降，將清的部分向上向外宣發滋養皮膚和毛髮，將濁的部分肅降滋養五臟六腑，這裡的「借脾上輸於肺」，即是「土生金」。

對於慢性病，尤其是慢性肺病，通過調理脾胃，就能達到補肺健肺的作用，療效是很顯著的。

患者陳某，男，四十五歲，患肺結核多年，抗癆兩年，還是消瘦、咳血、無食欲。建議病人服用山藥粥，培養脾胃，達到培土生金的目的，通過調理半月，患者體質增強，臨床症狀得到明顯改善，兩個月後體重增加七．五公斤，再繼續調理，同時結合抗癆治療，數月後複查，病灶鈣化，身體恢復，開始上班工作。

◎「金生水」在臨床中的運用

上面談到肺將脾輸送來的營養物質通過宣發和肅降進行分配，其中向下斂降則成為腎臟的營養來源，如果肺的斂降功能出現了故障，腎之營養物質的來源就會出現障礙，自然會出現腎虧。這樣的患者臨床經常碰到，單吃補腎的藥，一吃就上火，出現咽喉腫痛，腰痠稍好些，但面部卻長包❶，停藥後就腎虧。吃完補腎的立即吃降火的，吃完降火的，再接著吃補腎的，周而復始，還是腎虛得厲害。其實人體有很強的自生機制，我們現在的生活水準並不差，不需要天天吃補腎的藥。只要明白了「肺生腎」的道理。只要通過改善肺的肅降功能，腎虧不治自癒。

肅降肺氣的藥物有苦杏仁、冬花、枇杷葉、白果仁、五味子、五倍子等，凡具有斂肺止咳作用的藥物都能收斂肺氣，肺氣下斂生腎，就不會腎虛了。四兩撥千斤，糾正機體的逆亂氣機，改惡性循環為良性運轉，充分發揮人體自身的修復機制，許多疑難雜症就好了。

◎「水生木」在臨床中的運用

在大自然中，樹木的生長離不開陽光、水分、空氣、土壤，如果沒有水的滋潤則大地乾枯，萬物蕭條，樹木枯萎乃至死亡。古人取象於天地，類比於人身，結合五臟之規律，總結出了「水生木」即「腎水滋養肝木」的寶貴經驗。

在臨床上碰到肝陽上亢的病人，其病機❷中除了肝陽過亢之外，其實蘊含著肝陰不足（火旺則水虧），如果我們一味採用清瀉肝膽實火而忘卻了培補肝陰，則肝火瀉了還長，清了還旺，這就是為什麼病人經常說：「醫生，為什麼我的火這麼大，吃了那麼多降火的藥，還是火大呢？」對於肝火過重、肝陽上亢的病人，通過補養腎水，培補肝陰，肝陽自然就亢不起來了。

五行相克

◎「木克土」在臨床中的運用

木代表肝膽，土代表脾胃，肝膽的疏泄，與脾胃的功能有密切關係，就好比自然界中，樹根能夠疏通土壤一樣，沒有樹根的疏通，土壤就會板結，肝膽的疏泄出現異常，脾胃的功能也會減弱，借用西醫學的說法，膽汁能夠乳化脂肪，如果膽汁分泌不足或不暢，人體攝入的脂肪就無法正常地消化。

◎「土克水」在臨床中的運用

「兵來將擋，水來土掩！」這句話很多人都會說。但其中的深刻含意，大家不一定會想到，如果將它與中醫臨床結合起來，大家可能覺得匪夷所思。

其實這句話談的就是相克，「土能克水」才有水來土掩！人體之中，脾屬於土，腎屬於水；腎主水，脾運化水液，有了脾正常的運化功能，腎的水液才不會異常。

這樣講來有些乏味，也不好理解，我們還是看一個案例：患者張某，腰部痠脹疼痛三個月，清晨起床前最為嚴重，起床活動後減輕，逢氣溫降低時加重，天氣暖和時減輕。服用芬必得等止痛藥物，未能明顯緩解；服用六味地黃丸，病情不僅未減輕，反而加重。舌質淡，苔白滑，右尺沈遲而緊。

患者腰痛為腰部寒濕過重所致，其病因在於脾腎陽虛，內生水濕之邪，採用溫腎健脾除濕的辦法，處方：炒白朮三〇克，茯苓二〇克，乾薑二〇克，杜仲二〇克，附子十五克，生甘草十克，三劑腰痛症狀消失。

從此病例中可以看出，通過重用白朮、茯苓等健脾除濕的藥物，以「土」制

五行相克表

五行	臟腑
木克土	肝膽vs.脾胃
土克水	脾胃vs.腎
水克火	腎vs.心
火克金	心vs.肺
金克木	肺vs.肝

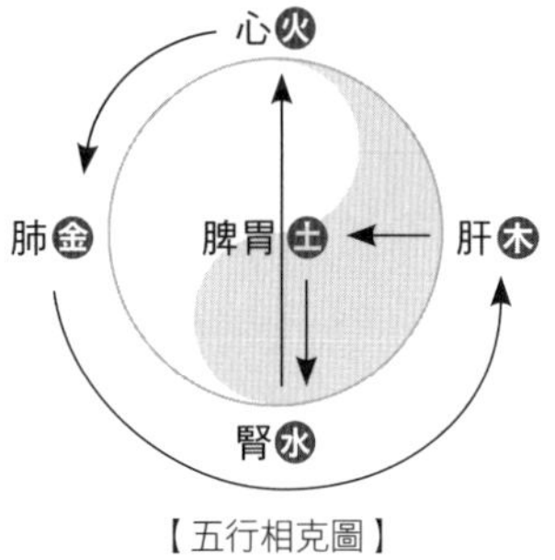

【五行相克圖】

「水」，收到了很好的療效。

◎「水克火」在臨床中的運用

人體心屬火，腎屬水，腎水隨肝氣的升騰，上升來濟心火，這樣心火被水制約就不會亢盛，這是人體的生理機制。如果腎水匱乏，腎陰不足，無以濟上焦之心火，就會出現心火亢盛，失眠心煩，小便黃赤，甚至口舌生瘡。這樣的病人在治療時，如果單純清心火，當時有效，不久又會反覆，清心火為治標，養虧虛之腎水才是治本，有了腎水的制約，心火自然就不會過亢了。

◎「火克金」在臨床中的運用

心屬火，肺屬金。肺的宣發、肅降功能，也需要心火的力量，凡心火衰微之人，必然會出現咳喘和腎虧的情況（金不生水）。對於遇寒即咳，抵抗力低下的患者，只有通過補充心陽，以火克金，肺中陰霾之物才能消散，肺的功能才能恢復，咳喘才能徹底治癒。

臨床中常見哮喘的患者，背心經常感到發涼，稍稍遇冷，咳喘立即發作。中醫教材稱為內有「伏痰」，遇感引觸。正常人為什麼沒有呢？因為此類患者心陽不振，「火不克金」，肺中寒痰無以溫化，所以才伏藏下來。就好像長期陰雨綿綿，看不到太陽，空氣中自然陰霾四起。治療此類疾病，溫心陽才是關鍵，心陽足了，能夠達到「火克金」的作用了，肺的宣發肅降功能就會健全，咳喘也就自然好了。

◎「金克木」在臨床中的運用

肺屬金，肝屬木。木的特性是升發、條達，金的作用是收斂，金氣對木氣的作用是克制。大自然中，當秋天來臨時，秋金之氣會使樹葉變得枯黃、凋零。在人體正因為有了金的收斂，人體的肝氣才不會升發太過；反之，如果肺金不足，無法克制肝木，肝木就會升發太過，出現肝陽上亢的表現。

五行相乘

臨床上常說的「見肝之病，知肝傳脾，當先實脾」，這說的就是「木乘土」（即肝乘脾），肝臟本身是克脾土的，但如果克制太過，就是病理性的相乘了，這樣就會導致土的虧虛，所以當先實脾，實脾的目的就是為了防止出現相乘，防止出現脾虛。同理，可以說「見脾之病，知脾傳腎，當先實腎」；「見腎之病，知腎傳心，當先實心」；「見心之病，知心傳肺，當先實肺」；「見肺之病，知肺傳肝，當先實肝」，能明白這些，也就算是舉一反三，活學活用了！

五行相侮

以「木侮金」為例，金本身是克木的，但如果金氣不足，不能克木，反而被木所克，就是木侮金了。如何理解這句話呢？就好比老虎是克狗的，但虎落平原被犬欺，就成了「犬侮虎」了。這裡的侮，有點侮辱的意思，以小欺大，自然為侮辱了！

在臨床上經常遇到肝火犯肺的咳嗽，平常肺金是克制肝木的，但當肺氣受損時，不能克木，就容易出現反被木所克的情況。不明白其中的病機，服再多的藥也沒用；明白了其中的道理，運用「黛蛤散」就能立竿見影。這就是中醫的精髓，你明白了就很簡單，想不明白，下藥就很難起效。如果真正想學

小提示

本課闡述了五行在中醫理論中的重要性，通過五行對應五臟，系統闡述了五臟之間的相生、相克、相乘、相侮以及臨床運用。許多疾病的產生，是臟腑之間的失調，而非疾病本身的問題。因此，中醫看病，看的是五臟所處的狀態，看的是五臟之虛實盈虧，而不是看疾病本身。只有建立這樣的思維體系，才能深入理解中醫，理解五行，你明白了嗎？

如果要深入學習五行，建議反覆閱讀《內經》的第八、第九、第十、第十一篇。

中醫，臨床驗證時心中必須要裝著五行，切脈時必須要思考五行在體內的狀況，是哪些環節出了問題，一定要想通，不然就無法提高自己的診療水準！

❶ 泛指色塊。

❷ 機者，機關也，是事物發展發生的樞紐，是很重要的關卡。（詳見〈思路七〉）

思路3

每個中醫心裡都有一個醫病指南針

前面談完了陰陽五行，瞭解了中醫的理論框架，使初步學習中醫的人有了一些清晰的認識。你也許會說：哦，中醫就是這樣子的！也不是很難嘛！但要繼續深入學習，得對人體有一個整體清晰的認識，這樣才能不迷路，才能把握學習的方向。

就好比從北京到陝西，知道了陝西在西部，也知道了要經歷哪幾個省，哪幾個城市，但如果沒有指南針，沒有一個始終指引你方向的座標，可能在旅行中迷失方向，最終也到達不了目的地。即便出發前對要經過的城市做了瞭解，最終也會變得毫無意義！下面我們來製造一個學習中醫的指南針，指引初學者以及中醫愛好者，能清楚地知道學習中醫的捷徑及其方向。

人體的氣血運行就是陰陽的運動過程

《黃帝內經》對人體的描述很多，人為天地陰陽二氣交融而化生，大自然的氣有升、有降，天人相應，在人體中也存在著與大自然相對應的氣機升降對流。下面我們通過自然界陰陽之氣的對流，推演出太極圖，通過太極圖推演出人體的陰陽氣血的運行。

老子在《道德經》中寫道，「天下萬物生於有，有生於無」，「無名，天地之始；有名，萬物之母」。

萬物初生一混沌，陰陽相混難分清；
貌似糊塗實難得，由無變有是初生。

天地萬物初生之時，為一混沌狀態，在這裡沒有陰陽的交融，也沒有陰陽的對立，只是一團混沌；雖然是混沌狀態，但非常不易，因為這是「由無變有」。「有」，是萬物之母。這個狀態不會一直持續下去，因為在這混沌之中，清陽上升聚集而為天，濁陰下降聚集而為地，陰陽的升降對流是物質的本性。

清陽飄蕩上為陽，濁陰幽沈降為陰；
從此陰陽兩相對，恰似牛郎織女星。

陽氣聚集在上而為天，陰氣聚集在下而為地，清升濁降，形成天地。從此陰陽兩相對，天永遠在上，地永遠在下。但是在天地的形成過程中，陰陽二氣的升降運動，會形成轉換。

陰陽原本同根生，兩兩相望成對影；
陽中一滴相思淚，陰中清陽上九天。

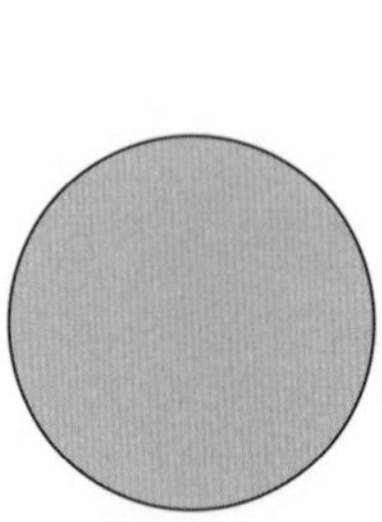

【萬物初生：混沌】

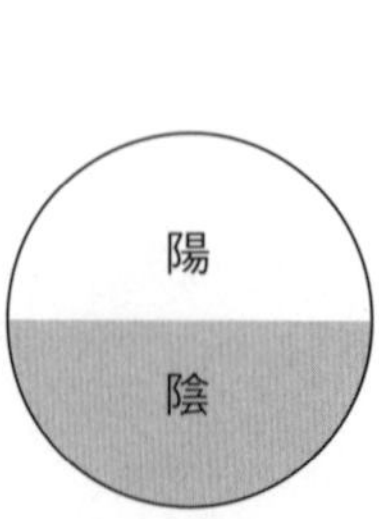

【陰陽】

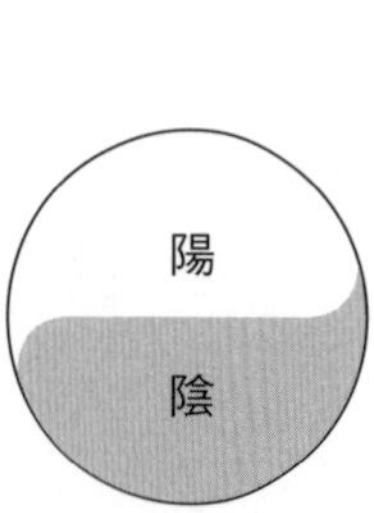

【陰陽轉換】

陰陽相互轉換，彼此相互交融，從而化生萬物，正如《圓運動的古中醫學》❶一書中所闡述的那樣，陰陽的相互對流運動，就會形成「太極陰陽圖」。

> 陰中清陽上為天，陽中濁物下陰間；
> 陰陽交融生萬物，迴圈無息太極生。

陰陽相對運動、對流的同時，陰陽自身內部也在轉化，我們可以畫出太極陰陽圖中的陰陽自身運動。

> 陰中升陽又降陰，好比積沙坡下傾，
> 陽中降陰又生氣，正如開水冒白煙；
> 相互交融一團氣，內外流動如兩輪；
> 周邊之氣逆向轉，內生之氣分道行。

從上面太極陰陽圖的形成可以得知，陰陽的相對運動，形成太極陰陽圖。同理，在太極陰陽圖的兩儀內部，各自均有升降對流，太極陰陽圖的中央，即兩儀相交之處，也存在升降對流，所以一個太極陰陽圖內，會化生三個太極陰陽圖。如此推演下去，就會化生無數個陰陽太極圖，即「一生二，二生三，三生萬物」。

> 陰陽交融生太極，太極之中分兩儀；
> 陰陽各有交融處，太極之中生太極。

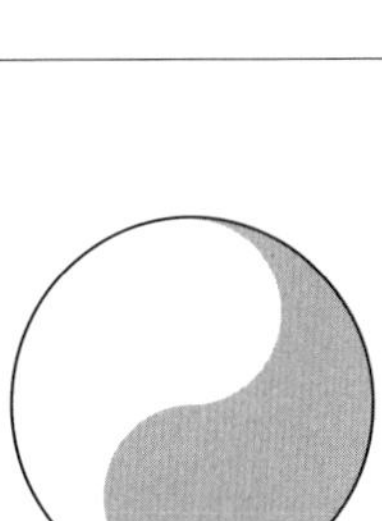
【陰陽交融】

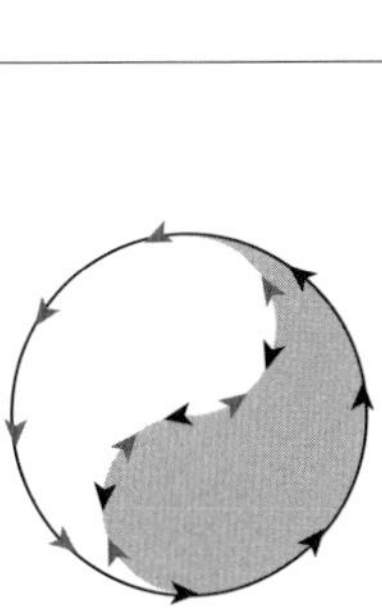
【陰陽流動】

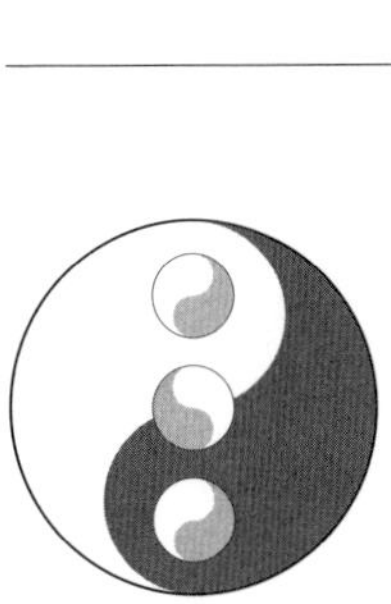
【一生二，二生三】

人的出生，也是近似如此，精子與卵子的結合，形成一個受精卵，看似一個混沌的細胞，卻蘊含著人體的全部資訊，受精卵的產生就是由無變有的過程。此後受精卵不斷分裂，化為億萬個細胞，而形成人體，就是一生萬物的過程。

精子與卵相結合，好比天地生混沌；
受精之後一分二，人體乾坤即生成。
陽爻積上為之乾，陰爻為地便是坤；
人之初生乾坤定，陰陽交融成人形。
乾二落入坤中央，化為坎卦下極泉；
坤二上升乾空裡，成為離卦如日升。
人之化生如天地，東南西北如四輪；
肝心肺腎在四方，脾胃屬土居中間。

人體內陰陽對流的實況

讓我們通過大自然的陰陽變化，結合我們推演的太極陰陽的能量流動圖，來看看我們人體內的陰陽對流情況。

太陽從東面冉冉升起，而人體肝氣從左側徐徐上升！太陽從西邊緩緩落下，人體內陰氣從右側通過肺的斂降徐徐下降！

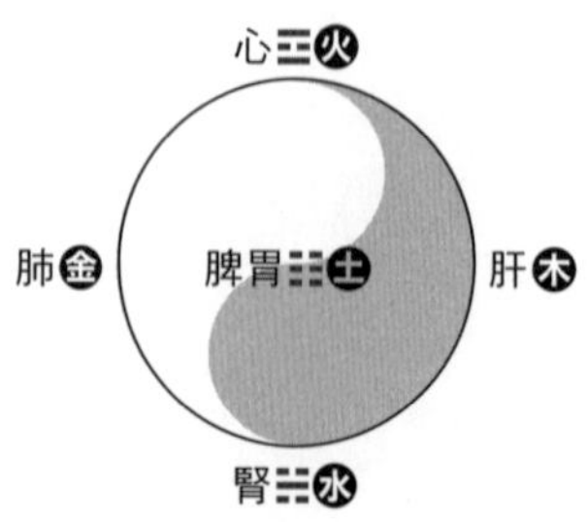

【人身陰陽卦象解】

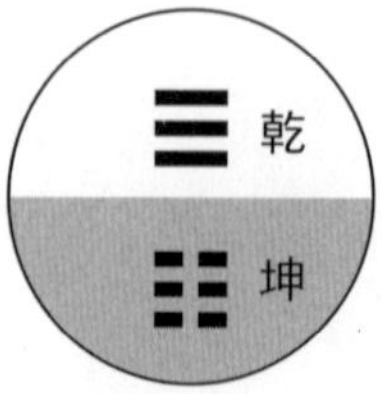

【人之乾坤】

大地之中的水濕能夠滋養樹木，樹木不會枯萎；人體的腎水也能滋養肝木，防止肝火過亢！水被太陽照射，蒸發後化為水汽，上升為雲，可以遮擋太陽的炎熱；人體的腎水隨肝氣升騰，可以濟心火，防止心火過亢！

太陽的照耀能夠溫暖大地，大地得溫能生長萬物；人體的心火下移，可以溫暖胃土，胃土得溫，可以腐熟水穀！太陽照耀後，土地變暖，熱量下傳，可以使土中的水變溫；人體心火的熱量，通過胃氣的下降，可以下交於腎，溫暖腎水！大地的核心——地核中的熱量可以向外散發，溫暖大地的至深之處，其暖可以緩緩上升，土中水液得溫後，化為水汽，上升為雲，烏雲匯集，化為雨水下降！

人體腎中一縷陽氣徐徐上升，溫暖脾臟，脾臟得到腎陽的溫養，將小腸轉輸過來的營養物質，通過漚的作用，化為精微之氣，上輸至肺。肺將精微之氣中清的部分進行宣發，滋養皮膚和毛髮；濁的部分向下斂降滋養五臟六腑；廢棄之氣化為水液，通過三焦，進入膀胱，成為小便！

日從東方冉冉起，水在西邊瀝瀝聲；
腎水養肝能涵木，隨肝上達濟心炎。
麗日如心照胃土，其溫透胃暖寒泉；
腎中潛龍為一陽，溫脾如漚清陽升。
肺如華蓋能肅降，化汽為水三焦經；
三焦水道通州都，濁去精存再入腎。

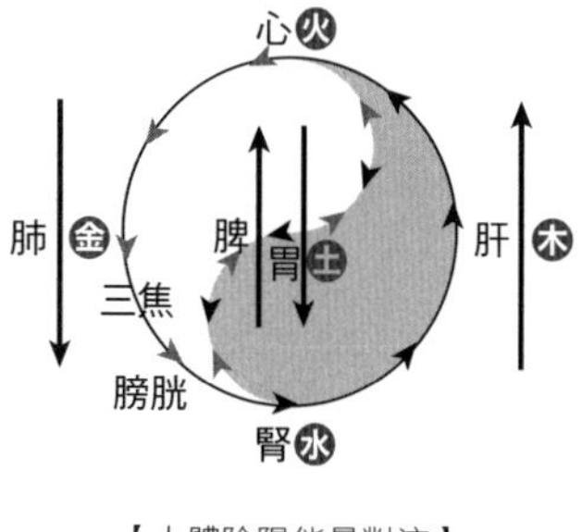

【人體陰陽能量對流】

這就是天人相應，這就是人與天地相參。我們通過大自然的陰陽運動，推演出太極陰陽圖的形成，通過太極陰陽圖的運動，感悟人體陰陽氣血的循環。

雖然《圓運動的古中醫學》中談到過陰陽的對流形成太極陰陽圖，但很多人可能仍無法理解。我曾經做過一個實驗，將麵粉加水調合成半盆稀稀的麵漿，就好比是「天地之混沌」；然後在麵漿中央用筷子畫一條深深的線，將麵漿一分為二，這也就算「分陰陽」；然後假定一面屬陽，一面屬陰。接下來用筷子沿著盆邊順著一個方向攪拌，這時會看到陰中升陽，陽中降陰的情形，不一會兒，一幅完美的太極陰陽圖呈現在面盆中。攪的過程其實就是陽升陰降、陰陽轉化的過程，這太極陰陽圖其實就是陰陽升降的過程呈現，古人繪製太極陰陽圖，記錄的是天地之間陰陽轉換的過程，是陰陽轉換過程的一個縮影。推而廣之，凡是有陰陽對流的過程、有陰陽轉換的地方，太極就蘊含其中……。

我們人體的肝氣從左側上升，肺氣自右側而降，這一左一右，一升一降，不就蘊含了太極嗎？人身中央不就是一個活生生的太極陰陽圖嗎？練習太極拳，不就是加強人體陰陽的轉換，調節人體氣機的升降對流嗎？通過這樣的運動，人體的寒與熱、虛與實就會得到調整，有助於疾病的治療……。

我們將「人體陰陽對流」圖簡化、分離、歸納後，形成下圖。

外周氣流逆向行，中央胃降脾氣升；

人體陰陽如兩輪，右側氣分左側陰。

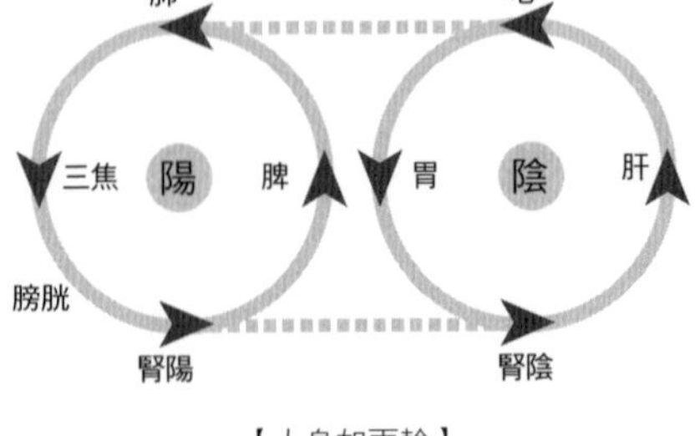

【人身如兩輪】

那麼這張圖究竟代表了什麼？它的意義具體有多大？能否解決我們臨床中的問題？只有我們深入瞭解後，才能給出結論。結合中醫基礎理論，我們來好好看看這個模型，這個模型表達了三層意思：

■其一：臟腑之間的陰陽傳遞

中醫理論中臟腑之間的關係與西醫有很多不同之處，許多學習中醫的人，思想常常受西醫的影響，不能從中醫的角度理解人體五臟之間的關係，而此圖清晰地將這些關係標示了出來。

腎陰為一身之陰。腎陰就是腎水，腎水在肝的下方，能夠滋養肝木，這樣肝木才能條達，又不會過亢。肝藏血，沒有腎陰的充養，肝藏血的功能就會受到影響——人體腎陰為肝陰之來源。

腎水借肝氣升發，上達於心，其中精微物質❷能夠借心火化赤生血，同時腎之陰寒也能救濟心火之亢盛，使之不過亢。心火能夠下移於胃，為胃的腐熟功能提供熱量，有了心火的照耀，胃的腐熟功能才能旺盛。胃氣以降為和。胃氣下降的同時，胃中陰分❸為腎陰❹提供補給，同時心火也會隨胃氣下降，來溫暖腎水，使腎水不至於過寒。

腎陽立根於下焦，腎陽能夠溫暖脾陽，有了腎陽對脾的溫煦作用，有了心火對胃的熱量補給，人體中焦❺脾胃的消化、吸收才能健全，中焦如漚才得以體現。脾之功能健全，才能將小腸吸收的營養物質上輸到肺，為肺提供營養。肺通過宣發和肅降功能，將營養物質中清的部分向上向外宣發，滋養人體的皮膚和毛髮；濁的部分向下斂降，滋養五臟六腑。

肺斂降濁性物質的同時，人體上焦的水氣也被斂降，化為水液進入三焦，經三焦入膀胱而成小便。膀胱為三焦水液所歸，是都會之地，故曰州都之官，水液由此排出體外。其中一部分被再次吸收，入腎補養腎水。

從圖中可以看出，心火的下移除了借助胃氣的下降之外，還要靠肺氣的收斂作用；腎陽除了溫養脾陽之外，還能溫暖腎陰（腎水）。

我們將上面這段話總結一下，可以這樣來概括：

腎水寒，土下泉；養肝木，滋肝陰；
肝得柔，無以亢；性條達，水隨升；
濟心火，抗心炎；肝藏血，養心陰。
火生土，土得溫；能化物，變化焉；
火透胃，交於腎；散水寒，萬物成。
腎之陽，如潛龍；似開水，起白煙；
陽化氣，脾來運；中焦漚，精氣升。
上焦霧，肺細分；清宣表，降濁陰；
表得滋，皮膚潤；濁陰降，養臟真。
氣化水，三焦經；入膀胱，成小便。

■其二：氣與血之間的關係

氣是不斷運動著而具有很強活力的精微物質，血是在脈管中運行的紅色而黏稠的液態樣物質。二者是構成機體和維持機體生命活動的最基本物質。但由於西醫的影響力，很多人無法從感官上來認識氣與血，「人體如兩輪」圖正好將氣與血的關係清楚地描繪了出來。

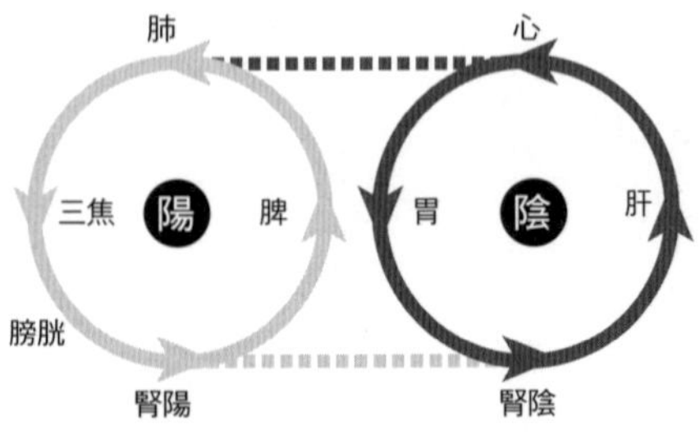

【臟腑之間的陰陽傳遞】

・**氣為血之帥，血為氣之母**：氣屬陽，血屬陰。陽氣的化生是以陰氣為基礎的，血液具有運載水穀之精氣、自然之清氣的功能，故曰血載氣；而血液的運行需要氣的推動作用。

・**氣重於血**：氣為陽，血為陰，彼此之間存在著相互依存、相互資生、相互為用、相互制約的關係。但在兩者對立統一的關係中，氣起著主導作用，沒有氣的溫煦和推動作用，血就好似一潭死水。

如果進一步理解這個圖形，左邊是血液系統，右邊是經絡系統。血液系統運行的是血，心主血，其力量來源於心；經絡系統運行的是氣，肺主氣，其運行力量來源於肺，肺的開與合、心的搏動，使得人體的氣血周流循環，相互影響。

我們將上面這些話概括為：

肺主氣，心主血；氣屬陽，血屬陰。
太極圖，如兩輪；右為陽，左為陰。
前輪走，後輪行；前輪滯，後輪停。
氣能行，血方運；氣鬱滯，血必凝。
前之輪，力源肺；開與合，降與升。
腎之陽，如油門；腎陽虧，氣難成。
腎陽足，脾陽旺；肺氣足，輪歡暢。

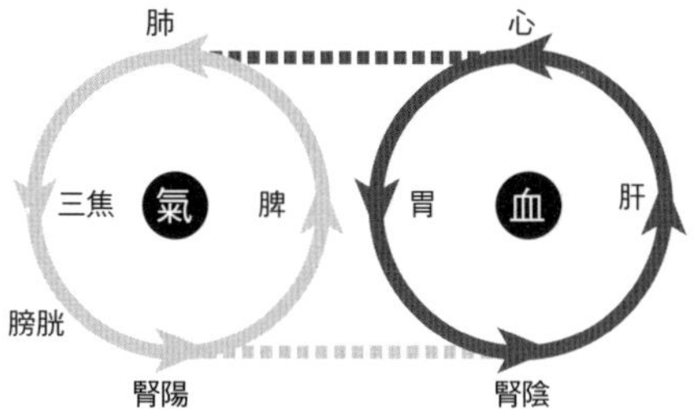

【臟腑之間的氣血傳遞】

後輪陰，為輔佐；心主血，來鼓動。
心血足，血行旺；鼓無力，血難暢。
人之身，陰與陽；氣與血，衡則康。

■其三：人體陰陽的畫分

「人身如兩輪」這個圖形中，非常明確地表明了人體陰陽的畫分，即右側為陽，左側為陰。細看圖形，我們會發現，胃雖然歸於左輪，屬陰；但在中醫經絡理論中，胃屬陽明經，為陽；脾雖然歸為右輪，屬陽；但在中醫經絡理論中，脾屬太陰經，為陰。為了使這個圖形更加符合人體臟腑陰陽之規律，符合太極「陰中含陽，陽中含陰」的規律，我們將圖中兩輪的距離進行調整，讓兩輪存在交叉，如下圖，這樣人體陰陽的畫分在圖中就更加準確了。

或許有人會問，中醫書籍中皆謂心為陽，為什麼圖中卻在左側，屬陰？

這裡我要說明的是，此圖定為「人體臟腑陰陽氣血循環圖」。這裡的心，代表心臟的同時，也代表了「血」；肺代表肺臟的同時，也代表「氣」。血屬陰，氣屬陽；心血來源依附於肝，肺氣來源依附於脾。我們可以將圖調整，分出「上為陽，下為陰」。這樣理解會更加準確些，如下圖所示。

或許有人會問，陰陽應該是左右對稱的，為什麼在圖中陰陽的分界線卻是傾斜的，這是否與實際不符？

在〈素問·陰陽應象大論〉中寫道：

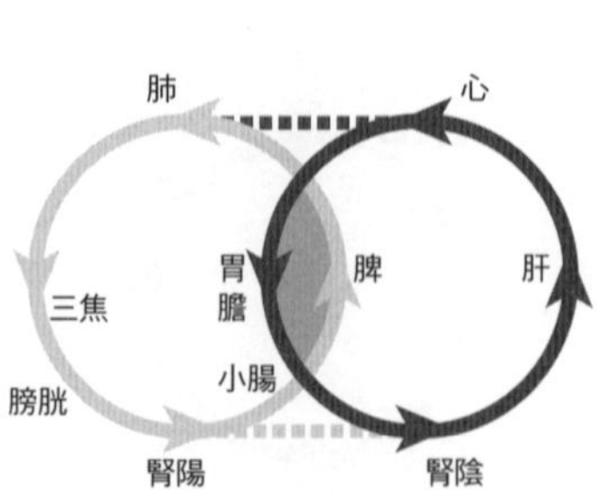

【兩輪是交叉的兩個圓】

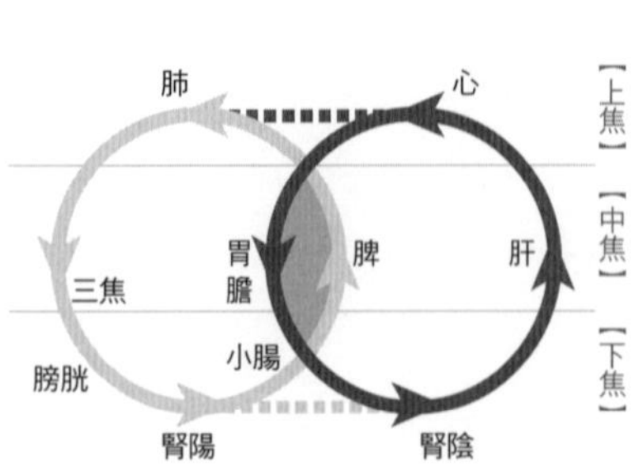

【兩輪與三焦的關係】

「天不足西北，故西北方陰也，而人右耳目不如左明也。地不滿東南，故東南方陽也，而人左手足不如右強也。帝曰：何以然？岐伯曰：東方陽也，陽者其精並於上，並於上則上明而下虛，故使耳目聰明，而手足不便也。西方陰也，陰者其精並於下，並於下則下盛而上虛，故其耳目不聰明，而手足便也。故俱感於邪，其在上則右甚，在下則左甚，此天地陰陽所不能全也，故邪居之。」

學過地理知識的人都知道，地球是傾斜的，其傾斜角度為二三．四五度，這正好驗證了前面《內經》所說的話。人體臟腑的陰陽氣血左右也是不平衡的，是傾斜的，傾斜多少度？如果我們大膽的估計，借用天人相應的理論，也應當是二三．四五度。外表看起來，人體四肢九竅雖然左右對稱，但從事鞋子、衣服製作的人都知道，人體的左右是不完全對稱的。就好比地球，看似一個正球形，其實仔細地測量，地球也不是正球形，只不過因為相差不大，我們在視覺上經常忽略這點差異，人的左右也是如此。

天地因為不正，所以才有了糾偏的動力，有了糾偏的動力才有了生機與活力。從圖中，我們可以看出幾個要點：

第一，心臟以陰為基礎，但向陽轉化。即心臟以陰血為基礎，以心火為表現形式。進一步說明，心血雖然屬陰，但心是屬火的，心臟就好比一個燃燒的火球，火球中央是油。火以油為基礎，油以火為表現形式。

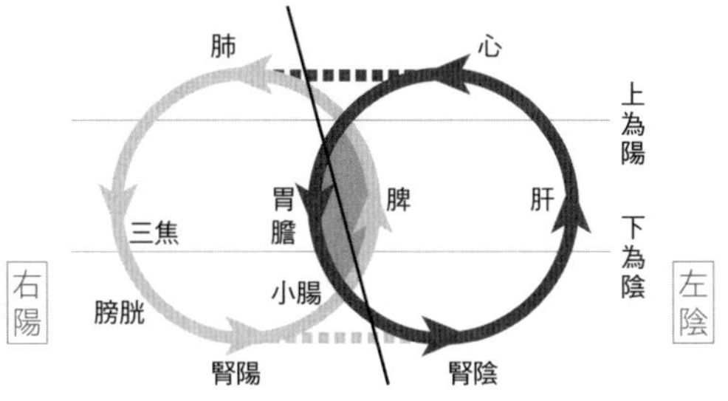

【傾斜的23.45度】

第二，腎臟的根基為腎陽，但向陰轉化。即腎臟以腎陽為基礎，以腎水為表現形式。進一步說明，腎陽雖然重要，但腎臟屬坎卦，主水，屬陰，腎臟就好像一個水球，但水球中央是一團火。

第三，脾屬陰，主濕，但向右傾斜，意味著雖然脾臟屬陰，但升發的是人體的清氣、陽氣！脾喜燥！

第四，胃屬陽，主燥，但向左傾斜，意味著雖然胃屬陽，但胃氣沈降的是濁陰，胃喜濕！

……。

我們將上面的幾句話總結一下，就是「圖形左側的臟腑體陰而用陽，圖形右側的臟腑體陽而用陰」！這句話領悟透了，圖中傾斜線的意義就徹底明白了。

醫病指南針——人體臟腑陰陽氣血循環圖

「人體臟腑陰陽氣血循環圖」反映的是人體臟腑、陰陽、氣血之間的關係，所以定名為「人體臟腑陰陽氣血循環圖」。在隨後的講次裡，我們將圍繞這個圖來談中藥、談組方、談病機、談治法、談醫理、談臨床，如果要強調其重要性，這張圖將是我們學習中醫之旅的指南針！

臨證之時，可將此圖比作病人，圖的左側就是病人的左側，圖的右側，就是病人的右側。觀此圖，就好似觀察一個站在你面前的病人，細心體會氣血的運行規律，熟悉之後再切病人的脈象，感受患者左手寸關尺❻，對應心、肝、腎陰；右手寸關尺，對應肺、胃、腎陽。將脈象與醫病指南針結合起

小提示

此圖比作醫病指南針，意義重大，其為「天地陰陽循環」與「人體氣血循環」相參而得，如果能明白圖中的運行規律，對學習中醫將有很大的好處；熟悉透徹後，可以簡馭繁，在中醫浩瀚的林海中穿行，而不迷失方向。如果想要深入理解指南針的意義，可以參閱《圓運動的古中醫學》和《四聖心源》這兩本書，雖然理論上有些差異，但從這兩本書中可以學習到很多與指南針相關的知識。

來，就很容易尋找到氣血運行的異常變化，看病就會豁然開朗！

❶ 清末民初間，著名的白族醫學家彭子益之著作。本書由十六篇相對獨立的文章組成，分為上下兩編。作者自述說「上編各篇為初學醫時必讀之本，下編各篇為學醫將成時始讀之本」。

❷ 泛指構成人體和維持生命活動，包括精、血、津、液的物質。

❸ 即胃陰，即胃中之津液，又名「胃津」或「胃汁」，是由水穀化生而來的。

❹ 又有「元陰」、「真陰」、「腎水」、「真水」等名稱。腎陰指本臟的陰液（包括腎臟所藏的精），是腎陽功能活動的物質基礎。

❺ 位於橫膈膜以下、肚臍以上的位置，包括脾、胃。當脾胃運化及腐熟食物時，水穀會被分解消化，如化為泡沫的過程，故稱「中焦如漚」，其中「漚」是指中焦的消化功能。

❻ 「寸、關、尺」為中醫脈診的術語，是中醫師把脈時按診病人兩手手腕寸口的位置。雙手寸關尺三個位置分別用以診斷身體不同臟象的情況。（詳見第158、159頁）

思路 4

每一味藥都來自大自然，用對了最重要！

經常有病人對我說：「大夫，給我下點好藥，讓我快點好！」那麼什麼藥才是好藥呢？人參大補就是好藥？鹿茸貴是否可以算是好藥？其實不然！

如果你餓了，一天沒吃飯，頭暈眼花，四肢發涼，這時對你來說最好的藥就是食物。讓你吃一頓飽飯，比喝人參湯還強！如果你連續三天三夜沒有休息，腰痠背痛，頭昏腦脹，這時候讓你好好睡一覺，比吃十全大補丸強多了！

在上面兩個例子中，「食物」、「睡眠」就是最好的藥物！針對病人的病情，找到疾病的根源，針對根源採取的治療方法，就是求本。針對根本用藥，就可以達到神奇的治療效果，就是好藥。

什麼是好藥？

藥無貴賤之分，對證的藥就是最好的藥。當我們真正深入瞭解中藥，真正走進「藥」的天地，就會發現，我們身邊許多東西，信手拈來都是藥材。只要我們用對了，就能化腐朽為神奇。

幾個月前的一個晚上，有位老奶奶找到我，自述頭暈得厲害。檢查身體發現血壓偏高，左右脈象均有上越之勢，即氣血並走於上。如果患者心情急躁，血壓繼續升高，很有可能出現腦血管意外。患者病機為下焦陰分不足，不能涵陽，虛陽上越。當時已是夜裡十一點多，開中藥煎服已來不及，而降壓藥物患者每天都正常服用。於是要求患者回家，將大蒜搗碎後，敷兩腳的湧泉穴，敷一小時左右。

第二天患者過來道謝。她告訴我，昨晚敷了一刻鐘後，就感到頭腦清醒，腿有勁了。敷了一個小時，頭已經不暈了，捨不得取下來，直接睡覺了。早上起來，感覺病徹底好了，但腳心出現了水泡。她感歎道，沒想到大蒜還有這麼好的藥效。

我給她處理了腳下的小水泡，隨後切脈，發現雙尺❶脈象雖然不強盛，但已有根，脈象上越之勢已經消失了。

> **小提示**
> ❶ 什麼是上越的脈象？後面第六課講到脈診時會詳細說明。

談到這個例子只想說明，要重視生活中的一草一木，一花一葉，它們都有各自的特性，運用好了，信手拈來，都可以治病，就好像武俠小說中的武林高手，拈花摘葉均可殺人。習醫到了一定境界，也可以拈花摘葉救人於無形。名醫葉天士用三片梧桐葉救了兩條命的故事，正是例證。

清朝乾隆年間，江南名醫葉天士正在家中書寫醫案，忽聽有人前來請求救治一難產婦女，葉天士不假思索，立刻前往，在途中聽病家說已請了同派溫病大家薛生白診治過，但仍不見產下。薛生白是葉天士同鄉近鄰，其醫術與葉天士齊名於江南，只是更為年輕些。葉天士十分納悶，薛生白診技也不錯，為何不見效呢？

葉天士來到病家，只見產婦已奄奄一息，其家人稱，薛生白診斷後認為是產婦氣血雙虧，無力運胎，氣血滯行，交骨不開。其處方以氣血雙補、行滯活血、催生下胎藥為主。葉天士接過藥方一看，此方甚佳，但難以治此病人之病。因缺乏同氣之藥，如何能使諸藥達到病所？時值秋天，窗外桐葉飄落，葉天士似有所悟，隨即將原方中的藥引「竹葉三片」改為「桐葉三片」，產婦遵方服藥，不出葉天士所料，不久便神奇地順利產下一胎兒，母子均報平安！

此事傳到薛生白耳中，薛不以為然，認為葉天士巧立名目而已。葉天士聞之，當即修書一封與薛生白，信中題一詩謎為：有眼無珠腹中寶，荷花出水喜相逢；梧桐落葉分離別，恩愛夫妻不到冬。秋分之時，梧桐葉落，同氣相求，胎兒立下……薛生白閱後，豁然貫通，深感葉天士博學多才，大為嘆服，自慚不如。

葉天士診病當天恰值秋分之日，寒暑燥濕交替季節，梧桐葉紛紛落下，人與自然互為相應，同氣相求，故在薛生白原方中加入梧桐葉以求其氣，並引諸藥達於病所，瓜熟蒂落，桐籽熟葉落，合而為一，故藥效如桴鼓。不久，「葉天士三片梧桐葉，一字救兩命」之佳話傳遍江南水鄉。

要先瞭解藥性，才能用對藥

藥性有寒熱溫涼，有升降沈浮，不明白藥物的藥性，處方時只是按照藥物功效一味疊加，則難獲奇效。在前文病例中使用大蒜，就是取其引氣血下行的性能。氣血下行了，病也就好了。現代藥學對藥物的研究，喜歡從藥物的成分入手進行研究，大蒜含有大蒜素，可以抗菌消炎，可以軟化血管，甚至可以抗癌，但卻無法研究出大蒜能引氣血下行這一條來，為什麼？這是藥物自身具有的偏性！

有一味中藥「井底泥」，又名「井底沙」，就是淤積在井底的灰黑色泥土，味甘而大寒，具有清熱解毒的作用，治妊娠熱病，胎動不安；頭風熱竄，天泡瘡，熱癤❷。小兒熱癤，井底泥敷其四圍（《談野翁方》❸），泥熱後再換鮮泥，幾次就好了。

我們將「井底泥」曬乾後再使用，還有效用嗎？沒有了！因為其寒性已經消散了！我們用它治病，用的就是其寒性。不同井底的井底泥，可能成分各不一樣，但其大寒之性是相同的。正因為其具有大寒之性，所以對於熱性病效果好。如果按照現代的藥學研究方法，提取其有效成分，研究其中有什麼抗菌成分，我想很難有結果。

談了這麼多，是想說明一個問題，「藥性」遠遠比「藥物的成分」重要，這也是為什麼古人非常重視中藥炮製❹的原因，因為炮製可以改變藥物的藥性。通常酒炒性升，薑汁炒則散，醋炒能收斂，鹽水炒則下行。如黃柏原係清下焦濕熱之藥，經酒製後作用向上，兼能清上焦之熱。黃芩酒炒可增強上行，清頭目之熱的作用。砂仁為行氣開胃、化濕醒脾之品，作用於中焦，經鹽炙後，可以下行溫腎，治小便頻數。萊菔子能升能降，生品以升為主，用於湧吐風痰；炒後則以降為主，長於降氣化痰，消食除脹。由此可見，藥物升降浮沈的性能並非固定不變，可以通過炮製改變其作用趨向。

意識到藥性的重要性，我們再來學中藥，思路就會大大開闊，看病下藥，也會活潑很多！治療中只需按照中醫理論，辨證用藥，當升則用具有升發性的藥物，當降則用具有降氣、沈降性質的藥物；熱者寒之，寒者熱之；不會受現代研究思維的限制，不受其成分的局限，只有這樣，才是真正走進了中醫用藥的大門，這才是「中醫用藥之祕」。

為了加深印象，我們再舉一個例子：

肝氣鬱結的病人，常常感到出氣有些費力，嚴重者會有心慌，甚至胸悶的症狀，為什麼呢？因為人體的陽氣需要肝氣來升發，肝氣鬱結，升發不了，就會氣短，就會胸悶！

通常運用柴胡等來升發鬱結的肝氣，症狀就能立時緩解。有一次剛好柴胡沒貨了，病號又是老熟人，我告訴她用生麥芽泡茶喝。病人疑惑了，生麥芽不是消食、回奶用的嗎？也能治療胸悶？我費了很大勁才講明白這其中的道理，最後給她包了一兩生麥芽。第二天見面她就說，生麥芽用得好，胸不悶了。究其原因，就是因為生麥芽具有升發的作用。那麼患者因肝氣鬱結，肝氣不疏所致疾病，還有沒有其他的藥物可以使用？其實只要能夠疏理肝氣、升發肝氣的藥物都可以，比如薄荷！

這就是藥性的運用，掌握了藥性，臨床上遣方用藥就輕鬆自如了。現在的《中藥學》❺教材中，中藥是按照功能分類的，比如麻黃歸於辛溫解表藥，薄荷歸於辛涼解表藥，麥芽歸於消食藥……。這樣對不對呢？也對！對於初學中藥的人而言，很容易明白藥物的大體功效，也就是說按照這種模式學習後，你很快就知道「什麼藥治療什麼病」！

但這與「什麼病用什麼藥」不是一個概念。雖然只是顛倒順序，但卻是兩個方面的問題。治病如同打仗，第一步你首先得明白每個士兵的特點，每種武器的特點，但僅僅知道這些並不一定會打仗。你只有在戰場中熟練運用你的士兵，利用現有的武器，針對目前的戰役，組織最適合的戰略戰術，才能取得勝利。

你知道了「什麼藥治療什麼病」，只能說明你書讀到位了，書上的東西你記住了，但這是不夠的，你還得更進一步明白，如何針對疾病來用藥。

「什麼藥治療什麼病」，教材上寫得很清楚，我就不再贅述。在這裡我要談的是如何站在疾病的角度，站在臟腑的角度來學習中藥。學習的過程中，希望首先能記住上一課講的醫病指南針，記住了，學習就方便了。

下面我們按照「醫病指南針」的幾個點來談中藥。

人體的生命之輪，如同醫病指南針的兩個輪子一樣，永遠在前進。無論哪個點卡殼❻，輪子都無法前進，人體就會生病。治療疾病，就如同修復被卡住的輪子，找到卡住的原因，並修理它，使它可以正常運行，這樣就可以了。

下面我們首先看看肝臟。

> **小提示**
> 學習本課前，請先參閱《中藥學》教材，或者先背熟《藥性賦》❼，對常用中藥的功效有一個系統的學習之後，再閱讀此課，這樣才會有很大的收穫。如果常見藥物的功效都不熟，閱讀此課會有些費力，提升比較慢！

■肝臟疾病用藥的特性

研究肝臟相關疾病的用藥，我們先看看肝臟的功能。肝屬木，主疏泄、主藏血；肝藏魂，為謀慮所出，開竅於目；肝主筋，其華在爪；在志為怒，在聲為呼，在液為淚。這是最基本的，也是沒有爭議的，從這些入手就不會錯，不會公說公有理，婆說婆有理！

肝臟疏泄失常的用藥

疏泄異常，臨床上最多見的情況就是肝氣鬱結。大多數女性都存在肝氣鬱結的情況，而且多與情志抑鬱有關。臨床中除了情志抑鬱所致的肝氣鬱結外，肝膽器質性病變也可以導致肝失疏泄，出現肝氣鬱結，比如：脂肪肝、膽結石、病毒性肝炎的患者，就存在肝氣鬱結的病機。因此，不要將「肝氣鬱結」與「情志抑鬱」畫等號。病因多種，但結果是相同的，都導致了肝氣鬱結，肝臟疏泄失常，治療上也是相同的。

肝氣鬱結之後，患者會有脅痛、胸悶、脘脹、噯氣等表現，就好比輪子上「肝」這個點卡住了，用藥時，通過疏理肝氣就可以修復。疏理肝氣的藥物有哪些呢？疏肝理氣的藥物有：柴胡、香附子、鬱金、青皮、川楝子、橘葉、薄荷、白蒺藜、生麥芽等。

肝氣鬱結沒有及時治療，氣鬱時間久了，就會化火，即肝鬱化火，患者會出現心情煩躁、脾氣急躁等症，這時治療，除了疏肝解鬱，還需要清肝瀉火。清肝火的藥物有：桑葉、菊花、青葙子、決明子、黃芩、青黛、梔子、丹皮、夏枯草、羚羊角等。瀉肝火的藥物有：龍膽草、川楝子等。

同時肝鬱化火遷延日久，火邪就會傷及肝陰，導致肝臟陰血不足，患者除了心情煩躁外，會出現雙目乾澀，視物模糊、脅肋作痛等症狀，這時的治療，除了疏肝理氣外，更重要的是養肝陰、養肝血。養肝陰、養肝血可以選用下列藥物：山萸肉、生地、熟地、女貞子、阿膠、白芍、烏梅等。

如果繼續失治，病情加重，除了肝陰受損外，會出現肝葉枯槁，硬化、萎縮，也就是我們通常所指的肝硬化，這時就需要養血柔肝治療。柔肝養血：當歸、白芍、首烏、枸杞、雞血藤、木瓜、鱉甲等。

在這裡分四個層次將肝氣鬱結導致的病理變化一一列出。在臨床上遇到肝氣鬱結的患者，要想到患者處在什麼階段，有沒有化火？有沒有傷陰？有沒有枯槁？不同的階段，治療時均有偏重，可以根據偏重來參選上述藥物。

除了肝氣鬱結，還有沒有其他病機呢？輪子上這個點還有沒有可能出現其他問題？還有！肝氣當升，如果升發無力怎麼辦？如果升發太過怎麼辦？

肝氣升發異常的用藥

升發不夠，為肝氣下陷，有的稱為木氣下陷水中，這裡的水指腎水，即腎陰。治本之法就是升發肝氣，一方面補肝氣，增強肝臟自身的升發力量，可以用黃耆等；另一方面，運用升提的藥物，幫助肝臟升發，如柴胡、薄荷、生麥芽等。

升發太過，肝氣上沖，會出現偏頭痛。有的患者會出現血壓升高，這時的治療就得降氣。降肝氣就是「鎮肝、平肝」，為什麼稱為「鎮」、「平」，就好比國家內部出現暴亂，要鎮壓、要平息一樣，這裡就是鎮壓肝氣，平息肝氣。常用的鎮肝藥：代赭石、靈磁石、石決明、珍珠母、生龍牡等。常用的平肝藥：菊花、白蒺藜、天麻、鉤藤等。

假如肝氣上升，沒有及時治療，就會化為肝風，臨床上出現手抖的症狀，在治療上除了鎮肝、平肝外，同時還得息肝風。常用的息肝風藥物：羚羊角、鉤藤、天麻、白蒺藜、僵蠶、全蠍、蜈蚣等。

鎮肝、平肝、息肝風可以緩解病情，如果不用藥了，肝氣又上升太過，該如何用藥呢？古人創立了「滋水涵木」的辦法，即補養腎陰，來滋養肝木，肝氣就會變得柔和，就不會升發太過了。補養腎水用什麼藥？到下面講腎這個環節時再細談。

除了上面講的，肝臟這一環節，還有沒有其他問題？還有，如受寒後，寒凝肝經，臨床出現睾丸疼痛等症狀。

寒凝肝經的用藥

寒為陰邪，其性收引，寒邪內侵，易傷陽氣，凝滯肝經，筋脈阻滯，則肝經循行的部位就會出現疼痛。可以運用：吳萸、小茴、仙靈脾、荔枝核、川椒等治療。天臺烏藥散就是治療氣滯寒凝肝經的經典配方。

既然談到了肝經受寒，自然肝經也會有熱的情況，臨床常見的是肝經濕熱。

肝經濕熱的用藥

濕邪停留肝經，導致肝經濕熱，患者可以出現右脅肋部脹痛、納呆❽、尿黃、舌紅苔黃膩等，可以選用：梔子、龍膽草、黃芩、茵陳蒿等。龍膽瀉肝湯、茵陳五苓散就是治療肝經濕熱的經典配方。

明白了這四點，修輪子上「肝」這個點就算有眉目了，再結合教材來學習中藥，對中藥的認識就會深刻一些。

> **小提示**
> 看完上述關於肝臟相關病機的用藥特點，你是否感到這樣來學習中藥，已經將中醫基礎理論、中藥學以及方劑學聯繫在一起，不再是孤立地學習中藥？這樣學習可以將所學的知識連貫起來，學習時不再考慮B肝、脂肪肝、肝硬化等這些病，而要考慮的是病機——肝臟失調的病機！

■心臟疾病用藥的特性

既然是從心臟的角度學習中藥，我們來看看心臟的功能，它可能會出現哪些問題？

心屬火，心主血脈，心藏神，其華在面！既然屬火，就存在火力過旺與火力不足，臨床上稱為「心火亢盛」和「心陽不振」。既然心主血，就存在陰血不足，臨床上稱為「心陰虛」。既然心主血脈，血脈的不通、不暢就是問題，臨床稱為「血脈瘀阻」。既然心藏神，就存在神是否藏得好，藏得不好就是「心神失養」。既然其華在面，那麼面部的神采有沒有？面部的氣色如何？面部長東西沒有？這些都與心臟有關。與心有關的還有很多，我們就從上面這些來談談相關的中藥。

心火亢盛的用藥

心火亢盛的患者會出現心中煩熱、焦躁失眠、口舌糜爛、口渴喜飲、舌尖鮮紅等表現。治療時可以選用淡竹葉、生地、梔子、燈心草、蓮子心、黃連、連翹等。一般下火的藥物味道都很苦，但清心火的淡竹葉、生地、燈心草一點也不苦。

別小看燈心草這味藥，看似普通，對於心火亢盛非常管用。舉個例子：我曾經治療一個失眠的患者，切脈後發現患者左寸浮實，舌尖紅絳，於是採用導赤散（生地、木通、甘草、竹葉）治療，效果不錯，治療五天，患者睡覺品質大大改善。但沒過幾天，患者又上火、失眠了，患者認為湯劑太苦，不願再服了，要求我提供一個不苦的、效果好的方法。思慮良久後，我告訴他用燈心草煮水當茶喝，效果非常好，患者很滿意！後來遇到心火亢盛的小兒，尤其是心火亢盛，晚上哭鬧的一歲以下的患兒，運用燈心草一至二克，煎水後，加少許白糖當飲料喝，患兒很容易接受，效果也很好。

心陽不振的用藥

心陽不振的患者具有畏寒肢冷、胸悶胸痛、面色蒼白、食欲減退、抵抗力差、經常感冒的特點，可以選用的藥物有：桂枝、肉桂、附子、薤白、乾薑等。

心陽不振的患者，心臟沒有火力，就好比冬天的太陽熱量不足，人體就格外怕冷，經常手腳發涼，背心發冷，除了吃藥外，通過食物保健也很有效。比如早上吃一碗肉桂粥。在稀飯中放上三克肉桂細粉（吃的時候加一些白糖調節口感），這樣手腳發涼和背心發冷的症狀會得到很好的改善，一整天都會很暖和。

心陰虛的用藥

心陰虛又稱心血虛。患者以心悸、心煩、失眠、易驚、健忘等為主要表現，甚則可見盜汗、低熱、五心煩熱、口乾等症。治療時需要補養陰血，可以選用的藥物有：柏子仁、棗仁、丹參、麥冬、當歸、阿膠等。別小看丹參這味藥，俗話「一味丹參飲，功同四物湯」，就是說丹參既能補血，又能活血，還能養血，功效好比四物湯，對心陰不足非常有好處。

心神失養的用藥

心神失養的患者以精神恍惚、心神不寧、悲憂善哭、失眠多夢為主要表現。治療時以養心安神、收攝心神為主，可以選用的藥物有：龜板、浮小麥、阿膠、紫河車、合歡花、酸棗仁、遠志等。

心氣虛的用藥

發汗、瀉下太過，或勞心過度，心氣耗損，或年老、病後體虛均可出現心氣虛，患者表現為心悸，氣短（活動時加劇），自汗，胸悶不舒或痛，面色蒼白，體倦乏力。心氣虛的病人，可以選用人參、黃耆、黨參、茯苓、五味子、遠志、炙甘草等。

血脈瘀阻的用藥

血脈瘀阻的病人以胸悶、心悸、嘴唇紫紺、舌質青紫為主要表現。對於血脈瘀阻的病人，可以使用丹參、赤芍、桃仁、紅花、雞血藤、紅景天等。

心臟的氣血陰陽平衡了，面部自然就神采奕奕了，面部的斑也就慢慢消失，皺紋也會少些了，這就是「神」。對於學習中醫的人，如果緊密結合中醫基礎理論來學習中藥，再上臨床時，就會胸有成竹，碰到面部長斑的病人，就知道從心入手，就不會告訴患者是內分泌失調了！

對於已經從事多年臨床的中醫醫師，可能會問，還有心腎相交啊！膽火擾心

> **小提示**
> 在這一節中，我們舉了兩個驗方，一個是清心火的燈心草，一個是補心火的肉桂粉，一定要記住哦！這在臨床中可以經常使用。

啊！為什麼不深入講下去？不急，這些需要將五臟分述完後再串起來講，理解會更深刻些！

■胃疾病用藥的特性

病人經常會說：「醫生啊！我胃疼、胃脹、胃反酸、胃不知道餓……。」胃就是一個消化的器官，中醫稱胃為「水穀之海」，指的是胃為受納、腐熟水穀的器官。既然是受納、腐熟食物的器官，如果不能受納，受納後腐熟不了，這就是病了；又或者腐熟過快，也是有病了。

我們看看醫病指南針，胃氣是下降的，中醫稱「胃以降為和」。也就是說，胃氣下降，就調和了，就順了。如果不降，胃氣上逆，胃酸就上反，吃飯就沒胃口，就生病了。所以胃病的治療很簡單，其關鍵就是一個「降」字，我們一邊分析，一邊學習！

胃氣上逆的用藥

胃氣上逆的情況在大部分胃病患者中都存在。胃液是酸性的，膽汁是鹼性的，胃氣下降後，在腸道酸鹼正好中和。如果胃氣上逆，胃酸就會腐蝕食道，引起食道炎，再向上反流，損傷咽喉，導致咽炎——很多頑固性的咽炎，通過降胃氣就能治好。而西醫治療這類疾病常常採用抑制胃酸的辦法，雖然胃酸減少，上逆引起的刺激症狀可能減輕，但是並沒有從根本上解決胃氣上逆的問題。相反地，長期過度抑制胃壁細胞分泌胃酸，壁細胞會逐漸減少，腺體萎縮，形成萎縮性胃炎，反而加重病情，有的甚至出現腸上皮化生，成了癌前病變！

所以降胃氣非常重要，常用藥有哪些？竹茹、枇杷葉、代赭石、生薑、枳實、沈香、旋覆花、半夏等，凡是能降氣的，基本上都可以使用。

舉個例子，有個女性患者因反酸、噁心、咽喉不適三年前來就診。患者平素不吸菸，但咽炎很重。切脈後發現右手寸關有上越之勢，也就是胃氣上逆的脈象。患者聞到中藥味就噁心，懼怕服用中藥。經過思慮，我給她開了生枇杷葉一公斤，讓她長期煮水後當茶飲。過了半月複診時，患者說好得差不多了，咽炎好了，食道也舒服了，早上也不噁心了，就是放屁多。其實就是降了降患者上逆的胃氣，胃酸就不再向上反流了。氣向下行，屁就多，這就是治本。也難怪張錫純認為代赭石是健胃之妙品，因為這味藥降胃氣效果很好。學會了降胃氣，治胃病的技巧可以說掌握了一半，還有一半是什麼呢？是胃寒、胃熱、食積、氣滯等，我們來一一分析。

胃寒的用藥

胃腐熟食物需要熱量，如果沒有熱量，就無法腐熟食物，很多病人朝食暮吐，就是說早上吃的飯，晚上吐出來還未消化，從早到晚不知道飢餓，是什麼原因呢？

胃中無火！如何補火？看看醫病指南針，在前面講述五行時講過火能生土，即心火生胃土，也就是說，補充心火，心火足就能讓胃火旺，這也就是五行所說的「虛則補其母」。常用的藥物有：桂枝、肉桂、附子、薤白、乾薑等。使用這些溫心陽的藥物，胃火就有了，胃腐熟水穀的功能就會得到恢復。

胃熱的用藥

有胃火不足，出現胃寒，自然也就有胃火過亢，出現胃熱。胃熱的患者經常有飢餓感，總覺得吃不飽，俗話稱為「慌飯」，中醫稱為「消穀善飢」。治療很簡單，吃點清胃火的藥就可以了，比如：石膏、知母、黃連、黃芩、蘆根等。

舉個例子，曾經治療一例經常「慌飯」的患者。他要求不吃中藥，還要能治病，我說這很好辦，吃點下火的食物就可以了！什麼食物好呢？讓病人吃皮蛋拌豆腐，每天用兩個皮蛋，加上四兩豆腐，拌勻後加上麻油，放少量鹽，當菜吃。就這樣堅持一周，病就好得差不多了！

有人會問，這也是中醫治療？是的！因為運用中醫理論來指導飲食，指導養生，這就是中醫的精髓。中醫學好後可以貫穿於我們的衣食住行，隨時隨地都可以體會到中醫理論的妙處！

胃陰不足的用藥

胃火長期過重，必然會傷及陰分，就好像燒鍋爐一樣，長時間地燒，鍋裡的水也會被燒乾；同樣的道理，長期胃火重，必然會導致胃陰的虧虛。所以對於胃火重的久病患者，就要養胃陰了。養胃陰的藥物有石斛、麥冬、花粉、玉竹、蘆根、烏梅、沙參、生地等。

寒熱錯雜證的用藥

臨床中胃病的情況有時並非上述這麼單一，單純胃寒和單純胃熱不多。大部分病人都是寒熱錯雜的情況，只是寒熱所占的比例不同而已。比如胃中有熱，腸道有寒，這樣容易形成胃的上半部分有熱，下半部分有寒，形成寒熱錯雜證，用藥時則需要寒熱搭配，效果才好。如黃芩、黃連配乾薑，或者金果欖配乾薑等，半夏瀉心湯就是治療寒熱錯雜型胃病的經典方劑。

食積的用藥

胃病還有一些情況，比如食積，同樣影響了胃的和降，病情輕的可以採用山楂、神曲、麥芽、雞內金、萊菔子來消導，病情較重的可以採用大黃、芒硝、枳實、厚朴、檳榔、二丑等來攻下，恢復其和降功能。

舉個例子，很多小兒停食之後，反覆發熱，服用退燒藥後當時可以緩解，第二天照常發熱，針對這種情況，將二丑炒香後磨成細粉，拌紅糖後給小孩吃，每次三克左右，三歲以下的小孩可以適當減量，三歲以上的可以適當加量，一般服用三小時左右會出現腹瀉。患兒將停滯在胃腸道的積食瀉出來後，病就好了！

胃病的情況還有一些，比如氣滯血瘀、痰濕阻滯等，但以前面幾種情況多見。瞭解了上述幾種情況的用藥特點，就知道了大部分胃病的用藥思路，就可以舉一反三了。

小提示
學習這一節，最關鍵的是要理解一句話，「胃以降為和」，理解了這句話，就抓住了治療胃病的核心，你明白了嗎？

膽疾病用藥的特性

膽氣下降依附於胃氣下降，胃液為酸性，膽汁為鹼性，酸鹼在小腸內中和。食糜進入小腸，由小腸受盛化物，分清泌濁❾。這一點用陰陽理論來理解，膽汁為火之精，為火所化生，為陽；胃酸為胃之液，為陰。兩者入小腸，則陰陽相合而化生萬物。

如果胃氣上逆，則胃之液——胃酸上逆，而膽汁下行無胃酸中和，鹼性膽汁將損傷小腸；如果胃氣上逆，帶動膽氣也上逆，則膽汁反流入胃，即「膽火犯胃」，也就是西醫所說的膽汁反流性胃炎。

膽氣下行如果無胃氣下降的支持，胃氣上逆之力又不足以使膽氣上逆，膽氣不上不下，膽汁鬱積在膽囊之中。六腑以通為用，不通則病，久之膽囊壁自然毛糙，形成慢性膽囊炎，嚴重者還容易形成膽結石。所以針對膽囊的疾患，採取的辦法很簡單，也需要降胃氣。

因此我們治療膽的相關疾病時，一定別忘了胃氣是膽氣下降的力量源泉。但只考慮胃還是不夠的，看看醫病指南針左邊這個輪子，胃氣下降，肝氣上升，一升一降，輪子運轉才有力量，所以降胃氣的同時疏理肝氣、升發肝氣非常必要。結合上面所談論的，我們再看看醫病指南針，就很容易知道該如何用藥了。

膽氣鬱結的用藥

膽氣鬱結的治療思路就是降膽氣，降膽氣時要考慮降胃氣、升肝氣，這樣才能促進膽汁分泌與排泄，常用的藥物有：柴胡、鬱金、金錢草、梔子、茵陳、竹茹、枳實、大黃、枇杷葉等。

膽鬱化火的用藥

膽氣鬱結，沒有及時治療，鬱結化火，治療必須瀉膽火。可選用龍膽草、黃芩、川楝、梔子、黃連、虎杖、蒲公英等。需要說明的是蒲公英，此藥清熱解毒，消癰散結，歸肝、膽、胃經，世人多知其清熱解毒功效，療瘡常用，但很少知其歸肝膽經，能清肝火而明目，清膽火而解膽鬱，只是治療時劑量要大，我通常用三〇至五〇克，不用擔心安全性的問題，春天蒲公英的嫩苗是可以當菜吃的。

膽火過重容易形成膽火擾心，患者出現心煩失眠、脾氣急躁的症候，歷代醫家採用黃連溫膽湯治療，效果頗佳。

膽囊炎的用藥

膽汁鬱積，囊壁毛糙，治療時除了降膽氣、清膽火，還需要解決已經出現的囊壁毛糙問題，可以選用：鬱金、生牡蠣、玄參、綠豆、穿心蓮、生內金（即雞內金）、水蛭、白僵蠶等。別小看雞內金這味藥，對於慢性膽囊炎的治療少不了它，它能使毛糙的內壁慢慢變得光滑。除了膽囊壁毛糙，對於慢性膀胱炎膀胱壁毛糙、腸道有痞積、動脈血管內壁粥樣斑塊⑩等都可以使用……其神奇療效可以概括為一句話：凡有形之邪久服常服均可以化之！

在慢性膽囊炎膽囊壁毛糙的治療中，生雞內金配水蛭、白僵蠶療效較好！

膽結石的用藥

膽汁鬱積日久，化為砂石，疏肝利膽、清瀉膽火的同時，要採用養陰散結、溶石化石的藥物。常用藥物有：玄參、牡蠣、鱉甲、雞內金、海金沙、金錢草、虎杖、硝石等。對於膽囊息肉、膽管癌等，則要考慮膽熱鬱積日久，痰瘀互結之病機形成，除了上述用藥思路外，還得選用鱉甲、白芥子、三棱、莪朮等。

膽為六腑之一，六腑以通為用，用藥儘量避免黏滯，但應注意疏肝理氣之品，久服易傷正氣，應該酌加益氣之品；行氣理氣藥物多偏溫燥，久用要防止傷及陰分。

> **小提示**
> 對於膽囊用藥的理解，在乎兩點，即一疏一降，疏者疏理肝氣，降者降胃氣，明白此理，則膽病可治療過半。

■小腸疾病用藥的特性

小腸的功能是「受盛化物」，受盛化物包含兩個方面：一個是受盛，一個是化物。「受盛」就是「接受，以器盛物」之意，也就是小腸受納、盛裝由胃轉輸過來的食糜，這裡小腸的功能就相當於一個容器，一個裝食糜的容器。

「化物」就是「化生食物精微」的意思，說的是小腸具有消化、吸收的功能，能將食糜中的營養物質慢慢地消化吸收，產生食物精微。食物精微被吸收後轉輸給脾臟，由脾來運化，輸送到其他地方。食糜中的殘渣，最終轉輸給大腸，轉為糞便。由食糜到糞便的過程，也就是「變化出焉」。

胃的功能是「腐熟水穀」，脾的功能是「主運化」，小腸就好像連接胃與脾的一座橋梁，我們再看看醫病指南針。如果用一個詞語來形象地概括小腸功能，那就是「承上啟下」。

小腸屬陽，從醫病指南針中可以看出，在上依附於心、胃，在下依附於脾、腎。如果人體心火過重，經胃下移於小腸，或者通過經絡由裡及表傳於小腸，則小腸火重，人就會出現心煩、尿頻、尿急、尿痛等表現。治療常用的藥物有：木通、澤瀉、梔子、黃芩、燈心草、瞿麥、赤小豆、苦參、小薊、蒲黃、車前子等。

如果人體心、腎陽虛，則小腸就會有寒，其吸收功能也會受到影響。對於經常小腹和臍周冷痛，稍稍進食生冷食物即腹痛腹瀉的患者，溫補腎陽，即可解決問題。常用的藥物有：附子、小茴香、艾葉、高良薑等。

臨床上單純的小腸寒和小腸熱較少見，大多數屬於寒熱錯雜，其原因為心火亢盛、腎陽虧虛，心腎不交所致。用藥時寒熱搭配才能收到很好的療效。

小提示

看完此節，你可以想像一下，臨床上經常遇到身體消瘦的患者，中醫大多診斷為脾虛，難道真的只是脾虛嗎？有沒有小腸的問題？小腸的化物功能出現異常，分清泌濁功能出現異常，食物的精微不能被吸收，身體就不會消瘦嗎？

■腎臟疾病用藥的特性

古有「肝無虛證，腎無實證」之說，意思是說腎臟多虛證，無實證；肝臟多實證，無虛證。此話雖然不全然正確，但卻道出了一個事實：「腎臟多虛證」！

通過腎臟來學習中藥，我們得先瞭解腎臟。腎為先天之本，主骨，藏髓，藏精；腎主水，為水臟；腎中藏有腎火，能夠溫化寒水，這樣水不至寒……。通過腎臟的疾病來學習中藥，可以從三個方面來入手，即腎陰、腎陽、腎精。這樣更加清晰些！

腎陰虛的用藥

腎陰虛的人，通常表現為腰痠腿軟、口乾、咽乾、手足心熱等，治療時以補養腎陰為主。可以選用熟地、龜板、女貞子、旱蓮草、山萸肉、玄參、天冬、枸杞、黃精、紫河車、懷牛膝、製首烏等，臨床中使用六味地黃丸治療腎陰虛，就是經典的代表方劑。

腎陽虛的用藥

陽虛則寒，腎陽虛的患者表現的是寒象，尤其是腰以下寒象明顯，怕冷、手腳發涼（重者夏天也涼）；腰膝痠冷、精神委靡不振。對於腎陽不足，可以選用鹿茸、附子、肉桂、仙茅、仙靈脾、補骨脂、巴戟天、肉蓯蓉、蛇床子、硫黃等。

腎精虧虛的用藥

何為腎精？既然有腎陰、腎陽，為什麼另立一個名詞腎精。腎精在人體是如何產生的？有哪些作用？虧虛後有哪些表現？

生活中我們通常遇到關於「精」的東西，比如：酒精、味精、雞精、精製食鹽等，這裡的精的意思是「提煉或提純出來的東西」，「精」意味著純化後的精華！人體有腎陰，有腎陽，有腎精。腎陰好似「水」，腎陽好似「火」，那腎精呢？

其實腎精就是水被火煉而生成，說詳細點就是「腎水」被「腎火」煉後化生為「腎精」；腎藏精，藏的就是腎精；腎主骨，腎精能夠充養骨髓，能夠補充髓海（腦為髓海），也能化為生殖之精。所以腎精虧虛的人，就會感到四肢委軟無力，或者特容易疲勞，記憶力較差，鬚髮早白；男子精血不足，精少不育，女子經少經閉，性功能減退；在兒童則發育遲緩，囟門遲閉，身體矮小；腎精不足，髓少骨虛，故智力低下，骨骼委軟，動作遲鈍。

為了進一步理解腎精的意義，我們看看身邊的植物，只有經歷過夏天——「火」的炎熱，到秋天植物的種子才能飽滿結實，種子就是植物之精，也是水火煉化而成。通過天人相應，古人總結出了以精補精的辦法，就是服用種子類的藥物來補養腎精，比如：菟絲子、覆盆子、韭菜子、枸杞子、補骨脂、五味子等。

對於腎精虧虛較為嚴重的患者，除了服用種子類的藥物外，可以選用動物類的藥材，如：鹿角膠、魚鰾膠、紫河車、阿膠、冬蟲夏草、蛤蚧等。

有些人既無腎陰虛，也無腎陽虛，其腎精不足並非是來源不夠，而是封藏能力不足，流失過多，這時的治療就需要提高腎的封藏能力，可以採用金櫻子、桑螵蛸、芡實、蓮須、雞內金、益智仁等固攝腎精。

如果腎水不足，腎火過旺，出現陰虛火旺的狀況，人體腎精的化生也會不足，治療時除了補養腎水外，還可以採用知母、黃柏、地骨皮來瀉腎火。如果腎水過旺，腎火不足，同樣人體腎精的化生也會不足，治療時，除了補養腎火，還可以通過澤瀉、黑豆等來利腎水。

腎臟只有陰陽平衡了，腎精的煉化過程才能順暢，腎精來源才會源源不絕。腎之陰陽平衡，既為人體下焦的水火平衡提供保障，又為煉精化氣提供物質來源。因此腎陰、腎陽的平衡協調，對人體的健康尤為重要。為了加深印象，我們舉幾個例子。

骨折延遲癒合

幾年前遇到一個右上臂骨折的病人，在醫院進行夾板固定，兩個月後複查，發現骨折處無骨痂形成。病人前來就診，切脈時雙尺沈細若絕，詢問中得知患者經常腰部痠軟無力，性功能明顯減退，於是採用填補腎精的辦法，配合使用活血化瘀、接骨療傷的藥物，服用半個月，一個月後複查，骨痂形成，患者後來骨折癒合良好。

腿抽筋

臨床上很多老年人，經常腿抽筋，每晚小便多次，服用鈣劑後抽筋稍稍好轉，但停藥後又很快反覆，切脈會發現右尺沈細而軟，對於此類病人，補充鈣劑的同時，服用補養腎精的藥物，增強腎的封藏能力，減少鈣的流失，病情可以很快好轉。採用淫羊藿三〇克、菟絲子二〇克、益智仁十五克、小伸筋草三〇克，煎水內服，幾天就見效了！

痛經

痛經之痛，只有婦人最為刻骨銘心，有些年輕女性，痛經時可以疼痛到暈厥。疼痛有兩個病因，其一：不榮則痛，此痛隱隱，病情輕；另一種：不通則痛，此痛病情重。不通為瘀，而瘀之形成有氣滯、有寒凝。這裡要說的是「寒凝」，此類病例占痛經的八成左右，許多中醫治療痛經，採用桃紅四物湯加金鈴子散，當時有效，下次月經照樣疼痛。其實只要運用附子、肉桂、艾葉、小茴香、紫石英等來溫補腎陽，暖宮散寒，同時配合活血化瘀的藥物，將胞宮寒邪、瘀血化盡，很快就可以徹底治癒。

> **小提示**
>
> 讀完此節，你是否對腎精有了一定的瞭解，是否明白「為什麼很多種子類的藥物都有補養腎精的作用」？臨床上遇到氣血不虛，但腰痠腿軟，特容易疲勞，頭髮早白的患者，是否想到要通過補養腎精來治療？

上面談到煉精化氣，煉精就是提煉出腎精，化氣就是腎陰在腎陽的作用下產生的一縷陽氣，此陽氣雖然微弱，但卻是人體五臟氣化的根本。就好比大地上水分的蒸發產生水汽，水汽上升匯集而為雲，這縷縷上升的水汽，正是天地陰陽交流之明證。人體的氣化過程與腎化氣、脾升氣、肺斂氣有密切關係。

農村老人常說：「人從腳下寒！」人體腎之陽氣是人立身之陽，腎陽不足則腰以下發涼，人如同站在冷水之中，所以人會格外怕冷，也就有了「人從腳下寒」之說，目前流行的火神派就是站在腎陽的角度，來治療人體很多虛寒性疾病。

《內經》云：「女子，五七，陽明脈衰，面始焦，髮始墮；六七，三陽脈衰於上，面皆焦，髮始白……男子，五八，腎氣衰，髮墮齒槁；六八，陽氣衰竭於上，面焦，髮鬢斑白……。」從這段話中，我們可以看出，隨著人體的自然衰老，人體的陽氣首先衰絕於上。

因此在我們強調腎陽重要性的時候，別忘了人體心之陽氣更重要，因為心火為君火，腎火為相火，「君位」永遠高於「相位」，這是不容置疑的。就好比大地有了炙熱的岩漿，土地才能向上散發熱量，但別忘了太陽才是一切熱量的源泉，沒有太陽的光芒，則萬物都會黯然失色。人體心之陽氣為生命之陽！

腎陽與心陽兩者缺一不可，一損皆損，一傷皆傷！沒有腎陽的煉精化氣，心陽的形成就沒有物質基礎；沒有心火向下的斂降，再旺的腎火也會有被腎水澆滅的一天。

火神派將「薑桂附」作為救命仙草，認為其能補腎陽，壯腎火，散陰邪，挽狂亂……。其實乾薑、桂枝、附子也是補心陽之要藥，心火旺，如麗日當空，

小提示

目前流行的火神派，一味強調補腎火的重要性，看了上面這段論述，你是否意識到，心火為君火，心火更加重要？

一切陰邪自然散盡。心火旺盛，自然血脈流暢；心火旺盛，生命自然不會垂危。心為君主之官，神明出焉，火神派在強調腎火的同時，無形中通過補充腎火也補充了心陽，運用薑桂附增強了腎火，同時也增強了心火。君明則國安！

人體心為離卦，腎為坎卦，上離下坎，成為未濟卦。「未濟卦」為六十四卦最後一卦，以未能渡過河為喻，闡明「物不可窮」的道理。

火性炎上，水性趨下，所以人自出生之日開始，身體就存在一個陰陽分離的趨勢，生的同時就意味著死的開始，為了阻止這種陰陽分離，人體心火始終會受到向下斂降的作用，腎水始終會借肝氣上升，形成陰陽交流，正因為有了這樣的陰陽交流，所以人的一生變化無窮。未濟者，物不可窮也。

隨著年齡增長，身體臟腑功能逐步衰退，心火的斂降作用減弱，腎水上達濟心火的作用也減弱，於是「未濟」成了「離決」，成了陰陽分離，人體逐漸走向衰老、死亡。在衰退過程中，通過補養心腎之火，人體內的陰邪得以消散，陰陽之間的對流得以恢復，臟腑功能得以康健。

心火旺盛，則胃的腐熟功能強健，為人體營養來源提供保證。腎火旺盛，則脾陽不衰，脾的運化功能才能恢復，水穀之精才能正常輸布，統攝氣血的功能才能正常。

小提示

關於未濟卦的理解，以及未濟卦在養生理論中的重要性，可以參閱《醫理真傳》這本書，參悟透了未濟卦，對感悟中醫非常有好處。

■脾疾病用藥的特性

脾的功能是主運化，主統血，布津液，主肌肉和四肢，脾喜燥惡濕。如果脾陽虛衰，容易被寒濕所困，其功能就會受到影響。我們先來看看脾陽虛的情況，因為這是臨床最常見的。

脾陽虛的用藥

如果脾陽虛衰，則中焦運化功能受阻，寒濕內停，脾氣鬱滯，食物精微轉化及輸送均會出現異常，清氣不升，就好比醫病指南針中右側的輪子卡殼了。

對於脾陽虛，可以運用：乾薑、蒼朮、白朮、肉豆蔻、砂仁、白蔻仁、草蔻、附子等。對於陽虛日久，寒濕困脾，可以運用：茯苓、白朮、乾薑、附子、蒼朮等。

脾氣鬱滯的用藥

寒濕困脾失治，或思慮過度傷脾，均可導致脾氣鬱滯，這樣的患者表現為腹脹難忍，稍稍進食後即感到腹脹，雖有飢餓感，食欲卻不佳，四肢乏力，大便不調，時乾時稀。

治療時可以運用芳香醒脾的藥物：陳皮、砂仁、蔻仁、香櫞、木香、藿香、佩蘭、厚朴、枳殼等。這些藥物中，別小看木香這味藥，本人治療許多脾氣鬱滯的病人，重用木香即能取效。

【病例】

張某，男，四〇歲，公務員

症狀：腹脹一個多月。

因腹脹一月餘前來就診，就診時上腹部脹滿如鼓，餐後加重。嚴重時無法下蹲。曾行胃鏡檢查，診斷為慢性淺表性胃炎，HP陽性兩個加號，服用西藥治療半月，腹脹未能緩解，切脈時右關鬱塞。

用藥：木香六〇克、山楂三〇克、黨參十五克、白朮二〇克、生甘草八克。

結果：患者服用後，矢氣連連⓫，一劑症狀明顯好轉，三劑臨床治癒。

要點：長期脾氣鬱結，會化熱化燥，這時用藥，除了理氣，還要注意清熱。

脾氣鬱滯化火的用藥

脾氣鬱滯化火，治療時可以選用：黃連、連翹、大黃、石膏、山梔、綠豆等。如果出現化火傷陰，導致氣陰兩虛，治療時還得補脾氣、養脾陰。補脾氣可以選用：人參、黃耆、黨參、白朮、扁豆等。養脾陰：山藥、黃精、芡實、白芍等。

如果仍然失治，形成脾積，治療時就複雜些，可以使用枳實、大黃、山楂、神曲、麥芽、鱉甲、牡蠣等。

> **小提示**
> 在本節中列舉了一個案例，案例中患者既然腹脹難受，為什麼還用上了黨參呢？難道不怕服用黨參補氣之後腹脹加重？你想明白其中的原因了嗎？

■肺臟疾病用藥的特性

肺屬金，主氣，司呼吸，主皮毛，主治節，主宣發肅降。開竅於鼻，在液為涕，在聲為哭，在志為悲。這是肺的相關功能和五行屬性，我們從這些入手來看看肺相關疾病的用藥特點。

肺氣不足的用藥

肺主氣，如果人體氣不足，頭暈乏力，氣短，就要補氣！常用的藥物有人參、黨參、黃耆等。

肺宣發肅降異常的用藥

肺主宣發肅降，這一宣一降，是對立的平衡，如果宣發太過，人體就會咳嗽、氣逆，咽喉不適，就得收斂肺氣。常用的收斂肺氣的藥物有苦杏仁、五味子、白果、訶子、烏梅、米殼等。

如果宣發不足，肅降太過，肺氣失宣，患者會感到呼氣困難，胸悶，心慌，也會咳嗽，通過增強肺的宣發力度，就可以解決問題。常用的宣發肺氣的藥有桔梗、麻黃、牛蒡子、蟬蛻、細辛等。

肺受外邪所傷的用藥

肺為嬌臟，意思是說肺臟嬌貴，既不能受熱，也不能受寒，還不能受燥，更不能受濕。受熱則成肺熱、受寒易成肺寒、受燥則肺乾；濕邪停，肺易成痰飲⑫。

受熱之後，需要清肺熱，常用：桑葉、黃芩、梔子、桑白皮、地骨皮、生石膏等。受寒之後，形成風寒閉肺，需要散肺寒，常用：麻黃、蘇葉、細辛、乾薑等。燥邪傷肺，易出現乾咳少痰，咽喉乾燥，需要潤肺燥，常用：沙參、麥冬、天冬、山藥、百合、石斛、花粉、玉竹等。痰濕蘊肺，出現咳嗽痰多，需要清肺化痰，常用：川貝、知母、瓜蔞、天竺黃、竹瀝、膽南星、半夏、萊菔子、蘇子、白芥子等。

在臨床上遇到肺之疾病，多表現為咳嗽。咳嗽之證看似簡單，也最為複雜，因為影響咳嗽的因素有很多，有外感、有內傷，外感分風、寒、燥、火，內傷「五臟六腑皆令人咳」；還有外感與內傷同時出現，如常說的「寒包火」！但萬病不離其本，什麼是本？氣機逆亂是咳嗽之本，肺主氣，咳嗽皆可理解為氣之逆亂所致，所以治療咳嗽的關鍵是調理氣機，同時糾正導致氣機逆亂的因素，就會事半功倍。

調理氣機不外乎在宣與降、散與收、寒與熱、潤與燥之間尋求平衡！這四對平衡調節到位了，沒有治不好的咳嗽！學醫能通此理，則習醫已經達到一定

小提示

本節中提到了肺主治節，「治節」是什麼意思？如果想要深入瞭解，可以參閱劉力紅著的《思考中醫》，該書對很多中醫概念都進行了深入的思考，閱讀此書，對提升自己的理論水準，大有裨益。

境界了。看看醫病指南針，人體的氣機通過肺的斂降，通過三焦，下輸膀胱，這樣就完成了一個降的過程。對於三焦的認識，歷代醫家都有爭議，三焦為何物？我個人比較推崇張錫純的觀點。下面我們來看看張錫純是如何論述三焦的，三焦疾病的用藥特點有哪些。

■三焦疾病用藥的特性

三焦之功能為通調水道，既然有明確之功能存在，必然有明確之物存在，歷代醫家對三焦認識均有爭議，本人認為張錫純對三焦認識較為深刻。張氏認為：「人之水飲，由三焦而達膀胱。三焦者，身內脂膜也。曾即物類驗之，其脂膜上皆有微絲血管，狀若紅絨毛，即行水之處。此管熱則膨脹，涼則凝滯，皆能閉塞水道。若便濁兼受涼者，更凝結稠黏杜塞溺管，滴瀝不通。」

三焦有寒，則水道閉塞不通，水飲內停為患，可以選用椒目、小茴香、威靈仙、肉桂、附子、乾薑。張氏認為，椒目之滑而溫，茴香之香而熱，散其凝寒，即以通其竅絡。若佐以靈仙溫竄之力，化三焦之凝滯，以達膀胱，即化膀胱之凝滯，以達溺管也。涼甚者，肉桂、附子、乾薑皆可酌加。

三焦為通調水道之官，凡人體水液的異常積蓄，均與三焦陽氣不得宣通有關，「上焦陽虛者，水飲停於膈上；中焦陽虛者，水飲停於脾胃；下焦陽虛者，水飲停於膀胱。水飲停蓄既久，遂漸漬於周身，而頭面肢體皆腫，甚或腹如抱甕，而膨脹成矣」。

臨床中遇見水液停聚的情況很多，最常見的如慢性盆腔炎患者，做超音波時，超音波結果提示有盆腔積液，患者表現為小腹脹滿、疼痛，西醫認為是炎症，建議採取抗生素治療，往往治療十餘天積液消失，但沒過多久，再次復發，就這樣反反覆覆，沒個盡頭。其實我們只要明白了三焦管理水道，三焦有寒則水道不暢，就明白了盆腔積液的形成原因，也就知道如何遣方用藥了。

【病例】

周某，女，四〇歲

症狀：小腹脹滿三天。

患者三天前無明顯誘因出現小腹脹滿，解小便後，脹滿仍不能緩解，在醫院進行超音波檢查，報告盆腔少量積液，醫院認為屬於生理性積液，未作任何處理，三天來病情未緩解。病人脹滿不舒，就診時自述白帶未見異常，舌根白厚，切診時右尺細軟。四診合參，患者當屬腎陽虛衰，三焦脂膜之下焦部分受寒而收引，水道不暢，水液積蓄為患。散三焦脂膜之寒邪，其積液自然消退，然寒邪非外感，乃自內而生，寒邪散盡後當溫補腎陽，才能確保疾病不再反覆。

用藥：小茴香三〇克、花椒五克，煎水分兩次內服。

結果：患者服用一次後，即覺小腹內氣體竄動，矢氣連連，半小時後解小便一次，病情立時緩解，服第二次藥物後，病若失。隨後服用理中丸，三年來未再復發。

三焦有寒則水液聚集，三焦有熱則小便黃赤，甚至小便帶血。《內經》云：「胞移熱於膀胱，則癃溺血。」關於胞的理解，歷代醫家都有爭議，其實承接上下文，結合五臟六腑來理解，這裡的胞就是「三焦」。稱之為胞，是因為三焦本為脂膜，人體下焦脂膜與膀胱相依，看似胞狀，故稱為胞。三焦之水液本匯集於膀胱，若三焦受熱，則熱邪隨水道移熱於膀胱，此乃淺顯之理。

臨床中有些患者，小便潛血陽性，但腎臟、膀胱檢查，均未見異常。其實很

> **小提示**
> 本節對於三焦的描述來源於《醫學衷中參西錄》，作者張錫純，臨床實戰家，所著之書，實用性極強，對於醫理，多有發揮，欲學中醫，必讀此書。

簡單的道理，只要想通了「三焦移熱於膀胱，則癃溺血」，治療起來就很好辦了，梔子清瀉三焦之火，炒炭又能止血，只需要將梔子炒至焦黃，煎水內服一段時間，這種不明原因的尿血就可以得到治癒。

談完三焦，下面我們來看看輪子上的最後一個點：膀胱。

■膀胱疾病用藥的特性

膀胱的功能是貯存和排泄尿液，我們通過膀胱的相關疾病來學習中藥，也是從這兩點來學習的。

膀胱貯存尿液功能異常的用藥

臨床上經常見到患者解小便次數很多，又沒有其他不適症狀，西醫檢查時，又未見感染情況。其實這是膀胱儲存尿液的功能出現了異常，治療時只需要增強膀胱的固攝能力就可以了，常用的藥物有龍骨、益智仁、鹿角霜、桑螵蛸、金櫻子、雞內金等。

還有一種，患者小便次數多，伴有尿頻尿急，小便黃，這是因為膀胱內有濕熱存在，治療時則需要使用通利的藥物，將濕熱清理乾淨，這樣小便次數就能恢復正常。常用藥物有：萹蓄、瞿麥、海金沙、金錢草、木通、滑石等。

如果濕熱長期積蓄在膀胱，沒有得到治療，病情反覆遷延，膀胱內壁變得毛糙，形成「勞淋」，即西醫所說的「慢性膀胱炎」。病情發展至此，治療時，除了清熱利濕解毒外，還需要考慮適當使用收攝的藥物來扶正。這樣邪去而正存，疾病才能恢復較快。收攝藥物中有一味藥——雞內金。雞內金具有健胃消食、化積排石、固攝縮尿的功能，其神奇功效前文已經提及，不再重複。

膀胱排泄尿液功能異常的用藥

膀胱為六腑之一，六腑傳化物而不藏，以通為用。如果膀胱的排尿功能出現異常，當通不通，通而不暢，就會形成癃閉之證。癃者點滴而出，閉者閉塞不通。

《證治準繩》中寫道：「閉癃合而言之一病也，分而言之有暴久之殊。蓋閉者暴病，為溺閉，點滴不出，俗名小便不通是也；癃者久病，溺癃淋瀝，點滴而出，一日數十次或百次。」癃與閉都是指排尿困難，二者只是在程度上有差別，因此多合稱為癃閉。

在膀胱排泄功能出現異常的疾病中，還有一種，就是淋證。《醫學心悟》所言：「癃閉與淋證不同，淋則便數而莖痛，癃閉則小便短澀而難通。但淋證日久不癒，可發展成癃閉，而癃閉感受外邪，常可併發淋證。」

膀胱排泄功能出現異常的治療，當以「六腑以通為用」為原則，而通利之法，又因證候虛實之不同而異。實證者宜清熱利濕，理氣散瘀；虛證者宜補脾腎，助氣化。用藥上不可見淋證即採取通利小便之法。

《謝映廬醫案》指出：「小便之通與不通，全在氣之化與不化，然而氣化二字難言之矣。有因濕熱鬱閉而氣不化者；有因上竅閉而下竅之氣不化者，求北風開南牖之義；有因冷結關元⓭而氣凝不化；有因脾虛而九竅不和者，理中湯、七味白朮散之類，扶土利水而化之。」

清熱利濕通淋的藥物有：茯苓、豬苓、澤瀉、木通、滑石、防己、地膚子、車前子、通草、冬瓜子等。下病上治，提壺揭蓋，「求北風開南牖之義」可以選用：桔梗、麻黃、升麻、柴胡等。冷結關元者，可以選用：附子、白朮、乾薑。瘀血阻滯者，可以選用三棱、莪朮、蒲黃、琥珀等。

腎精虧虛，點滴而出者，可以選用淫羊藿、補骨脂、益智仁、雞內金等。

在這裡我想說冬瓜子這味藥，書上記載為：潤肺、化痰、消癰、利水。《太氏藥譜》（高洪玉著，人民日報出版社出版）中寫道：「用冬瓜子治療肺病、腸癰在《金匱要略》中皆有記載，而冬瓜乃瓜果菜食之物，其子何能有此效？常見冬瓜子拋入豬糞坑中而不腐爛，次年凡施用豬糞之處可自然生長冬瓜。於穢濁中生長的冬瓜，其味甘淡，甚為爽口。注意觀察這一現象，從中悟出冬瓜子『極善濁中生清，其子抗生力強，更屬清輕之品』。根據冬瓜子升清降濁，清可去實的特點，用來治療咳喘膿痰、肺癰、腸癰、婦科帶下以及濕熱病過程中出現的濕濁阻滯，都具有顯著療效……。」

此物能利濕升陽，大凡濕熱為患，用此物利其濕，陽氣不被濕困，清陽自升，對很多濕熱為患的疾病，可以達到很好的療效。本人用此物治療濕熱下注所致的慢性前列腺炎，患者以頻尿、尿急、尿痛為主要表現，在辨證處方時，以冬瓜子為君藥，病情很快能得到緩解。

膀胱排泄尿液異常，除了上述的幾種情況外，還有砂淋，就是西醫常說的泌尿系統結石，此病病機複雜，我們將在後面講次系統闡述。

> **小提示**
> 此節對冬瓜子的描述，是否令你感受到天地造化之神奇，《太氏藥譜》一書中還有很多這樣的寶貴經驗，有興趣可以看看此書，可以學習太樹人的成長之路，學習他很多獨到的經驗。

吃進去的藥如何送達該去的臟腑？

談完了膀胱，醫病指南針上所有的點都談完了，有些人可能會有疑惑，藥物進入人體，被機體吸收，應該在全身均有分布，難道清利濕熱的藥物就只到達膀胱，而不到達肺臟？如果到達了肺臟，假如肺臟沒有濕熱，這些清利濕熱的藥物難道就不會傷及肺陰？

答案是肯定的，兵無嚮導則不達賊境，藥無引使則不通病所！這就涉及藥物的另一個功效「引經報使」。一些藥物具有特定的功能，它能夠帶領其他的藥物到達病變部位。就好似「定位儀」一樣，掌握了這些藥物，臨床用藥時就能指哪打哪。

常用的引經藥，按部位來歸類：

- **引藥達頭面**：菊花、川芎、蔓荊子、蒼耳子、辛夷花、槁本等。其中引藥達額頭為白芷。引藥達頭兩側是川芎。引藥達目是菊花。引藥達鼻部有蒼耳子、辛夷花。引藥達顛頂為槁本。引藥上行於頭是蔓荊子。
- **引藥達上肢**：桑枝、桂枝。其中引藥達左上肢的為桂枝；引藥達右上肢的為桑枝。
- **引藥達頸部**：葛根。
- **引藥達背部**：薑黃、防風。
- **引藥達腰背部**：杜仲、川斷。
- **引藥達胸腹部**：木香、砂仁。
- **引藥達少腹部**：小茴香、艾葉。
- **引藥達下肢**：木瓜、牛膝、雞血藤、防己。
- **引藥走督脈**：狗脊。
- **引藥達皮膚**：蟬蛻。
- **引藥入胃**：半夏。
- **引藥入肺**：桑白皮。

- **引藥入肝**：柴胡、當歸。
- **引藥入心**：丹參、黃連、菖蒲。
- **引藥入脾**：蒼朮、白朮。
- **引藥入骨**：威靈仙、油松節。
- **引藥上行**：柴胡、升麻、桔梗、蔓荊子。
- **引藥下行**：牛膝、代赭石、旋覆花。

正是：

> 用藥如用兵，引經要分清；
> 立方有法度，四兩撥千斤。

中藥古籍裡的用藥精髓

講了這麼多臟腑與中藥，有些枯燥，為了避免我們的學習旅程太單調，下面我們來參觀學習著名的中藥學「歷史古蹟」，看看這些歷史古蹟記載的古代聖賢，他們為了人類的健康，在中藥整理研究中所做出的貢獻。

中藥學的「名勝古蹟」，首推《神農本草經》⓮，這部書是最早的藥學專著，就好比藥學領域的開國元首，此書的價值不可小視，被譽為中醫四大經典之一，一點也不過分。

本書記載藥物三百六十五味，應一年三百六十五天，根據藥物的性能特點和不同的應用目的，將藥物分為上、中、下三品，將〈素問・至真要大論〉中提出的藥物三品分類的理論付諸於實踐。

「上（品）藥一百二十種為君，主養命以應天，無毒，多服、久服不傷人。欲輕身益氣，不老延年者，本上經。」

「中（品）藥一百二十種為臣，主養性以應人，有毒、無毒，斟酌其宜。欲遏病補虛羸者，本中經。」

「下（品）藥一百二十五種為佐使，主治病以應地，多毒，不可久服。欲除寒熱邪氣，破積聚愈疾者，本下經。」

每藥載有性味、功用與主治，另有序例，簡要地記述了藥物的基本理論，如有毒、無毒、四氣（寒、熱、溫、涼）、五味（酸、鹹、甘、苦、辛）、配伍[15]法度、服藥方法及丸散膏酒等劑型，可以說是漢代以前我國藥物知識的總結，並為後來的藥學發展奠定了基礎。

後世中藥領域的發展，如同滾雪球一樣，越來越豐富，但雪球的核心卻是《神農本草經》，書中對疾病的治療經驗，直到今天還發揮著指導性的作用。如：「治寒以熱藥，治熱以寒藥，飲食不消，以吐下藥；鬼注蠱毒，以毒藥；癰腫瘡瘤，以瘡藥；風濕，以風濕藥——各隨其所宜。」至今一直指導著臨床用藥。

「凡欲治病，先察其源，候其病機，五臟未虛，六腑未竭，血脈未亂，精神未散，服藥必活；若病已成，可得半癒；病勢已過，命將難全。」

「病在胸膈以上者，先食後服藥；病在心腹以下者，先服藥而後食；病在四肢血脈者，宜空腹而在旦；病在骨髓者，宜飽滿而在夜。」明確指出了服藥的時間與方法。

剛接觸此書，對書中許多觀念無法理解，但臨床多年後，再反過來閱讀，會發現《本經》中的每一句話都有深刻的意義，有時明白一句話，就解決了一個疑難雜症，此言一點也不誇張。

舉幾個例子，《本經》記載黃耆：「味甘，微溫，無毒，主癰疽，久敗瘡，排膿止痛，大風癩疾，五痔，鼠瘺，補虛，小兒百病，生山谷。」短短三十三個字，將黃耆的性、味、毒性、主治、產地清楚地描述出來，如果我們對這三十三個字有深入的研究，那麼對於「癰疽潰久不癒」、「痔瘡」、「淋巴結結核破潰不癒」、「小兒體質虛弱」等病的治療就會有新的認識，經常看到雜誌上報導用黃耆治療各種潰瘍，其實這就是《本經》內容在臨床中的運用。你看了，記住了，臨床運用了，就知道是這麼回事！

皮膚潰瘍可以用黃耆治療，臟腑的潰爛也可以治療，只要是「久敗瘡」自然都有效！不是有醫家運用黃耆治療胃潰瘍嗎？其實也是《本經》的發揮。

「大風癩疾」可以治療，一般的風證自然能夠治療了。許多患者春天出現皮膚過敏，癢！全身起疙瘩！吃抗過敏藥暫時有效，停藥又復發！重用黃耆，加上祛風的藥物，就會有神奇的效果。這是因為春季風邪偏重，人體如果衛氣[16]不足，不能護表，風邪自皮毛而入，就會癢。黃耆大補衛氣，衛氣得到充實，自然抵抗力強了，風邪也就不能進入人體了！配上祛風的藥物，將體內的風邪驅散出來，病就好了！講到這裡，就明白為什麼黃耆可以治療「大風癩疾」了。

我們再看一味藥——蛇床子。「蛇床子，味苦平。主治婦人陰中腫痛，男子陰漏，濕癢。除痹氣，利關節，癲癇惡瘡，久服輕身。一名蛇粟，一名蛇米，生川谷。」這是《本經》原文。

「主治婦人陰中腫痛」，這一條經常使用。大凡婦科外用藥物，均少不了蛇床子，此物燥濕解毒，對於濕邪所致的婦科炎症，配以苦參，無論寒熱，均有捷效。

「男子陰漏，濕癢」，這一條在臨床的運用就較少了。臨床上我們經常碰到陰囊潮濕的病人，患者會陰部常年如水流淋，很多醫生按照濕疹治療，很難取效；有的診斷為慢性前列腺炎，採取抗生素治療月餘，也未見良效。其實這個病就是「陰漏」，長期漏下如水，陰部自然「濕癢」，治療此病，單用蛇床子煎水外洗，就可以取效。如果配上枯礬，則療效更佳。

「除痹氣，利關節」說的是蛇床子對於寒濕所致的關節疼痛也有好處。

「癲癇、惡瘡」這一條，可能很少有人使用到。《內經》云：「重陽必狂，重陰必癲。」人體陰邪過盛，發於外，積於皮下，則易成惡瘡；升於上，蒙清竅，則為癲癇。蛇床子內服能溫補腎陽，壯腎火；腎火旺盛，陰寒之物冰消雪融，自然對癲癇、惡瘡有效果。

通過分析上面兩味藥物，我們就明白了幾個疑難病的治療，如果我們反覆研讀《神農本草經》，我們對藥物的認識就會更加深刻，治病就會有很多靈感。許多網友問疑難雜症如何下手？如何用藥？我的經驗是反覆研讀《神農本草經》，儘量理解其中的每一句話，這樣不僅對很多疑難雜症的用藥有啟發，對一些經方[17]的理解也有很大的幫助。

參觀了最經典的中藥學古蹟，我們將進入下一站——藥方，如果想照張相片，留個影的，記得翻翻《神農本草經》，看看裡面的文字，感受古人深邃的智慧，領悟藥學的至高境界，就是最好的留影了！

小提示

學習之旅第一站已經結束，你可以清點一下在這堂課中的收穫。讀此課時，欲培養興趣，可以結合《醫學衷中參西錄》、《太氏藥譜》來學習；欲入門，必須要結合《藥性賦》或《中藥學》教材來學習；欲提升，必須要結合《本經》來閱讀。

❶中醫脈診的術語，是中醫師把脈時按診病人兩手手腕口尺脈的位置。

❷痤、小癤，世謂之熱癤。大如酸棗，或如豆，色赤而內有膿血。李東垣曰：有因微熱外攻而發於皮膚之上，高腫熱痛，此熱癤也。

❸明朝談倫自署作「談野翁」。談倫字本彝，官至工部右侍郎。《談野翁方》，書名各本引用繁略不一。明嘉靖趙府味經堂刊本作《談野翁試驗小方》，書中有「書先考彝庵公試驗小方」，後署「弘治甲子三月朔旦孤哀子談田泣血拜書」。談田即談倫長子，字舜卿，號東石。

❹用火煉藥，去其偏性，使成精品，以加強療效。

❺指大陸的教科書。

❻現在指彈殼在槍膛或炮膛裡退不出來的意思。

❼《藥性賦》，原書沒有作者名，根據考證，應為金元時期作品。本書以賦體行文，言簡意賅，琅琅上口，歷來為初學中藥者必讀之書。

❽胃的受納功能呆滯，叫做「納呆」，也稱為「胃呆」，是消化不良、食欲不振的症狀。如果胃口不好，常有飽滯之感，稱為「胃納呆滯」。

❾指分泌清濁的津液。津液，是構成人體和維持人體生命活動的基本物質之一，主要成分是水，含有部分精微物質。津液在血脈中，成為血液的組成部分；津液在血脈外，則遍布於臟腑形體之中。如果津液分泌或排泄出來，就成為尿、汗、淚、涕、唾、涎等。

❿冠狀動脈負責向心臟供血，隨著年齡增長，血液會漸漸積聚脂肪塊，在動脈壁形成脂肪斑塊，又稱粥樣斑塊，阻礙必要的血液（和氧分）流入心肌。

⓫《史記．廉頗藺相如列傳》：「廉將軍雖老，尚善飯，然與臣坐，頃之，三遺矢矣。」司馬貞《索隱》：「矢，一作屎。」所以「矢氣」即「屎氣」，也就是放屁——「矢氣連連」就是「不斷放屁」之意。

⓬中醫病症名，即「痰飲」、「懸飲」、「溢飲」、「支飲」四飲之一。指體內過量水液不得輸化、停留或滲注於某一部位而發生的疾病。一般認為「稠濁者為痰，清稀者為飲」。

⓭穴道名。關，關藏；元，本元，為人生之關要、真元之所存。

⓮《神農本草經》（簡稱《本經》）是現存最早、託名「神農氏」的一部藥物專著。約成書於秦漢時期（多數學者認為漢代的可能更大）。

⓯指有目的地按病情需要和藥性特點，有選擇地將兩味以上藥物配合同用。

⓰中醫名詞。為人體中飲食水穀所化生之精氣，具有保衛肌表、抗禦外邪的作用。

⓱經方，中醫術語，有「經驗之方」和「醫經之方」兩種意義：明清之前，凡醫家在治療過程中發現確有療效的「經驗之方」稱「經方」，如漢朝時曾經存在的經方派。清朝初葉出現一支尊古的經方派，稱張仲景著作中的方劑為「經方」，而後世醫家的方劑為「時方」，他們反對「時方」而主張「經方」。因為他們的影響，近代中醫所說的「經方」，就是指張仲景的「醫經之方」。

思路5

看病開方就像用兵布陣

——從22帖常見藥方看治病思路

中醫給人看病開方，就像炒一個菜。在學校學習中藥，學習了每味藥物的功效，就好比告訴你鹽是鹹的，糖是甜的，辣椒是辣的，花椒是麻的。前面一課講中藥，就好比告訴你，炒麻辣豆腐需要放鹽、辣椒、花椒等；但這些之間是什麼比例，如何配合運用，炒出來才好吃，就是中醫的「方」了。

理法方藥，最重要的是理，其次是法，再次是方，最後是藥。為了便於大家學習，我按照藥、方、法、理的順序來講。因為理的層次可以上升到很高，不是每個人都能理解，在先講前面的藥、方、法的時候，我會穿插講一些淺層次的理，這樣理解方、藥容易一些。

方是藥的組合，用藥如用兵，一個方就是一個布陣，有前鋒、有後衛、有側攻；一個病證如果你明白透徹了，用藥就同排兵布陣一樣，古人的君臣佐使就是布陣的方式，可以參考，但也不必局限於什麼一君三臣之類的規定，任何東西凡是規定死了，就不靈活了。戰場上還有「將在外，君命有所不受」的說法呢。用藥的關鍵是識病機、識藥性！接下來，我們通過對一系列藥方

小提示

學習本課的同時，請參閱《方劑學》❶教材，按照本課對經方的分析思路，試著分析方劑學中的其他方劑，可以加深對醫病指南針的理解。

進行分析，來瞭解如何組方用藥。

藥方1 二至丸

・**主治**：二至丸，補益肝腎。用於肝腎陰虛，眩暈耳鳴，咽乾鼻燥，腰膝痠痛。

・**組方**：女貞子、旱蓮草。處方簡單，兩藥等量使用。

・**藥性**：女貞子甘平，其隆冬不凋，色青黑，益肝補腎，補益少陰之精。旱蓮甘寒，汁黑入腎補精，故能益下而榮上，強陰而黑髮。

誰是君誰是臣？我看都是君，就是兩味補養肝腎之陰的藥物組合而成，這就是相同功效的藥物組合，既是藥方，也是藥對。結合醫病指南針來看，就是作用於左側肝、腎陰這兩個點！

藥方2 二妙散

・**主治**：二藥相伍，清熱燥濕，標本兼顧，用於濕熱下注證。

・**組方**：二妙散由蒼朮、黃柏等量組成。

・**藥性**：兩者有主次之分，黃柏為君，取其苦為燥濕，寒以清熱，其性沈降，能清腎中虛火，長於清下焦濕熱。臣以蒼朮，辛散苦燥，長於健脾燥濕。

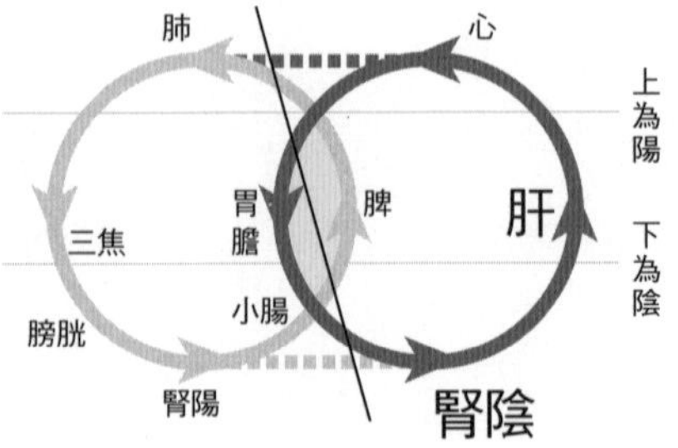

【二至丸的作用】

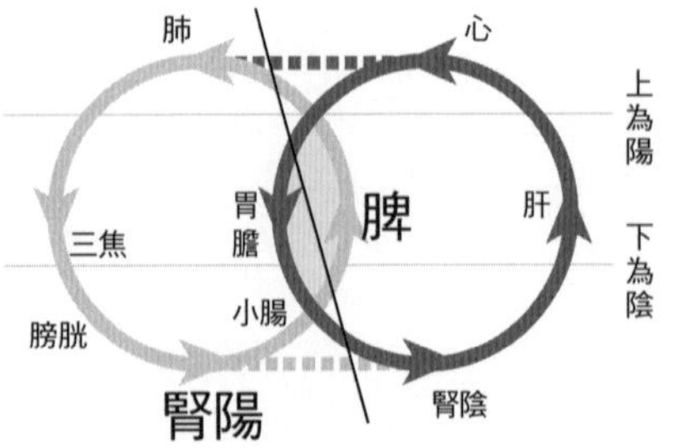

【二妙散的作用】

患者可見筋骨疼痛，下肢委軟無力，足膝紅腫疼痛，或濕熱帶下或下部濕瘡等。結合醫病指南針來看，二妙散正好作用於右側輪子的腎陽、脾這兩個點。

這些搭配是比較簡單的，患者的病機也比較單一，如果病機複雜，用藥就不會這麼簡單了。簡單的組方用藥就好比吃泡菜，菜泡好後，放點麻油就很好吃；而複雜的病機就好比炒菜，相對就複雜些。但即使再複雜，只要我們理解透徹了「醫病指南針」，治病如修輪，再複雜的病機也能解決。

為了便於大家學習，我們還是參照醫病指南針，從左向右，按照：腎陰、肝、心、胃、膽、腎陽、脾、肺、膀胱的順序，分析相關的經典藥方。

藥方3 澤瀉湯

- **主治**：心下有支飲❷，其人苦冒眩，澤瀉湯主之。
- **組方**：澤瀉、白朮。
- **藥性**：澤瀉入腎、膀胱經；白朮入脾經。

兩藥配伍，白朮健脾除濕，澤瀉利水化飲。用於水停心下，清陽不升，濁陰上犯，頭目昏眩。臨床中用於耳源性眩暈。我們結合醫病指南針來看，澤瀉湯，其實就是從腎、脾入手，將人體內多餘的水液排出體外，這樣人體升清降濁機制才能健全。

小提示

請你試著分析三妙散，想想三妙散與二妙散的差異！

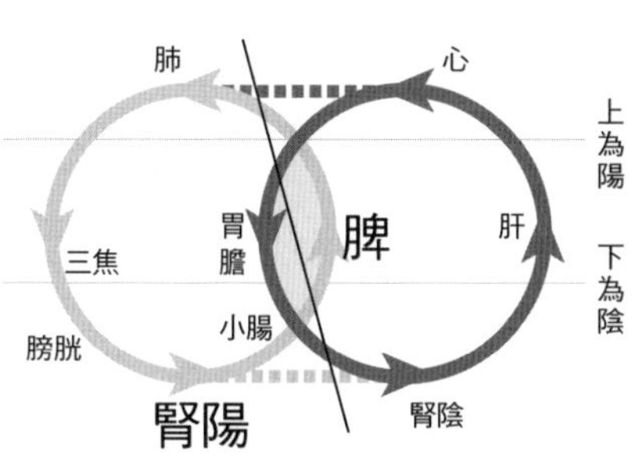

【澤瀉湯的作用】

藥方4 六味地黃湯

・**主治**：滋陰補腎。用於腎陰虧損，頭暈耳鳴，腰膝痠軟，骨蒸潮熱，盜汗遺精。

・**組方**：熟地黃、山藥、山茱萸（製）、牡丹皮、山藥、茯苓、澤瀉。

・**藥性**：熟地、山藥，一黑一白，一個入血分，一個入氣分。熟地入血分。入腎，補腎陰，養肝，養心，可以觀醫病指南針之左側！山藥入氣分。入肺、脾、腎，養三臟之陰，可以觀醫病指南針之右側！雖僅兩味，但五臟之陰得以充養，腎陰得以補給，五臟陰分之化生功能得以恢復，既施之以魚，也施之以漁！

丹皮之藥，為涼血所設，治標之用。腎水虧虛，無以養肝，無以制約心火，心肝之火必盛。心主血，肝藏血，心肝之火過盛，則血熱，投丹皮乃涼血清肝。六味地黃湯藥雖六味，標本兼治。補中有瀉，寓瀉於補。雖五臟之陰並補，但以補腎陰為主。

六味地黃湯源自宋代兒科專著《小兒藥證直訣》，此方的分析，體現在補與瀉之間。很多人對補中有瀉的理解有些困難，我常給病人講，如果你向一個水缸裡裝清水，要想所裝的水很乾淨，首先得將水缸裡的污水倒出來，才能裝得進去乾淨的水。舊的、濁的不去，新的是無法裝進去的；就算裝進去了，也已經變了！

補腎陰的時候，首先得將腎臟所藏的濁邪去掉，濁邪不去，腎陰難補！方中

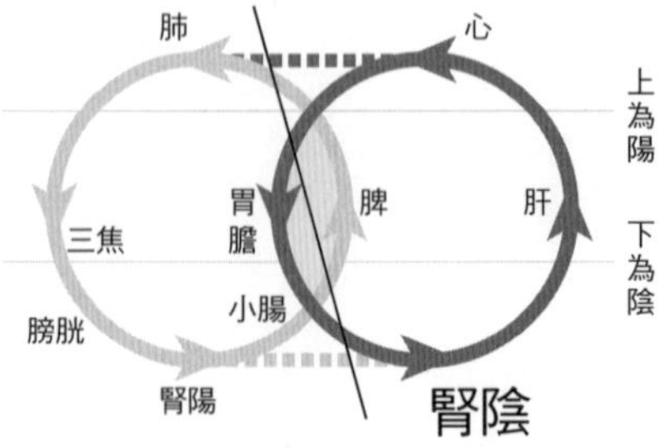

【六味地黃湯的作用】

澤瀉、茯苓就是為此而設！但利濕去濁的藥物會傷及腎陰。通俗點講，也就是好的壞的可能都會被「利」掉，如果是這樣用藥就沒意義了。所以需要用藥來收斂好的，只讓濁的利去；中藥中有一些藥物斂正氣而不斂邪氣，山茱萸就是代表，還有生牡蠣也有此效。正氣收斂，邪氣利去，補益才能達到「至精至純」！腎陰為一身之陰，腎陰虧虛，則五臟陰分均有所虧虛！

藥方5 烏梅丸

- **主治**：此為寒邪深入厥陰，患者除了厥陰受寒邪所侵，還有脾腎陽虛的病機存在，這一點的理解可以參閱後面醫理課程。
- **組方**：烏梅、細辛、乾薑、黃連、當歸、附子、蜀椒、桂枝、人參、黃柏。用於治療傷寒之厥陰證：消渴，氣上撞心，心中疼熱，飢而不欲食，食則吐蛔。

「消渴」：寒凝肝經，肝經不暢，心血得不到腎水救濟，心火亢於上，肺葉受熏，上焦火重，故而多飲，形成上消。

「氣上撞心，心中疼熱」：撞者，寒邪受肝氣升發撞心所致；疼者，心包受寒，寒性收引，不通則痛；熱者，心火無腎水相濟，心火獨盛。

「飢不欲食」：飢者，心火下移於胃，胃火亢盛；不欲食者，腎陽被寒邪所傷，不能溫養脾陽，脾氣不升，故不欲食。

「食則吐蛔」：並非所有厥陰證病人均會食則吐蛔，體內有蛔蟲的病人，因

小提示

看完此方的分析，請你試著想想杞菊地黃丸和知柏地黃丸，結合醫病指南針看看這兩個處方，他們與六味地黃丸的差異表現在什麼地方？

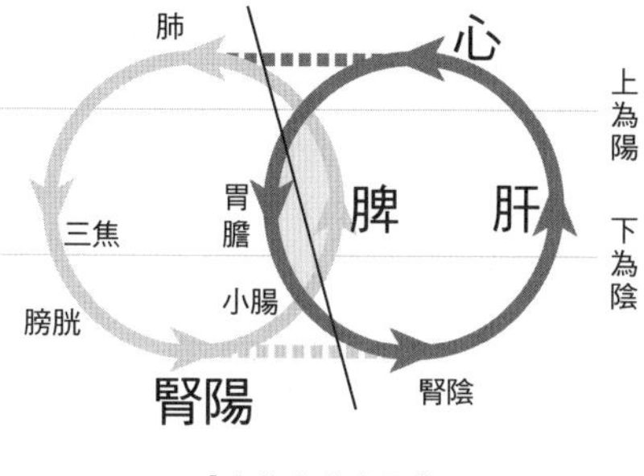

【烏梅丸的作用】

上熱下寒，下焦腸道蛔蟲無所養，偶食飲食，則蛔聞食味，上行入胃，隨胃氣上逆而吐出。體內無蛔蟲的患者，則不會吐蛔。

・**藥性**：方中烏梅味酸入肝，大補木氣；附子、蜀椒、細辛，溫散少陰之寒；黃連上清心火之亢盛；黃柏下制諸溫腎藥之燥熱；當歸養肝血而潤肝燥；肝木有烏梅之補，有腎水之暖，有當歸之潤，則厥陰之證得解。脾得人參、乾薑之助，得腎陽之溫煦，脾陽自然旺盛。桂枝取其溫通經脈，散心包之寒，解「心中疼熱」之「疼」而已。

借用醫病指南針可以看出，烏梅丸所治之厥陰證其實就是解肝臟「上受心火之煎熬，下受腎水陰寒之入侵，肝經上熱下寒，形成肝木枯寒，同時伴有脾腎陽虛、心肺火亢」的證候。

因肝臟上受心火之煎熬，下受陰寒之收引，所以肝臟陰液不足，木氣枯寒。

藥方6 逍遙丸

・**主治**：此方出自《太平惠民和劑局方》，治療肝鬱血虛，而致兩脅作痛，寒熱往來，頭痛目眩，口燥咽乾，神疲食少，月經不調，乳房作脹，脈弦而虛。

・**組方**：柴胡、當歸、白芍、白朮、茯苓、生薑、薄荷、炙甘草。

・**藥性**：肝氣鬱結，用柴胡、薄荷來疏理肝氣，恢復肝臟升發條達的特性。鬱結之氣得到舒展，兩脅作痛、寒熱往來自然消除。

小提示

要讀懂烏梅丸，不是易事，看完此節，如果不明白，可以在看完〈思路九〉「醫理」的內容後，再回過頭來讀此節。一定要徹底明白此節內容，要完全理解「肝木枯寒」的意義，這對於你今後接觸臨床大有好處！

肝氣鬱結時間久了，就會化火，損傷肝陰，所以用白芍養肝陰，用當歸養肝血。脾虛了，用白朮健脾益氣、用茯苓健脾祛濕，這樣脾臟功能恢復，升清功能也就加強，也就能分擔肝臟的擔子，人體陽氣就可以升騰了，頭也就不痛了。生薑既能升肝氣，又能降胃氣，促進左輪恢復運行。

這個藥方很有代表性，我們再看看醫病指南針。你會發現，逍遙丸或逍遙散就是一個調理肝脾兩臟的藥物。患者長期肝氣鬱結，肝這個點卡殼了，人體氣機上升不了，原本依靠肝脾來升陽氣的，肝氣升不上去，擔子全落在了脾身上，脾臟消耗自身精微物質過多，脾慢慢也虛了，即肝鬱脾虛。就好比兩個人一起抬東西，結果一個人不出力了，擔子大部分靠另一個人出力，沒多久，另一個人也扛不動了……。

或問：為何有柴胡，還用薄荷？

答曰：薄荷用意有二：其一，疏理肝氣；其二，性涼，散肝經之鬱火。

或問：炙甘草僅僅只是調和藥性？

答曰：甘草與白芍，酸甘化陰，緩急、養陰也！

或問：如果肝氣鬱結化火較重，用薄荷能否解決問題？

答曰：如果肝氣鬱結化火較重，薄荷藥力就不夠了，可以用梔子來清火，用丹皮來涼血，這樣就成了名方：丹梔逍遙散。

或問：從逍遙散或逍遙丸還能看出什麼呢？

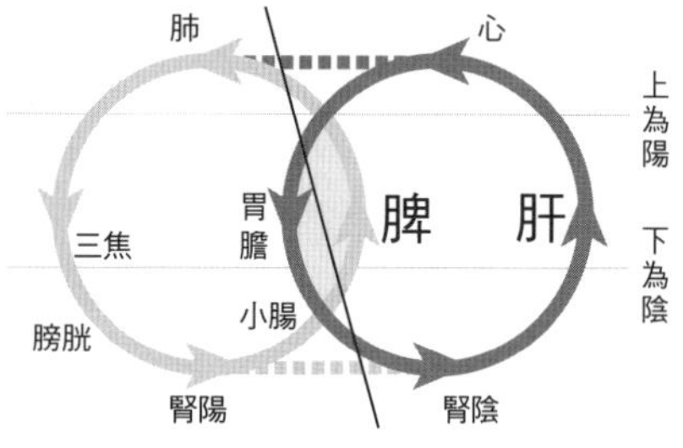

【逍遙丸的作用】

小提示

讀此節，可以與〈思路四〉中「肝臟疾病用藥的特性」結合起來，這樣思路會更加清晰，收穫也會更大！

答曰：從上面的分析可以看出，患者肝氣鬱結已經導致了脾虛，非一日之功。這類病人常常伴有腎陰虛的病機，為什麼呢？因為肝火除了傷及肝臟自身的陰分，也傷及了腎陰，因為如果腎陰不傷，腎水上濟，肝臟就不會化火！

繼續深思下去，我們再想想，肝氣鬱結化火傷陰之後，心臟會怎樣？心臟的陰血要靠肝臟提供！為什麼？因為肝藏血，肝為母臟，心為子臟，木生火，五行之規律！肝臟自身的陰血不足了，還能為心臟提供陰血嗎？當然提供的也少了，這樣又會出現什麼狀況？心火沒有陰血的救濟，火就會亢盛，就會心煩，就會急躁，就會失眠……。

明白了這些，就知道肝氣鬱結的患者，經常患有「乳腺增生」，為什麼吃逍遙丸有效，但不能徹底治好。這是因為沒有補養腎水，肝木始終處於枯萎狀況。所以在治療「乳腺增生」的時候，配伍補養腎陰的藥物，常常能收到較好的療效。

藥方7 小柴胡湯

・**主治**：①少陽病證。邪在半表半裡，症見往來寒熱，胸脅苦滿，默默不欲飲食，心煩喜嘔，口苦，舌苔薄白，脈弦。②婦人傷寒，熱入血室，經水適斷，寒熱發作有時；或瘧疾、黃疸等內傷雜病而見以上少陽病證者。小

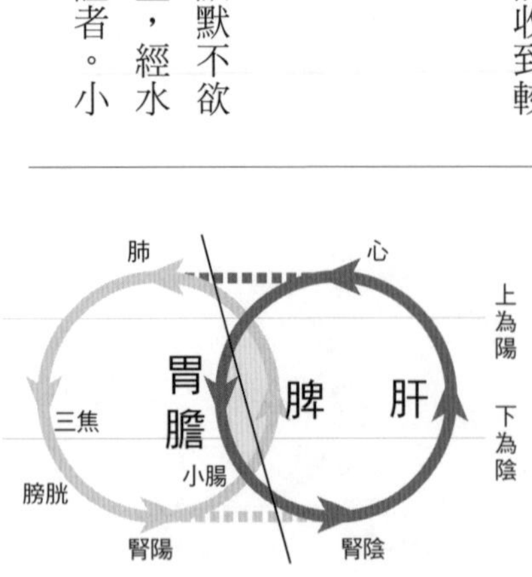

【小柴胡湯的作用】

柴胡湯的主治如上，如果我們結合醫病指南針再看這段話，可能意義就不一樣了。你就會明白，小柴胡湯治療的其實是肝、膽、脾、胃這四個點。

- **組方**：柴胡、黃芩、人參、炙甘草、半夏、生薑、大棗。
- **藥性**：柴胡升發肝氣，從左輪肝這個點，提升左輪的運行力量。半夏降胃氣，從胃這個點拉動氣機向下運行，胃氣下降，膽氣也隨之下降。肝升胃降，一升一降，這樣就能恢復左輪的運行力量。

黃芩清膽火。人參補脾，恢復長期以來脾臟受到抑制後出現的虛損。生薑、大棗調和營衛，其實就是調節左右兩輪的協調性，這樣右輪的力量可以帶動左輪。炙甘草調和藥性，說簡單點，就是讓上述這些藥協同起來，同時發力，就好比推車時喊口號，「一——二——三推」，甘草就是個喊口號的，好讓大家一起用力……。

寒邪入體，卡在膽這個部位，導致膽胃之氣不降，反而上升，出現默默不欲飲食，喜嘔。膽氣鬱結化火，膽火隨胃氣上逆，出現口苦，咽乾。膽火上升擾亂心神，出現心煩。醫病指南針左側輪子是逆時針旋轉的，胃氣上逆，導致肝氣上升受阻，肝氣鬱結，出現：咽乾，目眩，脈弦。

肝氣上升則病情好轉，胃氣上逆則病情加重，兩者互不相讓，左輪一會兒正轉，一會兒反轉，患者出現：往來寒熱，胸脅苦滿……。如果此時正逢婦女經期，膽火隨胃氣上升，心火復熾，隨肝氣下陷入腎、入子宮，形成熱入血室證，也就是左輪反轉的結果……。如果病人平時肝氣上升條暢，膽氣下降順暢，寒邪是不會停滯在膽這個點的，也就根本不可能出現小柴胡湯證。

小提示

為了加深印象，大家可以試著分析一下舒肝健胃丸，借用分析小柴胡湯的思路，來分析這個配方。我會繼續舉一些例子，和大家一同分享古人遣方用藥的奧妙，讓我們站在一個簡單明瞭的視角看待疾病，分析經典方劑。讀經方，要讀懂經方的用藥目的，讀透之後，你再開處方，可能與經方用藥完全不一樣，但思路卻是一樣的。到了那一步，你隨手開出的都是經方的思路，都是經方。

從事臨床的中醫工作者，仔細觀察，你就會發現，小柴胡湯證的患者多有膽囊炎或脂肪肝等肝膽氣機不暢的基礎病，肝膽經脈不暢，氣血循環受阻，這就是正氣不足。寒邪深入後，正好卡在薄弱的膽這個環節，出現小柴胡湯證。有了肝膽氣機不暢的基礎病，時間稍長，患者就會有脾虛，所謂「木鬱克土」就說的是這……。明白了這些，你再來分析小柴胡湯，就很簡單了。

小柴胡湯的配伍，就是順應臟腑的特性，該升就升，該降就降，各個臟腑都正常了，病就好了。也難怪有人說「小柴胡湯是百病良方」，因為它不是單純治病，是調理臟腑的功能，推動人體氣血的運行！

治病一定要順其性，也就是順應臟腑的特性，該升則升，該降則降，該藏則藏，這樣臟腑功能得到加強，其病不治自癒。如果你說，不用柴胡，用生麥芽代替柴胡來升肝氣行不行？照樣可以！如果用竹茹來代替半夏降胃氣，行不行？照樣可以！用黨參代替人參呢？也可以，只要脾氣虧虛不嚴重就可以用！這樣藥方變為：生麥芽、竹茹、黨參、黃芩、生薑、大棗、甘草。藥物變了，但組方思路沒有變，還是小柴胡湯的思路，照樣有效！

這是因為藥物雖然變了，但機理沒變，這就是靈活用藥，靈活看經方，這樣來學習，才能將方劑學中的組方學活，遇到疾病時，才會信手拈來，起效迅捷。看完上面的論述，大家對藥物在人體的作用有個感覺了。哦！藥物就是這樣起效的！

藥方8 瓜蔞薤白酒湯

• **主治**：通陽散結，豁痰下氣。用於胸痹，症見胸背疼痛、痰多喘悶、氣短不得臥，苔白膩而滑，脈沈弦者。本方治療胸陽不振，氣滯痰阻之胸痹證。結合醫病指南針，我們可以看出，此方主要是針對心肺這兩個點而設立。

• **組方**：瓜蔞實、薤白、白酒。

• **藥性**：瓜蔞實理氣寬胸，滌痰散結，清理肺中之痰鬱，條暢胸中之氣機；薤白溫通滑利，通陽散結，行氣止痛，振奮心陽；白酒既能增強薤白行氣通陽、振奮心陽之功，同時味辛入肺，又能開宣肺氣。藥雖然只有三味，卻能使胸陽得振，肺氣得宣，痰鬱得散，胸痹得以消除。

如果伴有胃氣上逆，痰涎壅盛，胸痛徹背，背痛徹胸，不能安臥者，加半夏降上逆之胃氣，化壅盛之痰涎，這樣就是針對心、肺、胃而設的「瓜蔞薤白半夏湯」了。若病邪由胸部向下擴展到胃脘，至兩脅之間，胃氣又逆而上沖，形成胸胃合病，在瓜蔞薤白白酒湯基礎上去白酒加枳實、厚朴，增強降氣理氣之功；加桂枝協助薤白振奮心陽，而且桂枝也有平沖降逆之功。這樣就是針對心、肺、胃而設的「枳實薤白桂枝湯」了。

藥方9 炙甘草湯

• **主治**：心脈失養證。症見脈結代，心動悸。

• **組方**：炙甘草、生薑、桂枝、人參、生地黃、阿膠、麥門冬、麻仁、大棗。

小提示

為什麼枳實薤白桂枝湯不用白酒？白酒對人體有什麼作用？過量飲酒是如何傷身體的？這些問題想明白了，就可以深入思考酒精性肝硬化的治療了。

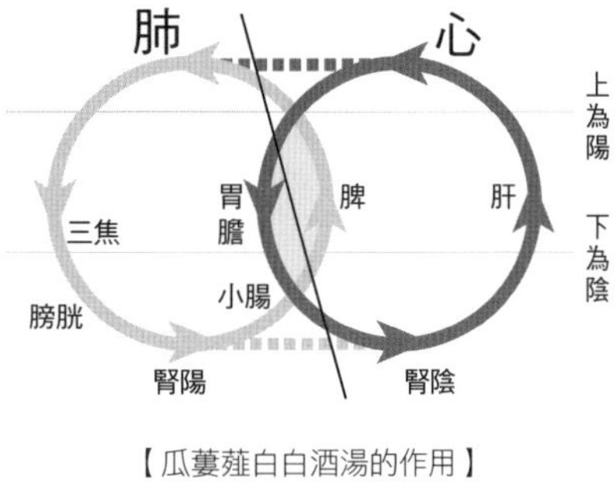

【瓜蔞薤白白酒湯的作用】

・**藥性**：重用生地黃，既能養腎陰，又能養心陰。人參、麥門冬養心陰，阿膠養心血。重用炙甘草，甘草味甘，能培脾胃之土，從根本上解決心血的來源問題。

反佐桂枝，是因為運用大量的滋陰養血的藥物，為防止補水太過反而滅了不旺的心火，此物不可缺也。生薑、大棗，調和營衛，協調兩輪。麻仁一物的功效，歷代醫家頗有爭議，眾說紛紜，其實麻仁就是潤滑小腸，促進小腸通利，為何用此？心與小腸相表裡，手太陽小腸經絡心，小腸鬱塞，則小腸經不暢，心臟也會受累，此經通暢，心臟經氣也會更加順暢。

一個炙甘草湯，其實從六個方面來解決心臟陰血不足、經氣不暢的問題：①直接補養心陰（生地、麥冬、阿膠、人參）。②補養腎陰，增加心陰之來源（生地）。③補養脾胃，增加心陰之來源（炙甘草）。④通利小腸經脈，促進心經氣血運行（麻仁）。⑤反佐溫養心陽的藥物，協同補養心陰的藥物來提供心血（桂枝）。⑥調和營衛（生薑、大棗）。

要明白此方的意義，首先得瞭解心臟在人體的狀態。心臟屬火，體陰而用陽，火的產生需要物質基礎，物質基礎就是心血，沒有心血這個物質基礎，心火就不旺。我們可以做一個心的模型，點燃一個沾滿油的棉花團，看看棉花團的燃燒，就可以想像到中醫的心臟，如果沒有油，棉花團就不可能有熊熊大火，如果油燒乾了，火自然會熄滅。

缺血的心臟，就好比缺油的發動機，時動時止。心血不足，自然出現心律失常，脈結代……。人體的心血來源於何處？來源於肝，肝藏血，為心臟提供

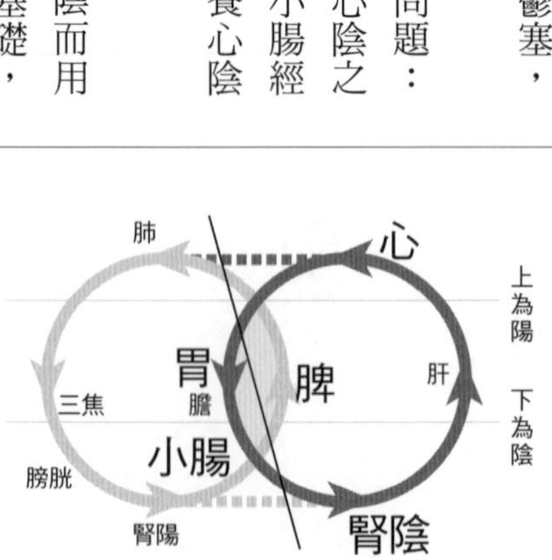

【炙甘草湯的作用】

陰血。肝所藏之血來源於何方？來源於腎，腎陰是肝血補充的關鍵。腎陰來源於何方？來源於胃，食物精微通過脾胃的消化、吸收、轉運……。看看醫病指南針左輪，就明白心血的來源問題了。

或問：炙甘草湯中麻仁之通利小腸，前人尚未提出，此有根據乎？

答曰：觀察小腸不通利之病人，其人或便秘或便溏，歷時日久，則腸道鬱塞或生小瘤，凡此類病人常伴有心力不足的表現，脈象顯示左手寸脈浮取虛細若絕，西醫往往查遍心臟無任何異常。小腸治癒，則心氣自足，也是可以驗證的……。

此發前人之所未發，細心揣摩，能明此理，則近三分之一的心臟病可以治癒。何也？心臟無過，小腸有罪也。

藥方10 丹參檳榔飲

- **主治**：補養心血，祛風除濕，降氣化痰，用於風痰濕邪上逆於心，閉塞心竅，胸悶不舒，心臟鼓動無力。
- **組方**：丹參、菖蒲、枇杷葉、檳榔。
- **藥性**：方中枇杷葉，量大為君，能降十二經脈之逆氣，能化十二經脈之痰涎。檳榔下氣行水，藥走胃與大腸，兩藥相伍，體內風、痰、濕均從大腸排出。丹參，既能活血通脈，又能養血養心；菖蒲祛風除濕，芳香開竅；兩藥相伍，補養心血，疏通心脈，同時也能搜心中風濕之邪。

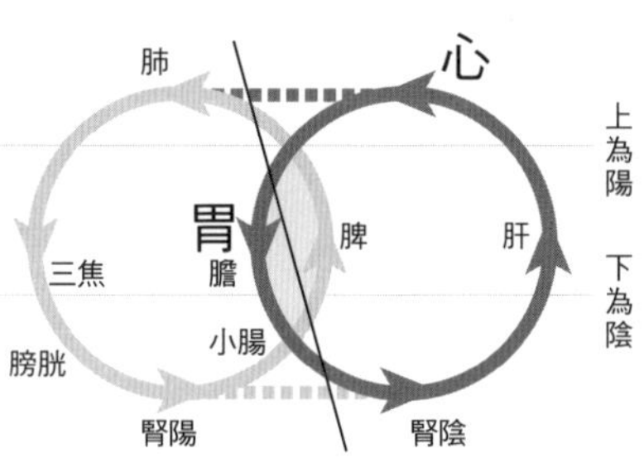

【丹參檳榔飲的作用】

小提示

這一節，在對炙甘草湯的分析中，提到了「心臟不適」與「小腸病變」有關，此點想通之後，可以深入思考「肺與大腸」、「肝與膽」、「脾與胃」、「腎與膀胱」，他們互為表裡，病變時常相互影響。

藥雖四味，立意深遠，從醫病指南針中可以看出，四味藥主要作用於胃、心兩處。臨床中凡胃氣上逆，痰涎壅盛，心血不足，心脈不暢者，均可以選用此方加減；對於風濕性心臟病，已出現器質性病變者，堅持服用此方，也能收到意想不到的效果。

前面主要立足於腎陰、肝、心三個點，分析了十個藥方，接下來我們開始從胃這個點來分析一些經典的處方，感受古人的立方之妙處。

藥方11 小半夏湯

- **主治**：和胃降逆，消痰蠲飲。主治痰飲內停，心下痞悶❸，嘔吐不渴，及胃寒嘔吐，痰飲咳嗽。
- **組方**：半夏、生薑。
- **藥性**：結合醫病指南針很容易看出，此方主要是針對胃這個點而設，半夏降逆化痰止嘔，生薑溫胃散寒，降逆止嘔。兩藥相伍，共奏「和胃降逆，消痰蠲飲」之功。

此方藥味雖少，但臨床運用卻能常見奇效，方中充分體現了一個「降」字，胃氣以降為和！凡胃氣上逆，胃中有寒痰寒飲者，均可放心使用。

藥方12 半夏瀉心湯

小提示

此方為一道人所授，臨證用此，療效頗佳。使用時枇杷葉可根據病情，放膽用之，用量在二〇至一〇〇克，常獲奇效。

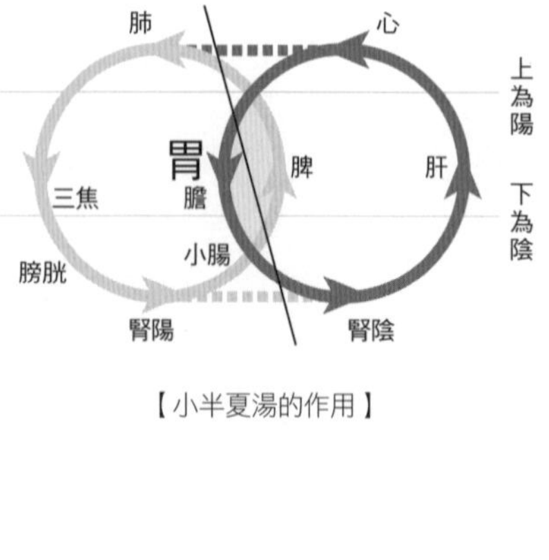

【小半夏湯的作用】

・**主治**：寒熱平調，消痞散結。用於寒熱錯雜之痞證。臨床表現為心下痞，但滿而不痛，或嘔吐，腸鳴下利，舌苔薄黃而膩。嘔為胃氣上逆；腸鳴下利為脾臟虛寒，清氣不升反降；氣機升降失常，鬱塞中焦而成痞滿之證。

・**組方**：半夏、黃芩、乾薑、人參、甘草、黃連、大棗。

・**藥性**：用乾薑，辛溫而散，人參、大棗益氣健脾，脾寒得除，清陽得升。用半夏散結除痞，降逆和胃，胃之逆氣得以消除。用黃連、黃芩苦寒泄熱，與半夏合為苦降之勢。炙甘草補脾和中，調和諸藥。通方共呈寒熱平調，辛開苦降之功，對於消化系統諸多疾病均有良效。

如果我們結合醫病指南針來看：胃之上為心，胃下為腎陰；心主火，腎陰主水；火為熱，水為寒；因此胃病最容易出現的病機，也就是上熱下寒，寒熱錯雜。如果患者存在脾腎陽虛的情況，就更容易形成寒熱錯雜之證。半夏瀉心湯就是針對脾、胃這兩個點而設立，熟悉此方，對於如何寒熱搭配使用藥物，會有很大的幫助。

如果嘔盛者，去乾薑加生薑四兩，而成生薑瀉心湯。重用生薑，取其和胃降逆之力，宣散水氣而消痞滿，配合苦降、補益脾胃之品，故能用於治療水熱互結於中焦，脾胃升降失常所致的痞證。

若其人下利日數十行，完穀不化，腹中雷鳴，心下痞硬而滿，乾嘔，心煩不得安，為誤下後形成中氣虛弱、寒熱錯雜所致的痞證。在半夏瀉心湯的基礎上加重炙甘草用量，而成甘草瀉心湯，重用炙甘草調中補虛，配合辛開苦降

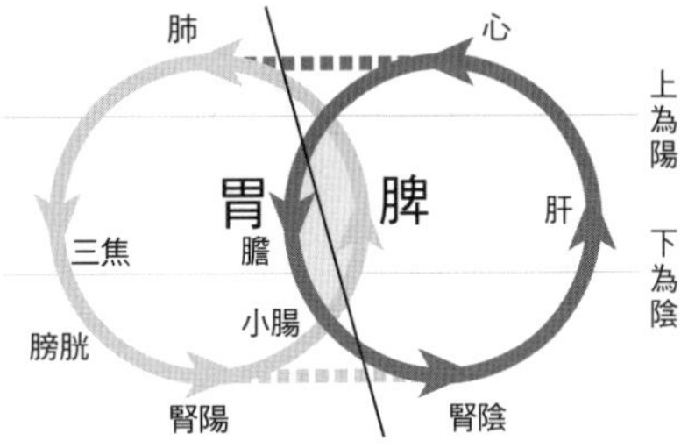

【半夏瀉心湯的作用】

小提示

理解胃病的病機大多為寒熱錯雜非常重要，再結合「胃氣以降為和」，以此思路治療胃病，則諸多疑難的胃病，均可獲取捷效。胃為什麼容易出現寒熱錯雜的病機，你想通了嗎？

之品，共奏益氣和胃、消痞止嘔之功。

結合醫病指南針，從半夏瀉心湯的加減變化可以看出，修復胃降脾升功能，調理中焦寒熱之氣，是治療消化系統疾病的根本。

藥方13 大承氣湯

- **主治**：用於傷寒邪傳陽明之腑，入裡化熱，與腸中燥屎相結而成之裡熱實證。
- **組成**：大黃、枳實、厚朴、芒硝。
- **藥性**：方中枳實、厚朴降氣，推動胃腸之濁氣下行。芒硝，軟堅散結，軟化燥屎；配以大黃攻下，蕩滌腸胃，促進胃腸蠕動。藥雖四味，有芒硝散結，有大黃滌蕩，有枳實、厚朴降氣下行，三方協助，層層推進，取其急下實熱燥結，以存陰救陰，可謂「釜底抽薪，急下存陰」之法。

由於實熱與積滯互結，腑氣不通，故大便秘結，脘腹痞滿疼痛。裡熱消灼津液，腸道乾燥，糟粕傳導不利，燥糞積於腸中，故腹痛硬滿而拒按。熱邪盛於裡，腑氣不通，心氣不能下移，濁氣反而上逆，擾亂心神，故見譫語。陽明裡熱熾盛，蒸迫津液外泄，則手足汗出。熱盛傷津，燥屎內結，故見舌苔黃燥，甚者可見焦黑起刺，脈沈實。

我們借用醫病指南針來看，陽明腑實證的治療，病位主要是在胃與腸，六腑

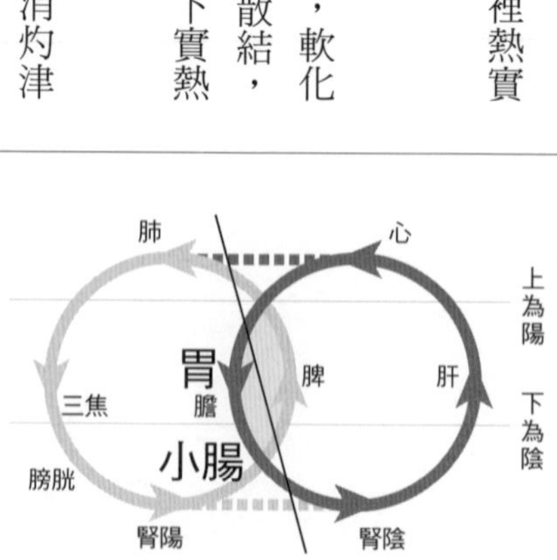

【大承氣湯的作用】

小提示 你可以結合醫病指南針，試著分析小承氣湯和調胃承氣湯，看看它們的適應證，以及古人的立方思路！

以通為用，通腑泄熱即可。

藥方14 溫膽湯

• **主治**：膽鬱痰擾證。膽怯易驚，頭眩心悸，心煩不眠，夜多異夢，或嘔惡呃逆，眩暈，癲癇，苔白膩，脈弦滑。

• **組方**：半夏、竹茹、枳實、陳皮、甘草、茯苓、生薑、大棗。

• **藥性**：理氣化痰，和胃利膽。方中半夏、枳實、竹茹，均為降膽胃之氣要藥，陳皮、甘草、茯苓理氣健脾和中，生薑、大棗調和營衛。從醫病指南針可以看出，此方作用於胃、腸、膽、脾。此方並非「溫劑」，也非「溫法」，乃是「和法」而已。

本方出自北周姚僧垣《集驗方》，方名為之溫膽，其「溫」字理解，歷代醫家均有爭議。陳修園《時方歌括》將其列為「寒能勝熱」之劑，並說：「熱除痰清而膽自寧和，即溫也。溫之者，寒涼之也。」秦伯未則解釋說：「本方稱為溫膽，是根據膽的性質，以期達到升發的作用。與溫脾、溫腎等的溫字，意義完全不同。」

藥方15 四逆散

• **主治**：熱厥證，功能透解鬱邪，調和肝脾。

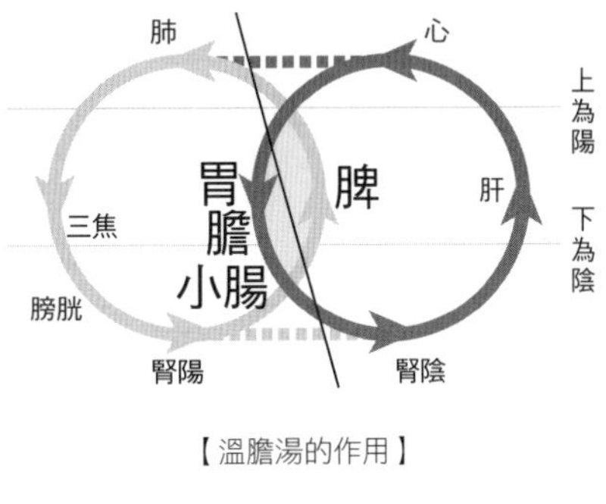

【溫膽湯的作用】

小提示
此方解讀，可以與小柴胡湯相參。方雖針對膽而設，但臨床上很多消化系統疾病均可以此作基礎加減治療。

・**組方**：柴胡、枳實、芍藥、炙甘草。

「少陰病，四逆，其人或咳，或悸，或小便不利，或腹中痛，或泄利下重者，四逆散主之。咳者，加五味子、乾薑各五分，並主下痢。悸者，加桂枝五分。小便不利者，加茯苓五分。泄利下重者，先以水五升，煮薤白三兩，取三升，去滓，以散三方寸匕，納湯中，煮取一升半，分溫再服。」

・**藥性**：結合醫病指南針，結合逍遙散，你會發現，四逆散也是調和肝脾的經典配伍。柴胡升發肝氣，疏暢氣機，化解脾土侮肝，恢復左輪。枳實降胃氣，降濁氣，濁氣得降，清氣自升。白芍養陰柔肝，防肝氣之鬱結，化火傷陰。甘草者，健脾胃，調和藥性。

「少陰病」，這裡的少陰指什麼？如果是少陰腎，四逆散的藥、方、法、理均不支持。歷代醫家也是頗有爭議，本人認為：此處不是指少陰腎，而是指太陰脾。少陰本為腎，四逆散所設的為寒邪由太陰轉入少陰之初，尚未完全深入少陰之地，所以此處少陰實際上指的為脾，寒邪層層深入，由三陽轉入三陰，寒邪進入脾經，影響脾臟的升清。

經云：「清陽發腠理，濁陰走五臟；清陽實四肢，濁陰歸六腑。」

脾主四肢，現在脾被寒邪所困，清陽無法實四肢，所以出現四逆之證，四逆者，四肢發涼也。脾屬土，脾土鬱滯，反侮肝木，木喜條達，被侮則升發受阻。咳者，土不生金，肺氣不足也。悸者，木不生火，心血不足也。小便不

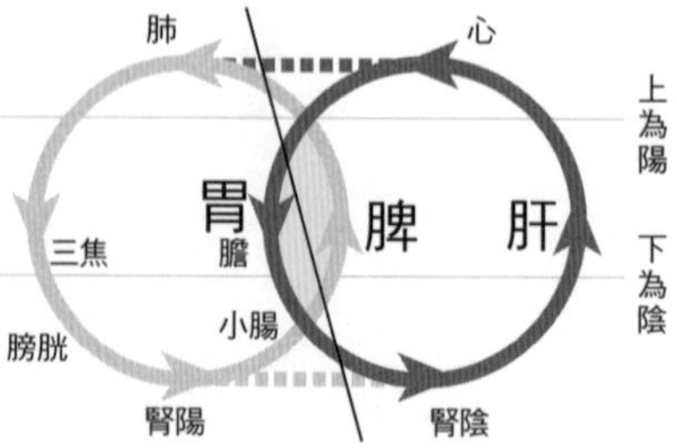

【四逆散的作用】

利者，肺為水之上源，肺氣不足，三焦水道來源不足也。腹中痛，寒邪停留腸間，寒性收引，氣機不順暢也。泄利下重者，脾不升清，水穀精微無以運化，夾雜而下也。

或問：通觀全方，並無調脾之藥，何來健脾？

答曰：脾之升清，賴肝之疏泄，肝屬木，木能疏土，四逆散借調肝之藥調脾，也屬治病求於本。

或問：病邪已經深入三陰之地，四逆散借調肝之藥來調脾，能化解此病？

答曰：四逆散只是針對「四逆」而設，四逆者，清陽無以實四肢，手足四肢厥逆也。其人或咳，或悸，或小便不利，或腹中痛，或泄利下重者，均有加減之法。

此雖寒邪深入脾經，但病程不長，尚未變生他證，故用四逆散調理肝脾，緩四逆之證。再回頭看看小柴胡湯，小柴胡湯用柴胡配黃芩，升發肝氣的同時清膽火之力較強；四逆散則柴胡配枳實，升清降濁，疏肝理脾作用較著。故小柴胡湯為和解少陽的代表方，四逆散則為調和肝脾的基礎方。

藥方16 附子理中丸

- **主治**：溫中健脾。用於脾胃虛寒，脘腹冷痛，嘔吐泄瀉，手足不溫。
- **組方**：附子、人參、乾薑、白朮、甘草。

小提示

「四逆散」與「四逆湯」，均有「四逆」，兩個「四逆」的病機有何不同？你可以深入想想。

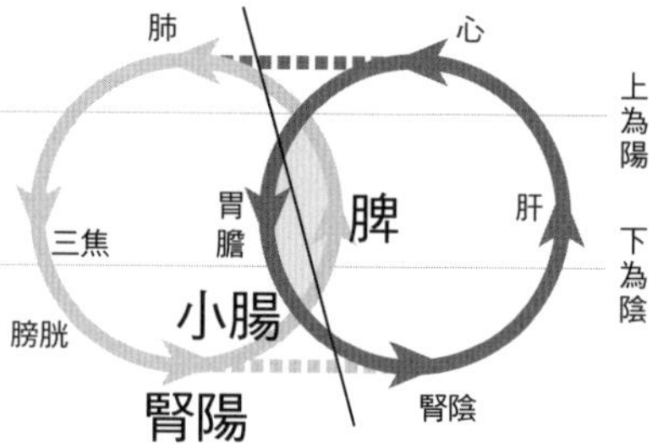

【附子理中丸的作用】

• **藥性**：方中附子為君，大辛大熱，溫補腎陽，腎陽旺，脾陽自振。用乾薑，溫補脾陽，祛寒邪，扶陽抑陰。人參補氣健脾。三藥相配伍，起到溫中健脾之功。脾喜燥，脾陽虛易生濕邪，用白朮健脾燥濕。甘草合人參、白朮益氣健脾，又能緩急止痛，還能調和藥性，是佐藥而兼使藥之用。

借用醫病指南針可以看出，附子理中丸或附子理中湯主要是針對醫病指南針上脾、小腸、腎陽這三個點而設。

本方所治諸症皆由腎陽虛衰、脾胃虛寒所致。腎陽虛衰，就好比做飯時灶中無火，鍋裡自然沒有熱量。人體腎陽不足則脾陽不振，寒從內生，陽虛失溫，寒性凝滯，氣機不暢，不通則痛，故而脘腹冷痛；脾虛不運，則嘔吐泄瀉；脾主四肢，清陽不能達四肢，則手足不溫。

縱觀全方，立足於溫補腎陽，著力於溫養中焦，使人體清陽徐徐上升，則脘腹冷痛、嘔吐泄瀉、手足不溫等症，隨溫而解。結合醫病指南針，十分明瞭。

藥方 17 麥門冬湯

• **主治**：滋養肺胃，降逆和中。用於肺痿證以及胃陰不足證。

• **組方**：麥冬、半夏、人參、甘草、粳米、大棗。

• **藥性**：方中重用麥冬，其味甘微苦，其性微寒，歸心、肺、胃經。重用此

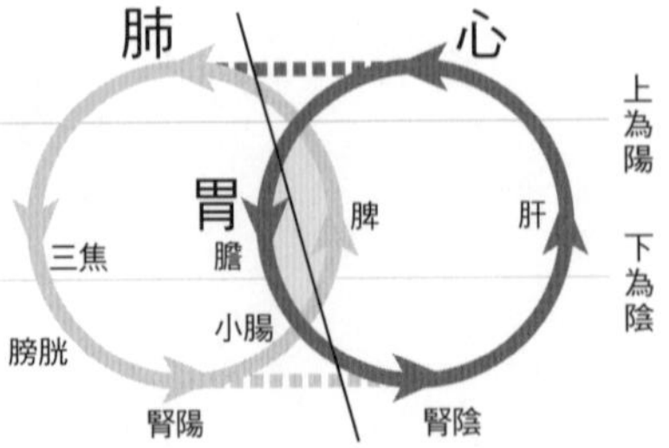

【麥門冬湯的作用】

物既能清亢盛之心火，又能養已傷的肺胃之陰。人參益氣生津，補中益肺；半夏降逆和胃，促進胃氣下行，並能祛痰除涎。粳米、大棗、甘草，均為培補胃氣，助君臣補養肺胃。

人體心臟主火，火性炎上；肺臟主金，金性收斂；胃屬土，以降為和。心火借肺金的斂降、借胃氣的下降，方能下行交於腎水，此理借用醫病指南針來看，非常清楚明白。如果胃氣不降，反而上逆，這樣心火就無法借胃氣下行交於腎水，只能借肺金收斂來下降，短期內無礙，時間久之後，必然傷及肺陰，同時胃中陰液上行救濟，也會受到損傷。這樣一來，人體自然會出現咳唾涎沫而短氣、咽喉乾燥等症。

此方之妙，妙在大劑量麥冬配以半夏，使胃氣上逆的病機得以消除，同時心火亢盛、肺陰不足、胃陰受損均因一味麥冬得以扭轉，可謂妙中之妙。結合醫病指南針，細細玩味，自能感受到經方之神韻。

藥方18 麻黃湯

- **主治**：頭痛，發熱，身疼，腰痛，骨節疼痛，惡風，無汗而喘者。
- **組方**：麻黃、桂枝、杏仁、甘草。
- **藥性**：麻黃湯就是針對肺這個點受風寒的影響而設立的。右輪的動力來源於肺，麻黃配杏仁，一宣一降，肺氣宣發與肅降得以恢復，肺的開合功能

小提示
對於胃氣上逆，心火亢盛，長期咳嗽的病人，用此方常獲捷效，方中麥冬配半夏意義尤深，可以反覆琢磨，值得玩味！

健全，風寒表散，卡在肺這個點的問題得到解決，整個問題都解決了！麻黃和杏仁就是麻黃湯的核心！

風為陽邪，首先犯肺，肺主皮毛……。麻黃湯證講的是寒邪借風邪通過皮毛而入，侵犯肌表，衛氣與之抗爭，正邪相抗，人體陽氣鬱滯，所出現的一系列症候群。

①疼痛：寒性收引，不通則痛。②發熱：正邪交戰的反映。③惡風：衛氣抵抗已經入表的風寒，正邪相爭，衛氣不能發於外，無暇顧及外風再次來襲，所以惡風。是衛氣被鬱，不能發於表的一種表現。④無汗：風寒鬱表，毛孔閉塞不通，衛氣不能外布滋養皮膚。⑤喘：肺受寒邪侵犯，氣機鬱閉，宣發肅降失常。我們可以結合醫病指南針來看看上面的組方。

或問：還有桂枝呢？甘草呢？

答曰：桂枝入心，溫心陽，通血脈，是從左輪入手。就好比汽車陷在泥濘中，麻黃和杏仁是修復前輪，從前邊拉；桂枝是提升後輪的力量，從後邊推，這樣「一拉」、「一推」，車子就起來了。至於甘草，這裡同小柴胡湯中一樣，也是調和藥性。

或問：從後輪入手，可以從肝、可以從胃，為什麼一定要從心？

答曰：如果這樣想了，說明對「醫病指南針」有了一定的理解，對疾病已經開始深入思考了。

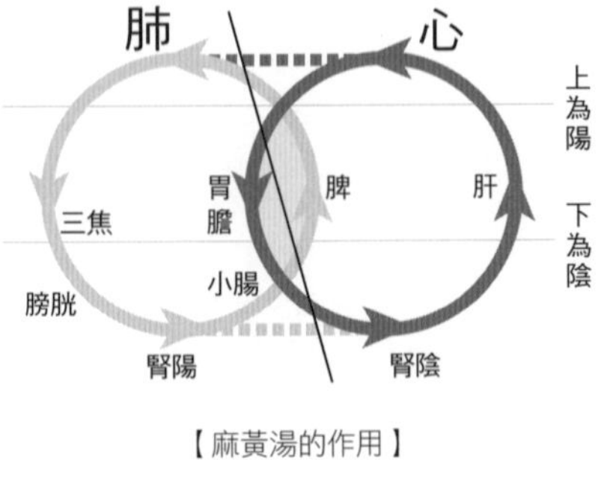

【麻黃湯的作用】

寒邪侵犯人體，侵犯肺的同時，寒邪在體內會削弱人體的火力，心主火，從心入手，用桂枝也是補火，也是扶正，溫通血脈。火力補足，血脈通利，衛氣可以輸布到體表，自然就不會惡風、畏寒，風寒之邪就會隨汗一起排出體外，人體陰分也可以外布滋養皮膚。

或問：為什麼會隨汗而解？

答曰：汗出是衛氣戰勝風寒，皮膚毛孔打開的標誌。發汗就是開鬼門，就好比趕賊出門，賊離開時，大門也是打開的一樣，如果門都沒有打開，賊肯定還在家裡！

或問：前面小柴胡證是因為肝膽疏泄功能異常，寒邪才會卡在膽這個點，那麻黃湯證又是為何？

答曰：麻黃湯證是因為肺氣不足，肺的宣發肅降功能不夠強盛，所以受了風寒之後，沒有能力來宣散，風寒鬱而不解，麻黃湯證也是有「正氣不足」。

或問：麻黃湯是寒邪借助風邪侵犯人體肌表所致，如果只是單純的風邪或單純的寒邪，他們是如何侵犯人體的？又該如何治療呢？

答曰：單純風邪侵犯人體，《傷寒論》中描述為「中風」，這裡的中風不是我們現在所說的腦血管意外的中風，是「中了風邪」，那就是桂枝湯證了。而單純的寒邪侵襲人體，就是後面要講的「葛根湯證」。

藥方19 桂枝湯

• **主治**：太陽中風，陽浮而陰弱，陽浮者，熱自發；陰弱者，汗自出。嗇嗇惡寒，淅淅惡風，翕翕發熱，鼻鳴乾嘔者，桂枝湯主之。

①陽浮而陰弱。說的是脈象浮取為陽，沈取為陰，此句講，桂枝湯證的病人，脈象輕取有力，沈取無力。人體陽氣浮於外，陰分虧於內。②陽浮者，熱自發；陰弱者，汗自出。風為陽邪，首先犯肺，肺受風邪的侵犯，就會通過宣發來散風，若逢人體陰分虧虛，陰不制陽，人體陽氣宣散就會太過，故而發熱、脈浮。虧虛的陰分被陽氣外散，故出現汗出。③惡寒、惡風。陰為陽之基礎，陰分不足，陽氣化生也會不足，衛氣護表之力不足，故而惡寒、惡風。④鼻鳴者，肺開竅於鼻，陰液走表則為汗，發於鼻則鼻塞而鳴；乾嘔者，胃氣隨肺氣上逆也。

• **組方**：桂枝、芍藥、甘草、生薑、大棗。

• **藥性**：白芍量大，養陰分。陰分足了，兩輪就平衡協調了。桂枝目的有二：其一，調節白芍的涼性；其二，溫通心陽，促進陰分化為衛氣，增強護表之力。生薑、大棗調和營衛，也就是調節兩輪的協調性。

服藥後喝稀粥一碗，就是促進營陰向衛氣轉換，薄薄汗出，就是衛氣充足，風邪驅散的過程。這樣陰分得到補充，衛氣來源充足，風邪得解。

如果要概括桂枝湯證的病機，那就是人體陰分不足，營衛平衡失調，風邪侵襲，肺氣宣發太過！我們借用醫病指南針再來看桂枝湯證：陰分不足，營衛失調就好似前輪大，後輪小，兩輪運動不協調。治療上養陰分為主，調節氣

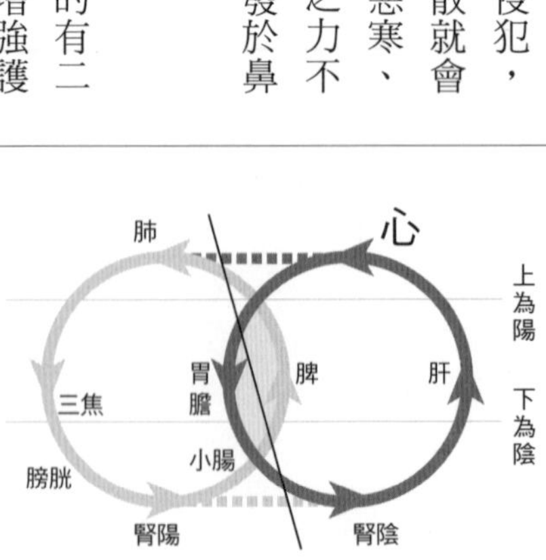

【桂枝湯的作用】

血兩輪的協調運動就可以了。

或問：桂枝湯是陰分不足，風邪外襲所致，如果患者陰分不虧虛，陽分虧虛，風邪外襲又是何證？

答曰：這將是玉屏風證候。

或問：如果陰分過盛太多，形成體內濕邪停聚，風邪再來外襲，又是何證？

答曰：內有濕邪停聚，外有風邪襲表，風與濕相合，則為風濕也！濕邪何治？祛濕不在於發汗，在於利小便！風邪何治？桂枝湯法，微微汗出則可！

講了單純風邪襲表，那麼單純的寒邪襲表又會怎樣？我們可以看看葛根湯條文。

藥方20 葛根湯

・**主治**：寒邪為陰邪，人體足太陽膀胱為寒水之臟，同氣相感，寒邪則自太陽膀胱經而入。膀胱經者，其循背夾脊過項。寒性收引，自然會項背僵痛！我們再看《傷寒論》條文：太陽之為病，脈浮，頭項強痛而惡寒。太陽病，項背強几几、無汗、惡風者，葛根湯主之。

・**組方**：葛根、麻黃、桂枝、芍藥、甘草、牛薑、大棗。

・**藥性**：葛根湯其實就是桂枝湯加麻黃、葛根。結合醫病指南針，很容易就明白，借用葛根來發汗解肌，借用麻黃來宣肺發汗解表，借用桂枝湯來調

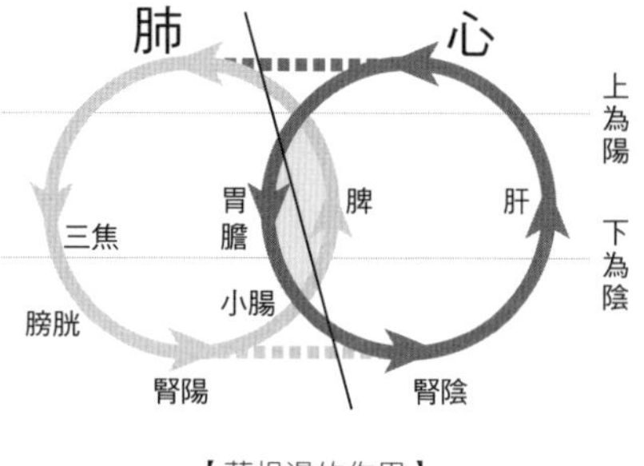

【葛根湯的作用】

小提示 你可以試著分析一下玉屏風散，看看玉屏風散是如何提高機體護表之力的！想通了這個道理，肺氣不足的很多疾病都可以得到解決。

和營衛。這樣寒邪隨汗而解，營衛得到調和，其病自癒。

人體五臟各有特點：心主火。如果心火旺盛，寒邪傳至心，則被心火溫化，就不會再繼續傳變下去。同理，腎陽充足，寒邪傳至少陰，也會被腎陽溫化，也不會繼續下傳。

肺主氣，主表。風邪進入人體，如果肺的宣發功能正常，風邪就會被肺宣散，不會繼續傳變下去。脾喜燥，濕邪進入人體，傳至脾臟，如果脾臟功能正常，濕邪會被脾臟運化，也就不會再繼續傳變。胃喜濕，燥邪進入人體，傳至胃腑，如果胃中的陰分充足，燥邪就會被胃潤化，也就不會再繼續傳變。

從上面這幾段話可以看出，外邪進入人體之後，無論何邪，只要臟腑功能健全，在傳變過程中邪氣都能被相應的臟腑給消滅。這就是為什麼同樣是受寒，有些人得病，有些人不發病；同樣是受風受濕，有些人患了痹症，而有的人卻正常。

中醫有句話叫：「正氣存內，邪不可干。」其實這裡的正氣，並非單單指護表的衛氣，它指的是臟腑健全的功能；邪不可干，不僅僅是說邪不能深入人體，亦指邪氣深入人體後，會被相應的臟腑給消滅；「不可干」指的是「不發病」！

小提示

上面幾節，討論了《傷寒論》的幾個經典方，要深入瞭解，你可以邊看《傷寒論》，邊思考，看看寒邪進入人體之後，應該如何傳變？針對寒邪的入侵，人體有哪些防禦體系，他們又是如何發揮作用的。

・**主治**：宣肺行氣，主治傷寒痞氣，胸滿欲絕。

・**組方**：桔梗、枳殼。

・**藥性**：桔梗歸肺、脾經，性升；枳殼歸胃經，性降。兩者一升一降，胸中鬱塞之氣得順，胸滿自癒。

再看看醫病指南針，升者肺氣得宣，右輪運行有力；降者胃氣得降，濁氣下行，左輪運行有力，兩輪運行通暢，氣滯得運，胸滿得消。此方看似簡單，但升降相隨，組方精妙。

如果我們從另外一個角度來看醫病指南針，其實醫病指南針可以理解為如下兩輪。這就好比大自然看到的漩渦一樣，它也是太極圖的一種演化形式。外邊大輪子的運行，能夠推動裡面小輪的運行；同樣，裡邊小輪的運轉通暢，也會帶動外邊大輪的運行。桔梗枳殼湯就是升脾降胃，斗轉中焦，從而拉動一身氣血的運行。

藥方22 枳朮湯

・**主治**：心下堅，大如盤，邊如旋盤，水飲所作，枳朮湯主之。

・**組方**：枳實、白朮。

・**藥性**：結合醫病指南針看看這個配方，你會發現也很奇妙。白朮歸脾經，助脾升清，運化水氣。枳實歸胃經，降胃氣，行胃之氣滯。一升一降，則

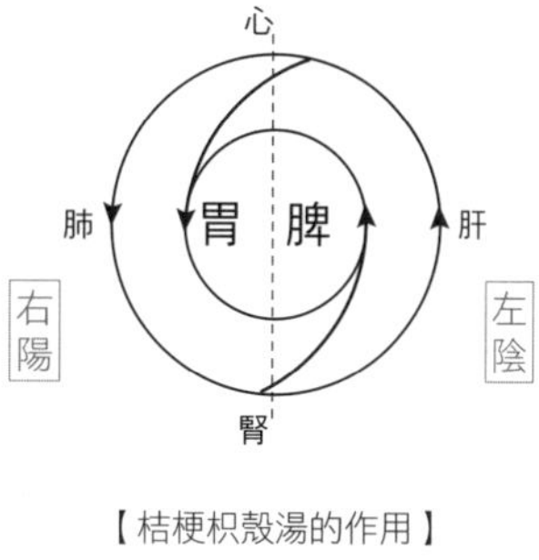

【桔梗枳殼湯的作用】

小提示

看完此節中的演化圖形，你再想想大自然河流中的漩渦，再想想龍捲風，想想銀河系星雲的排列，你就會明白，太極無所不在。人體內的氣血運行就是如此！天人相應，誠不我欺。

中焦水氣停留所致「心下堅，大如盤，邊如旋盤」立即可散。我們再看看下面的圖形，就會非常清楚枳朮湯的作用原理。

「心下堅，大如盤，邊如旋盤」，這種病人有沒有？臨床上比較常見脾腎陽虛之人，如果貪涼飲冷，再加上思慮過度，脾氣鬱結，則水飲與氣結停滯中焦，形成中焦痞滿，大如旋盤，飽脹無飢餓感，體重增加，贅肉橫生……運用枳朮湯，升降相扶，推動中焦，行氣運濕，兩輪運行條暢，水氣鬱結消散，旋盤何復存在？此方對於腹型肥胖者效果亦佳！

在經方中有沒有這種升降相隨的用藥思路呢？答案是肯定的，比如：枳殼配桔梗在很多古方中都可以看到，因為這是一種技巧，四兩撥千斤的技巧。不信你可以看看血府逐瘀湯，組方為：當歸、生地、桃仁、紅花、枳殼、赤芍、柴胡、甘草、桔梗、川芎、牛膝。為什麼在一大堆活血化瘀藥中加上枳殼和桔梗，因為這兩味一升一降，斗旋中焦，這樣會帶動一身氣血，氣行則血行，瘀血自然得以消散。

借用醫病指南針，我們講了這麼多藥方的辨析，到底是不是這麼回事？臨床上可以操作嗎？我舉個案例：

【病例】

華某，女，六十五歲

症狀：胸骨後針刺樣疼痛三年。

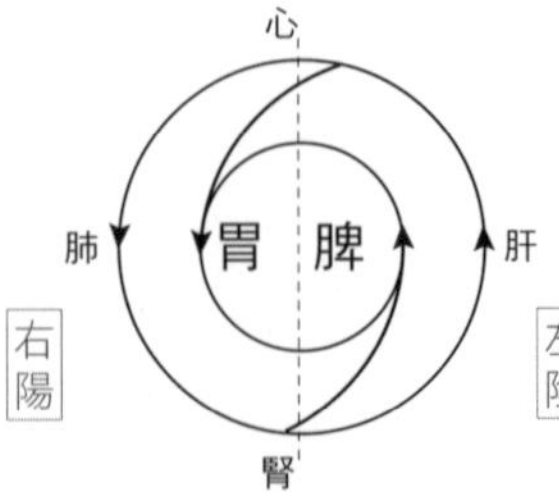

【枳朮湯的作用】

患者三年來胸骨後針刺樣疼痛，稍稍活動病情立即加重，曾在多家醫院就診，均懷疑冠心病，但針對心臟的各種檢查均正常，醫院也只能按照冠心病治療，服藥期間，時好時壞，三年來病情逐漸加重，就診時患者步行五〇米即感到刺痛難忍，伴口乾，口中黏痰較多。舌苔正常，切脈時右寸、關鬱滑，左關鬱塞如豆，心脈正常。

切完脈，我告訴患者，你心臟沒問題，是痰氣鬱阻在前胸，吃吃順氣化痰的藥就好了。隨後開了一個處方，自擬為雙升雙降開鬱化痰湯。

用藥：枳實二〇克、白朮二〇克、桔梗十五克、枳殼十五克、萊菔子三〇克、鬱金二〇克、歸尾十五克、鱉甲三〇克、甘草十克。

結果：患者服用三劑，步行幾站路也無任何不適，對療效大感驚奇，隨後續用六劑，鞏固療效。

分析一下這個處方，枳實、枳殼降胃氣，桔梗、白朮升脾氣，兩升兩降，濁降清升，鬱塞在胸骨後的氣自然就順暢了，配上萊菔子化痰，效果就更加明顯。左關鬱塞為肝氣鬱結所致，當歸歸肝經，配上鬱金解鬱，重用鱉甲，化痰散結，肝氣自然順暢。

通方升清降濁，條暢氣機，配伍解鬱化痰之品，有何痰氣鬱結不能開，故而起效迅捷……。

小提示

學習中醫第二站已經結束，通過這一課的學習，你是否對遣方用藥的規律有了一些感受，是否意識到藥物升降沈浮之性的重要性，因此學習中藥一定要記住藥性、歸經❹，開處方時，一定要思考處方中藥物的走勢！只有這樣才能以簡馭繁。

❶大陸學校教科書。

❷中醫術語。指水飲留滯胸膈，以致呼吸困難不能平臥。主要症狀是咳嗽、氣喘、浮腫、吐白色泡沫的痰。《醫宗金鑒．雜病心法要訣．痰飲》稱：「喘咳面腫，不得臥，此飲留於肺，名曰支飲也。」其中〈痰飲咳嗽〉中解釋「支飲」說：「支飲者，飲後水停於胸，欬逆礙息短氣不得臥，其形如水腫狀，即今之停飲喘滿不得臥之病也。」

❸中醫稱腹胸間氣血阻塞不順暢的症狀。

❹歸，即歸屬，指藥物作用的歸屬；經，即人體的臟腑經絡。歸經，即藥物作用的定位。

思路6

中醫斷病也有一套精密儀器——切、望、聞、問四診的精妙診斷

中醫看病，歷來講究四診合參，四診所收集到的資訊各有側重，因此沒有孰重孰輕之說。但因自古以來，病人找中醫看病，就喜歡將手一伸，考考中醫，如你的切脈❶功夫到家了，將病人的不適說出來了，病人就認為你是高明的醫生。否則，其醫療水準在患者心中首先大打折扣。

切診雖然不能代替其他三診，但切診的重要性不容忽視。陰陽、表裡、寒熱、虛實之八綱辨證，不明切脈是無法體會其間的妙處的，這是因為望診所收集到的資訊有些是假的。為了說明問題，我們舉個例子：

腎精不足的病人，大多會出現白髮，這是因為「腎藏精，其華在髮」。腎精充足，其頭髮往往會烏黑發亮，這是腎之光彩的外現。假如一個四十多歲的病人找你看病，患者腎精虧虛，頭髮早已灰白，但病人平時經常染髮，就診時頭髮烏黑發亮，這一外在假象就會誤導你，讓你認為「患者腎精充足」。如果你懂得切脈，切脈時發現左右尺部細軟無力，再看看頭髮烏黑發亮，你就會想到這一頭黑髮是假象，患者可能染過髮。這時你再詢問病人何時染的頭髮，患者就會覺得中醫很神奇，連染過頭髮都可以通過切脈來知道。其實這中間不是切脈切出了染髮，而是切出了腎精虧虛。

道理就是如此，說穿了很簡單，但有個前提，你得懂得切脈！為了說明切脈的重要性，再舉個例子：很多頭暈的患者，在醫院檢查，醫院診斷為椎基底動脈供血不足。治療呢，就是擴張腦血管！有沒有效呢，一半以上的病人是有效的，但至少有百分之三十的病人是無效的。為什麼這麼多人無效？

曾經有個患者因為頭暈，在單位衛生室使用丹參注射液打點滴治療一周，越治頭越暈，還出現脹痛；後來到我這裡諮詢，切脈時左右手脈象均有上越之勢，此乃下焦虧虛，氣血上逆所致，擴張腦血管自然越擴越不舒服。任何一種疾病，到手中分析時，首先是分陰陽，這是第一步；切脈常常能提供第一手資料，讓你心中有數。這頭暈是因為「供血不足」還是「供血過盛」？這一虛一實弄反了，效果就大打折扣了。上述這個病人採用滋陰潛陽的辦法，病情很快就緩解了。

用一句話來概括脈診的重要性：脈診，就是中醫師手中的「人體透視儀」！本人看病，脈診為先；先切其脈，次望其神，面舌爪甲，皮膚毛髮，均在望中。五臟虛實，邪氣盛衰，經此二診，可明七分。隨後問之所苦，聞其所言，與切診之結果相參，則病機可了，立法可明，遣方用藥，緊隨其後。

切脈當明部位所主

◎左手：

・寸部浮取為小腸，沈取為心臟（心與小腸相表裡，小腸為太陽經，心為少陰經，浮取陽脈，沈取陰脈）。

·關部浮取為膽，沈取為肝臟（肝與膽相表裡，膽為少陽經，肝為厥陰經，浮取陽脈，沈取陰脈）。

·尺部為腎陰（人身體左側為陰，右側為陽）。

◎右手：

·寸部浮取為大腸，沈取為肺臟（肺與大腸相表裡，大腸為陽明經，肺為太陰經，浮取陽脈，沈取陰脈）。

·關部浮取為胃，沈取為脾（脾與胃相表裡，胃為陽明經，脾為太陰經，浮取陽脈，沈取陰脈）。

·尺部為腎陽，也主膀胱（人身體左側為陰，右側為陽，膀胱為太陽經）。

常規切診按上述部位來定，有時候要從整體來把握，整體即寸主頭部、尺為足部，在大腦中建立一個立體的框架式模型，按上中下三焦來細分：

·寸主上焦（包含頭部、頸部、咽、甲狀腺、喉、食道、心、肺、乳腺及上肢等）。

·關主中焦（包含胃、脾、肝、膽、胰腺、十二指腸、空腸、回腸等）。

·尺主下焦（腎、膀胱、子宮及附件、生殖器、下肢等）。

切脈當明切之何物

或問：切脈切的不是橈動脈？

答曰：此知其一，不知其二。

如若只是認為所切之脈為橈動脈，則終身被脈象困擾。僅一根血管的一段，如何能判定全身疾病？也會受西醫的理論左右，對自己切脈的結果毫無信心。要明此理，得詳而論之。

心主血脈，眾所知也。血液的運行依靠心之鼓動，心乃血行之原動力。心之鼓動無力，血行自然緩慢；心力旺盛，血行自然順暢——此理淺顯而自然。肺主氣，眾所知也。氣的運行依靠肺之開闔，肺乃氣行之原動力。肺虛開闔無力，氣行自然緩慢；肺之開闔強盛，氣行自然順通——此理雖淺，而識之人不多。

寸口為手太陰肺經循行之所，《靈樞．經脈》記載：「……下廉，入寸口，上魚，循魚際……。」橈動脈也正好從此走行，兩者相並而行，切脈取寸口，其實切的是肺經與橈動脈合併之處。

或問：寸口縱然為肺經，肺經何以能決臟腑之疾患？

答曰：這好比西醫聽虛裡而辨心臟之疾病。肺既為氣之原動力，自然對周身臟腑之疾患有其感應。好比你家用電器短路或功率過大，而輸電站有感應一般。

取寸口原因有二：其一，肺經循此處表淺，便於感應。其二，肺經與脈相依，影響脈之形態。兩者相和，則切脈者方可依據脈形態之變化來推求臟腑經氣之變化。

小提示

此條為你解惑，惑不解則心生疑，心生疑，則脈不可信！

切脈需練習基本功

脈法練習是練習手指的敏感度和醫者的心靜程度。指下無感，如切樹皮；心中浮躁，難辨細微。

本人練習脈法，總結為五步，達三步者，再研究脈學則非常容易。五步概括為：「金」、「革」、「羽」、「水」、「氣」。

第一步「金」法：即用食指、中指、無名指貼在金屬表面，做切脈狀，細心體會手指下血管搏動的感覺。此為第一步，很容易體會到。此步重點是凝神靜氣地修煉，達到純熟後，切脈容易入靜，縱有百人在身邊吵鬧，都能入靜切脈。

第二步「革」法：即用食指、中指、無名指貼在柔軟的皮革或海綿上，做切脈狀，細心體會手指下血管搏動的感覺。此為第二步，有些難度，但如果修煉到位後，基本沒有摸不到的脈象。

第三步「羽」法：即用食指、中指、無名指貼在羽毛上，做切脈狀，細心體會手指下血管搏動的感覺。此為第三步，難度頗大，能修煉到此則習脈可入高手境地。

第四步「水」法：即用食指、中指、無名指貼在水面上，做切脈狀，細心體會手指下血管搏動的感覺。此為第四步，難度頗大，能修煉到此的人很少，關鍵是手指要保養好才有成功的可能。

第五步「氣」法：即用食指、中指、無名指自然做切脈狀，感受空氣的波動，細心體會手指下血管搏動的感覺。此為第五步，難度很大，能修煉到此則可以以脈查遍一切疾病。個人體會修煉此步得練氣功，沒練氣功的也就不用試了。

古人描述切脈時，說醫者應當「如臨威虎，如履薄冰」，就是說切脈時要心靜、專心。只有心靜，心氣收斂，才能感受到脈象的細微變化，才能在脈搏變化中體會人體五臟各自的狀態，體會五行在人體的生克乘侮，這樣把握病機才能絲絲入扣。臨床中，大凡一邊切脈，一邊同周圍同事和病人聊天的醫家，其所切之脈，多為假象，未能掌握脈學之精髓。

上述五步練習，正是教人凝神之法，熟練之後則切脈時很容易入靜，體會脈象的細微變化。

脈象之首脈——鬱脈

鬱脈乃粗意，與細正好匹；
其意定部位，何經何臟立。
總按為第一，求得粗與細；
分取為第二，細辨屬何疾。

鬱脈：從意而論，乃不暢之意；從形而論，乃脈形稍粗。此脈單從一粗細而確定，故而臨證容易取得；此粗細，屬相對而言。即左右寸關尺，六部相對偏粗的部位。

理論分析：人之所病，不外六淫七情，飲食勞倦，房室金蟲所傷。不論傷在何經，傷在何臟，最終都會影響受損部位的經氣運行，經氣均會受到波動，此波動在寸口反應即有鬱象。鬱脈有浮鬱、沈鬱，有鬱滑、鬱澀，有鬱數、鬱遲等，有六脈皆見鬱象，也有單部位出現鬱象。

鬱脈主病：鬱脈主要是確定病變的部位，即何臟、何腑、何經之病變。

- 左寸出現鬱脈：心臟出現問題或左側頭部出現問題。
- 右寸出現鬱脈：肺臟出現問題或右側頭部出現問題。
- 左關出現鬱脈：肝膽出現問題。
- 右關出現鬱脈：脾胃出現問題。
- 左尺出現鬱脈：左側腰腿部出現問題。
- 右尺出現鬱脈：右側腰腿部、子宮或膀胱出現問題。

小提示

練習時可輕閉雙眼，凝神靜氣，體會入靜之感：萬籟俱寂，唯脈有聲。久久練習，你的心氣將會收斂，不僅練習了診脈，也使得心氣下交於腎，達到強身健體之效。

臨證時用左手切病人右手脈，用右手切病人左手脈。先總按，即同時切寸關尺三部脈象，找出鬱脈，沒有鬱脈，則找出細脈。細脈脈形與鬱脈相反，反應臟腑虧虛。很多時候鬱、細同見，因為各臟腑情況不一，有虧損的，也有邪氣所客❷的。再分取，即對於總按發現有問題的部位，分別單獨切診，確定所患疾病性質。

小提示
鬱脈乃眾脈之首，必須要明瞭，不然，永難登堂入室。

切脈如捉賊

切脈是找出病變性質、病變的部位，好比尋找入室之盜賊。賊有外賊、家賊之分；病有外感、內傷之別。賊有翻牆、撬門、開窗等入門途徑；病有自口、經皮膚、循經絡入侵之不同。賊有潛藏，病有伏邪。擒賊先擒其王，治病必求於本。

明白邪之特點，就如同知道賊之特性。切脈如捉賊，會者不難，難者不會，此間關鍵是要明白賊之特性。《傷寒雜病論》卷第一平脈法：風令脈浮，寒令脈急；暑則浮虛，濕則濡澀；燥短以促，火燥而數，此乃六淫賊邪之特點。外邪致病，各有特性，此乃外邪本身個性使然。邪氣傷人，無論傷何經何臟，在寸口均有反應。

風邪傷人，首先犯肺；肺主皮毛，易傷風邪；肺經受風，六脈皆浮；經氣源頭，右寸獨鬱。
寒邪傷人，首犯太陽，膀胱寒水，同氣相召；經循背項，腰背頸強；右尺遲緊，此乃明證。
夏傷暑濕，濕困脾土；脾失健運，四肢痠楚；

升降失常，大便稀溏；右關鬱浮，時時見濡。
秋燥傷肺，易傷肺陰；乾咳痰少，肺陰虧耗；
毛髮脫落，皮膚乾燥；右寸短數，鬱浮兼見。
火邪入心，日夜難眠；日久傷陰，虧及血分；
心受其累，頭亦昏沈；左寸浮數，鬱虛同現。
六淫傷人，從外而入；單邪少見，數邪同侵；
臨證巡查，當明賊性；六部詳看，仔細分明。
大怒傷肝，脅肋相煎；氣血逆亂，大厥可生；
肝鬱克土，脾胃受損；詳查左關，鬱實弦見。
久怒氣結，脅痛連連；肝膽鬱澀，久生癥結；
散結疏肝，別忘養陰；左關如豆，癥結已成。
過喜傷心，致氣渙散；君心渙散，其脈自亂；
脈緩無力，浮鬱而散；恐能勝喜，臨證不難。
憂思氣結，脾臟受困；清陽不升，頭腦昏沈；
四肢乏力，精神困頓；右關鬱澀，大怒可勝。
悲為肺志，其令氣消；肺葉不主，開闔失司；
面色蒼白，冷汗淋漓；右寸虛浮，可用喜勝。
驚恐為患，可使氣怯；腎主二便，傷及失禁；
夜臥恐懼，由腎及心；右尺鬱散，左寸時現。
七情內傷，自內而生；家有叛賊，內亂難懲；

小提示

欲知何疾，先知疾性，病邪特點，了然於心，切脈之時，甕中捉鼈。

藥之無功，相勝可平；脈法自然，魔由心生。

常見脈象描述

浮脈行於皮膚表，似同枯木水上漂；
沈脈伏於筋骨間，推筋至骨用力尋；
遲脈一息唯三至，分鐘少於六十行；
數脈一息五六至，九十以上為數頻；
滑脈滑利如走珠，妊娠脈上可體驗；
澀脈往來實艱難，有中似無應指間；
虛脈按之即無力，虛如蔥管弱如棉；
實脈舉按力均強，形如竹棍好思量；
長脈不過體位長，位越三關向肘長；
短脈寸尺向關縮，三指並緊方可摸；
洪脈來大去時小，指下炎炎如火燒；
微脈細微如絲線，似有似無靜心尋；
緊脈如被繩索繞，經氣被束心明瞭；
溪水流入寬河床，流行無力即為緩；
芤脈❸其意為中空，陰血溢出脈管中；
弦脈好似一根弦，端直而長病主肝；

緩脈充盈為之濡，濕邪停滯陽被阻；
細脈稍比微脈粗，陰血虧少脈無助；
結脈緩慢時一止，止中尚無定數尋；
代脈本為代償意，時動時止有定數；
促脈乃是急促間，陽強陰弱脈暫停。
以上所述常見脈，臨證必須心裡明。

八綱脈的理解

歷來醫家，對於脈象的描述，總認為在心易了，指下難明！其實不然，切脈要學也容易，熟悉了上面幾條，對脈象有大體的瞭解。下面需要進一步明白「八綱脈」，即浮、沈，遲、數，虛、實，滑、澀。此八脈為脈象基本綱領，必須要熟練掌握。

浮沈是從脈位而論，是居於皮膚表層，還是居於裡層，即臨床診斷上說的輕取還是沈取。切脈時輕輕搭上即得為浮，重按始得為沈。浮有兩層意思，其一，為風邪傷人，浮為風的特性；其二，為臟腑精氣外現的標誌。浮而有力多為實證，浮而細、浮而空多為虛證，有時甚至是脫證。

沈也有兩層意思，其一，主裡，指外邪進入人體的部位較深；其二，為臟腑精氣被束縛，不得外展的標誌。沈而有力多為實證；沈而無力為虛證，反映臟腑的精氣處於匱乏狀態。

遲數是從脈率來討論，按呼吸來量，一息四至為正常，一息五至及以上為數脈❹，一息三至則為遲脈。具體而言，脈搏跳動每分鐘超過九十次為數，每分鐘少於六十次為遲。數脈主熱，臟腑功能處於亢進狀態；遲脈主寒，臟腑功能處於抑制或衰退狀態。但也不絕對，軍人或幹粗活的人，每分鐘大多少於六十次。虛實是從脈象有無力道而論，有力為實，無力為虛。

滑澀是從脈象的流暢度來論的。流暢太過為滑，流暢不及為澀。滑脈反映體內陰分太過，血管充盈，經氣外束，出現滑利，可見於痰飲、水濕、妊娠。想熟練掌握此脈，切孕婦脈五十人以上，即可指下明瞭。澀為陰分不足，血管充盈不足，經氣束縛後，血脈流行不暢，見於血虛、血瘀等。

小提示

讀書不能讀死，要將書本知識讀活。怎麼算是活呢？將書本知識與你熟悉的東西結合起來，記憶就深刻了，就活了，就可以隨時用上。此節就是幫你活學八綱脈。

切脈如撫琴

切脈如撫琴，張弛兩相宜。過度緊張，切至毫髮，資訊干擾，難求其本；過於鬆弛，難以聚神，指下茫然，脈象難明。

切脈如撫琴，如言詩，悠悠然其意可捕，恍惚間病機已明。有時將自己的脈率調與病人同步，脈率雖未同，其氣已同，於是病之所苦，自可感受。好比撫琴時其心已與音樂相通。

切脈之境界，非言語可以描繪，上述過於玄妙，臨證可從基本學起。但一點必須切記：不可過於緊張，不可過於鬆懈！取穴有寧失其穴，勿失其經；切脈有寧失其脈，勿失其勢。

人體上為陽，下為陰；表為陽，裡為陰。切脈求的是中氣，也就是陰陽平衡。脈氣為中，不上不下，不沈不浮，不遲不數，從容和緩；生病之後，陰陽失衡，在脈象上就會變化，從而形成一種病勢，以中氣為標準，就可以判斷出脈勢來。脈有上越之勢，有下陷之勢；有外脫之勢，有內潛之勢；有氣鬱中焦之勢，也有氣分兩頭之勢等。

◎上越之勢的脈象：寸部脈象浮實有力，關部偏弱，尺部沈細無力，三部由尺到寸，逐漸轉浮、轉實，這就是上越之勢的脈象。寸部屬上焦，關部屬中焦，尺部屬下焦，上越之勢意味著上焦實，下焦虛，陽盛陰虛。

◎下陷之勢的脈象：寸部脈象沈細無力，關部力量偏弱，尺部浮實有力，三部由寸到尺，逐漸轉浮、轉實，這就是下陷之勢的脈象。寸部屬上焦，關部屬中焦，尺部屬下焦，下陷之勢的脈象意味著上焦虛，下焦實，陰盛陽虛，清陽不升，上氣不足。

◎外脫之勢的脈象：寸關尺三部脈象浮而無力，沈取無根，整體上寸部比尺部浮，這就是外脫之勢的脈象。表為陽，裡為陰；脈象浮於表，又無根，意味著陰分虧極，陽氣外散，嚴重者出現脫證。

◎內潛之勢的脈象：寸關尺三部脈象沈而有力，浮取無脈，整體上尺部比寸部沈，這就是內潛之勢的脈象。表為陽，裡為陰；脈象沈於裡，意味著陰氣內守，陽氣不能發於外，病邪入裡。

◎氣鬱中焦之勢的脈象：寸部脈象虛細無力，關部鬱塞，尺部虛細無力。三部由寸、尺部向關部收縮，這就是氣鬱中焦的脈象。寸部屬上焦，關部屬中焦，尺部屬下焦，氣鬱中焦的脈象意味著上焦虛，下焦虛，中焦實；清陽不升，濁陰不降，痞塞中焦，滿悶不舒，全身氣機不暢，屬中焦運轉無力所致。

◎氣分兩頭之勢的脈象：寸部脈象略浮，關部虛細若絕，尺部略沈，三部均弱，關部似無，這就是氣分兩頭之勢的脈象。寸部屬上焦，關部屬中焦，尺部屬下焦。氣分兩頭之勢的脈象意味著上下陰陽不能對流，中央脾胃衰敗，土氣不足，病情較重。

小提示

切脈的境界，需要心靜，苦練，加情感的融入。只有對脈法融入了情感，才能體會到切脈如撫琴的感覺。

正常脈象的理解

正常脈象：不浮不沈，不快不慢，從容和緩，有力。陽脈居表，陰脈居裡，陰陽相合，則不浮不沈。正常脈切取時的感覺：舉之（輕取）有脈，但弱；尋之（重按）有根，也弱；按之（不輕不重）有力，正是陰陽相合的結果；病理脈象則反之。

如脈浮伴沈取無脈，則為陰脈不足，陽脈過旺。如桂枝湯證——脈浮緩，此為陽強而陰弱。如脈沈伴浮取無脈，則為陽脈不足，陰脈過旺。如四逆湯證——少陰病，脈沈者，急溫之。明白上述兩句話和兩個例子，即明白「脈為陰陽兩脈複合而成」。

> 浮取陽脈，沈取陰脈；
> 不浮不沈，陰陽調和。

小提示
欲尋病態，須知常態；常態不明，何尋病態？

一些特定的脈象（源自《脈經》）

左手關前寸口陽絕者，無小腸脈也。苦臍痹，小腹中有疝瘕。

左手關前寸口陽實者，小腸實也。苦心下急痹，小腸有熱，小便赤黃。

左手關前寸口陰絕者，無心脈者。苦心下毒痛，掌中熱，時時善嘔，口中傷爛。

左手關前寸口陰實者，心實也。苦心下有水氣，憂恚發之。

左手關上陽絕者，無膽脈也。苦膝疼，口中苦，眯目，善畏如見鬼狀，多驚少力。

左手關上陽實者，膽實也。苦腹中實不安，身軀習習也。

左手關上陰絕者，無肝脈也。苦癃，遺溺❺，難言，脅下有邪氣，善吐。

左手關上陰實者，肝實也。苦肉中痛，動善轉筋。

左手關後尺中陽絕者，無膀胱脈。苦逆冷，婦人月使❻不調，三月則閉；男子失精，尿有餘瀝。

左手關後尺中陽實者，膀胱實也。苦逆冷，脅下有邪氣相引痛。

左手關後尺中陰絕者，無腎脈也。苦足下熱，兩髀❼裡急，精氣竭少，勞倦所致。

左手關後尺中陰實者，腎實也。苦恍惚，健忘，目視，耳聾悵悵善鳴。

右手關前寸口陽絕者，無大腸脈也。苦少氣，心下有水氣，立秋節即咳。

右手關前寸口陽實者，大腸實也。苦腸中切痛，如錐刀所刺，無休息時。

右手關前寸口陰絕者，無肺脈也。苦短氣，咳逆，喉中塞，噫逆。

右手關前寸口陰實者，肺實也。苦少氣，胸中滿，膨膨與肩相引。

右手關上陽絕者，無胃脈也。苦吞酸，頭痛，胃中有冷。

右手關上陽實者，胃實也。苦腸中伏伏，不思飲食，得食不能消。

右手關上陰絕者，無脾脈也。苦少氣下利❽，腹滿身重，四肢不欲動，善嘔。

右手關上陰實者，脾實也。苦腸中伏伏如堅狀，大便難。

右手關後尺中陽絕者，無子戶脈也。苦足逆寒，絕產，帶下，無子，陰中寒。

右手關後尺中陽實者，膀胱實也。苦少腹滿，引腰痛。

右手關後尺中陰絕者，無腎脈也。苦足逆冷上搶，胸痛，夢入水見鬼，善厭寐。

右手關後尺中陰實者，腎實也。苦骨疼，腰脊痛，內寒熱。

小提示

此節條文，文辭雖繁，但論病翔實，不可不知。

脈象的描述

臨床上許多醫生描述脈象就一句話，如：脈浮。這是非常不準確的，切脈時，診察的是左右寸關尺共六個部位的脈象，這六個部位反映了人體五臟六腑的狀況。一句脈浮，是不能概括的，如果六脈皆浮可以這樣描述，但往往六個部位的脈象各有不同。因此，個人認為脈象應該分六個部位描述，為了簡化可以只描述異常部位的脈象，比如：左關弦，右關弱，其餘四個部位正常可以不用描述。能夠這樣分部位描述，說明你對病機已經非常明瞭，單從脈象就可以知道辨證、立法及用藥的思路。

初學者，建議對六個部位分別描述，養成好的習慣。不能搞不清脈象，自己騙自己，隨便一個脈滑（舉例）就糊弄過去了！切忌！為了加深對脈學的理解，我們舉幾個例子來分析：

某天，診療室來了一群感冒患者。訴：最近感冒了，來抓幾副中藥吃！然後伸手要你切脈！

第一個患者：六脈浮數。

第二個患者：六脈浮緊。

第三個患者：六脈浮濡。

第四個患者：六脈沈遲而緊。

第五個患者：六脈浮細而弱，右寸尤甚。

第六個患者：左關浮鬱，左寸稍弱；右寸關浮鬱，有上越之勢。

脈象分析、診斷及用藥思路：

第一個患者：脈浮為風，數為熱。診斷：風熱感冒。可以採用銀翹散加減。
第二個患者：脈浮為風，緊為寒。診斷：風寒感冒。可以採用麻黃湯加減。
第三個患者：脈浮為風，濡為夾濕。診斷：感冒夾濕。可以採用羌活勝濕湯加減。
第四個患者：沈主裡，遲緊主寒。診斷：為寒邪深入。可以採用麻黃附子細辛湯加減。
第五個患者：浮為風，細弱為氣虛。診斷：氣虛感冒。可以採用玉屏風散加減。
第六個患者：肝氣不升，胃氣不降。診斷：邪犯少陽證。可以採用小柴胡湯加減！

從這些案例中可以看出，分析脈象必須要明白各種邪氣的特點。切脈如捉賊，邪氣特點明白了，切脈時就很容易知道患者感受什麼病邪。但臨證時脈象往往不是這麼簡單明瞭，一般相對複雜些，下面我們來看一個複雜的案例分析。

小提示

描述脈象，一定要對六部進行描述，養成良好的習慣，這樣你今後臨證時才有可能細心體會六個部位不同的脈象。

【病例】

宋某，男，五〇歲

症狀：頭昏三個月。

患者三個月來，無明顯誘因出現頭昏，無頭痛、噁心，無視物旋轉，去醫院做TCD❾檢查，結果提示椎基底動脈供血不足。使用丹參注射液打點滴五天，未見明顯好轉，自購鹽酸氟桂利嗪膠囊❿，服用半月，病情未見明顯減輕。就診時症狀同前所述，頭昏沈，精神較差。血壓一二〇至七十五毫米汞柱，心率六十八次／分。

切脈：左寸浮取無脈，沈取細軟，左關鬱澀，右關鬱澀，右尺沈細。舌根部苔白滑。

問診：大便是否不規律，時乾時稀？患者點頭。上樓或幹粗活時是否短氣？患者點頭。心情是否煩躁？患者點頭。

診斷：眩暈。

用藥：附子四〇克（先煎兩小時）、紅藤三〇克、艾葉十克、小茴香十五克、人參十五克、桂枝十五克、生牡蠣三〇克、枳殼一〇克、桔梗十五克、葛根三〇克、木香二〇克、虎杖十五克、甘草八克，三劑。

結果：患者服用一劑後解不少稀便，頭昏大為減輕，三劑病若失。

患者左寸浮取無脈，即左寸陽脈絕，無小腸脈，此反映患者小腸經不通暢；右尺沈細，反映腎陽虛衰，結合小腸脈無，可以推斷小腸受寒邪所困，患者大便不規律即是明證，治療上採用附子、紅藤、艾葉、小茴香來解決小腸寒邪鬱滯問題。

左關及右關鬱澀，反映患者中焦氣機不暢，上樓或幹粗活就會感到氣不足，提不上氣來，且已有化火的徵象（患者心煩躁），採用枳殼配桔梗，條暢中焦氣機，桔梗量大於枳殼，以提氣為主，同時用虎杖清肝膽火，用木香醒脾理氣。心與小腸相表裡，小腸經與心臟相連，小腸有寒，心臟也受寒邪影響，用人參補心氣，桂枝溫心陽，生牡蠣入腎，收攝腎水，水受制約，心火自旺。葛根升發陽氣，甘草調和藥性。

通觀全方，心陽得振、心氣得充、中焦氣機得暢、小腸寒邪得溫、下焦腎陽得補，所以起效較快。在辨證用藥當中，如果不會切脈，只是問診出頭昏，則無法知病之根源，取效較難。

前面講了切診，下面我們談談四診中的其餘三診。將切診放在四診之前，是因為個人認為切診比較重要，它可以比較客觀地反映病機，所以先講。那麼切診是否可以替代其他三診呢？這是不行的，因為同一種脈象，往往反映幾種情

> **小提示**
> 通過對此案例的描述，你是否意識到切脈在臨床中的重要性？一個中醫師，如果不會切脈，遇到疑難病，就如同盲人摸象，只能觀察到一部分病機，不能瞭解到人體五臟的整體狀況，那樣是很難取效的。

況，望、聞、問可以對切診所得到的結果進行修正，這樣切診的結果才能更加準確。為了加深理解，我們舉個例子來說明。

左手寸部脈象如果細而無力，可以見於心臟氣血不足，也可見於左側頭部供血較差，也可見於左臂經脈不暢。如果你不問診，單純通過切脈，是無法分辨的。患者患有左側肩周炎或臂痛，左寸虛細若絕，如果你盲目地認為是心臟的問題，這樣用藥，患者的臂痛就沒有得到治療，而且服用補益氣血的藥物，反而對臂痛不利。

通常一個病人走進診斷室的時候，我們的望診已經隨之開始，這時我們可以觀察到病人的形體和姿勢；病人坐定後，可以觀察病人面部、舌象、指甲、掌紋、皮膚、頭髮……。

望形體

主要是觀察患者形體的胖瘦和軀幹肢體外形。形體特點一般可反映人體陰陽、氣血、稟賦。如身體偏瘦長的人，多陰虛陽盛；身體矮胖的患者多陽虛陰盛；不胖不瘦、身長適中者，則陰陽平衡。另外，形體胖瘦可以體現病邪性質，如瘦人多火，胖人多痰濕……。

望姿態

觀察病人的動靜姿態、行為動作。病人走路的姿勢，往往就能反映病變的部位。走路時用手扶著腰部，小心翼翼的樣子，則反映患者腰部疼痛；走路時用手捂著腹部，鼻頭色青，則反映腹痛；走路時步態不穩，身體顫抖，多見於帕金森氏病；走路時一步一歲⓫，多見於踝關節扭傷；

手足關節腫痛，行動困難，多屬於痹證⓬；手足不能運動，麻木不仁，或拘急，或委軟，為癱瘓……。

另外從病人的行為也可以判斷病情，如患者躲避電扇，是惡風的表現；畏縮而裹緊衣服，是惡寒的表現；欲揭衣不停搖扇為惡熱……。

望面

面部望診，首先是看病人有無神采，望神以目光、面部表情和精神意識活動為重點，一般分為「有神」、「無神」和「假神」三種。

- **有神**，又稱為得神，患者目光明亮，神志清楚，語言清晰，反應靈敏，活動自如。表示正氣尚足，病情輕淺。
- **無神**，又稱失神，患者目光晦暗，瞳仁呆滯，精神委靡，語聲低微，反應遲鈍；更重的患者，可以出現神志不清，循衣摸床等，表示正氣已傷，病情較重，預後⓭不好。
- **假神**，見於久病、重病的患者。患者原本神識昏糊，突然神志清楚；原來不多言語，語聲低微，突然言語不休，聲音響亮；原本面色晦暗，突然顴紅如妝；原本毫無食欲，忽然食欲增強。這是由於精氣衰弱已極，陰不斂陽，虛陽外越，暴露出一時「好轉」的假象，稱為「假神」，俗稱「迴光返照」，或「殘燈復明」。提示病情惡化，臟腑精氣將絕，是臨終前的前兆。

其次為望面色，以面部顏色光澤變化為主要內容，面部青、赤、黃、白、黑五色變化與出現的部位，可反映臟腑氣血的盛衰變化和病邪所在的部位。面部青色，表示體內有寒證或痛證或有瘀血；面部色赤，表示體內有熱證；面部色黃，表示血虛或者體內有濕邪，黃而鮮明為濕熱，黃而灰暗為寒濕；面部色白，表示體內氣血虧虛，或有寒，或曾失血；面部色黑，表示腎虛，或有水飲⓮，或有瘀血。

再次，面部望診，可以分部位，來對應五臟的疾病。〈素問・刺熱篇〉把五臟與面部相關部位畫分為：左頰為肝，右頰為肺，額為心，頦為腎，鼻為脾。通過部位對應五臟，再結合局部顏色的變化，就可以通過面部望診，由表知裡，而判斷五臟的疾患。

除了望神、望面色，還可以觀察眼睛、嘴唇，來判斷疾病的性質。

眼睛的望診，分為五輪。上下眼皮屬肉輪，為脾胃所管轄，其中上眼皮為胃所主，下眼皮為脾所主；內外眥⓯屬血輪，為心所主；白睛屬肺，稱氣輪；黑睛屬肝，稱風輪；瞳仁屬腎，稱水輪。五輪的病變，均可從對應的五臟尋求治法。但別忘了，肝開竅於目，眼病均需要考慮到肝。

臨床眼科醫生經常遇到結膜充血的病人，按照五輪辨證，結膜屬白睛，為氣輪，當從肺入手，而肝又開竅於目，也需要考慮到肝。因此在辨證用藥時，清熱涼血，清肝肺兩臟之火，為治療的方向。桑葉正好歸肝肺兩經，具有清肝肺火的功效，並有止血的作用，因此用此藥治療，常常能獲捷效。

望嘴唇

嘴唇是一身皮膚中最薄的地方，人體氣血的變化，首先反映在嘴唇。通過嘴唇的顏色，可以很清楚地觀察到氣血的盛衰、血脈的流通情況，以及體內的寒熱狀況。

- 嘴唇顏色鮮紅，反映體內陽氣亢盛，見於熱邪較重的患者。

・嘴唇顏色偏紫，反映體內陽氣不足，見於寒邪偏重的患者。
・嘴唇顏色偏淡，反映體內氣血虧虛，見於體虛或失血的患者。
・嘴唇顏色偏暗，反映體內血脈鬱滯，血行不暢，見於高脂血症、高黏血症，中醫稱為痰濕體質；也可見於心臟功能不全的患者。
・嘴唇起皰，反映體內的濕氣過重，並且已經開始化為濕熱、濕毒。
・唇部乾燥起皮，反映內津液匱乏。

望指甲

肝主筋，其華在爪。通過望指甲，可以觀察肝臟的情況。

・指甲上有縱條紋，形似瓦楞，反映肝臟缺血，情況越重，缺血越厲害。
・指甲顏色偏紅，反映肝臟熱邪亢盛，患者會心情煩躁。
・指甲顏色偏淡，反映體內氣血虧虛。
・指甲偏紫，上面有褐色條紋，反映體內有瘀血存在。
・指甲按壓後，顏色不能及時恢復，反映體內氣血循環較差。

另外從指甲也可以看五臟，其各部分與五臟的對應如下圖。在心肺的位置，如果出現比整體指甲顏色偏淡的帶狀，反映心臟陰血不足，多見於長期睡眠不佳，或者思慮過度的患者。

指甲根部為腎，正常人都有一個白色的弧形，俗稱小太陽，弧形寬度大約為

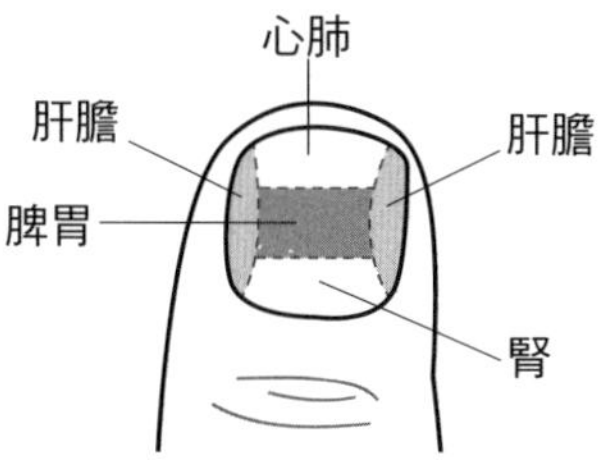

【指甲上的五臟圖】

指甲長度的四分之一（人為蓄的指甲部分不計入指甲長度），如果超過四分之一，則反映下焦熱邪過重，相火亢盛；少於五分之一，或者根本就沒有，則反映體內寒邪過重，腎陽虛衰。

望手紋

很多相書上將望手紋寫得很複雜，玄之又玄，被認為是迷信，其實作為中醫師，懂得一些手紋的整體變化，對於疾病的診斷，是很有幫助的。

如果手掌中有很多細小的紋路，反映此人心思過細，平時思慮較多，肝脾兩臟容易出現氣血瘀滯，容易出現心血不足。如果手掌中紋路很凌亂，而且很深，多見於長期失眠的患者。如果大魚際⑯顏色鮮紅，則反映肺火較重。如果顏色暗紅，反映肝臟內有血瘀。如果手掌紋路很簡單，只有幾條很明顯的紋路。此類病人思想較為單純，內傷病容易治療。

望舌

望舌分為望舌質、舌形、舌態、舌苔。正常舌象為淡紅舌薄白苔。舌質（舌體）柔軟、活動自如、舌色淡紅。

◎**望舌質**：舌尖診心肺的病變，舌中診脾胃的病變，舌的兩邊診肝膽病變，舌根診腎的病變。舌色：主要分淡紅、淡白、紅絳、青紫四種。

- **淡紅舌**：舌質顏色淡紅，潤澤，白中透紅——是心血充足，陽氣旺盛，為健康人舌色。
- **淡白舌**：舌色較淡紅，舌質淺，紅色較少而白色偏多——為氣血虧損。

• **紅絳舌**：舌色較淡紅，舌質紅。深紅色者稱為絳舌，鮮紅色者稱為紅舌，多為熱證；舌尖紅者為心火，舌邊紅者為肝膽火，舌中紅者為胃火。

• **青紫舌**：全舌呈青色或紫色，或局部見青紫色斑塊、瘀點為青紫舌——多為熱證、寒證、瘀血證。成絳紫而深，乾枯少津液，多為熱毒太盛。舌淡紫而潤，多為陰寒內盛；舌色暗紫或青紫，為血瘀較重；局部舌紫斑、瘀點，為血瘀較輕。

◎**望舌形**：正常舌體大小適中，異常舌有老舌、嫩舌、胖大舌、瘦薄舌、裂紋舌、芒刺舌、齒痕舌。

• **老舌**：舌質紋理粗糙為蒼老舌，為熱盛主實證。

• **嬌嫩舌**：紋理細緻，多為氣血運行不暢，內有水濕，多為虛證。

• **胖大舌**：舌體較正常舌大，為脾腎陽虛所致，主水腫、痰飲。

• **腫脹舌**：舌體腫大，舌肌呈現脹大狀，甚者不能閉口，不能縮回，稱腫脹舌。多因心脾熱盛，或酒毒上攻。其中舌青紫而腫脹，為酒毒攻心；鮮紅腫脹，為心脾熱盛。

• **瘦薄舌**：舌體較正常，舌小而瘦薄者，稱瘦薄舌。多見陰血耗傷、脾虛精虧。舌體瘦薄主陰虛血虧。

• **裂紋舌**：舌面有明顯的裂痕，可呈現人、一、川字等不同形狀，由精血虧虛所致。主血虛證（先天裂紋舌者除外）。舌中呈一字裂紋，為內傷酒毒所致。

• **芒刺舌**：舌體上有紅色顆粒突起如刺，摸時感覺刺手，主邪熱太盛，舌邊芒刺為肝膽熱盛，舌中有芒刺主胃腸熱盛。

• **齒痕舌**：舌體邊緣有壓迫痕跡，為齒痕舌。舌體腫大，出現齒痕，主脾陽虛衰，水濕內停；舌體不見胖大，而出現齒痕舌，為肝鬱所致。

◎**望舌態**：正常舌，舌體活動靈敏，伸縮自如。病理舌態有強硬、震顫、歪斜等變化。

• **震顫舌**：舌體不停顫動，多為肝風內動；舌質淡白而顫動者，為血虛生風；舌紅絳而顫動者，為熱極生風；舌面細小顫動者，為傷風所致。

• **強硬舌**：舌質紅而強硬，多見於中風先兆。可見於外感邪熱，內傷痰濕或肝風夾痰擾神。

◎**望舌苔**：主要觀察舌苔的薄厚、潤燥、腐膩、剝落以及顏色的變化。

• **薄**、**厚苔**：透過舌苔能見舌體為薄苔，透過舌苔不見舌體為厚苔。薄苔為疾病初起，厚苔為病情較重。

• **潤**、**燥苔**：舌苔濕潤適度為正常苔，苔乾、粗糙為燥苔。苔的潤燥程度表示體內津液的盈虧情況。舌上水液過多，伸舌時，口水流淌者，為滑苔，為寒濕內盛的標誌（小兒多見於脾虛）。

• **腐**、**膩苔**：苔質疏鬆，顆粒較大，刮之如豆腐渣樣為腐苔；苔質顆粒細密為膩苔。苔的腐膩可知陽鬱與內濕的程度。腐苔多為食積胃腸或痰濁；膩苔因陽氣被遏阻，多見於濕濁或痰飲。

• **剝落苔**：舌面本有苔但部分剝落，標誌胃氣或胃陰受損。若舌苔驟然退去，光潔如鏡者為光剝苔，是胃陰胃氣俱損的危重現象。

苔的顏色分為白苔、黃苔、灰黑苔等。

• **白苔**：多主表證、寒證。苔薄白而乾，舌尖紅者為燥熱，厚白苔主痰濕。

• **黃苔**：多為熱證，從黃的程度辨別熱的輕重。

• **灰黑苔**：淺黑色是灰苔，深者為黑苔。如苔灰黑而潤為陽虛生寒、痰濕內阻；苔色灰黑而乾為裡熱證。

望頭髮

髮為血之餘，腎之華在髮。通過觀察患者的頭髮，可以判斷出機體氣血之盛衰、腎精之充足與否。頭髮烏黑發亮，反映腎精充足，氣血充盈；頭髮變白，反映腎精不足；頭髮發黃、乾燥、分叉，反映陰血虧虛；頭髮脫落，多見於肺火亢盛；頭皮流油脂則反映肺之宣發功能過亢，肅降功能不足。

上述八點望診內容熟悉後，在給病人切脈時，一邊體會脈象，一邊望診，然後結合脈診所得，可以做出比較準確的判斷，同時依據中醫十問歌（見下文），根據脈象，有的放矢地進行詢問，在問取病人結果的同時，聞診也隨之進行。

聞聲音

聽病人說話聲音，就可以對一些特定的疾病做出判斷，比如咽喉不利的患者，說話聲音嘶啞；慢性鼻炎的患者，鼻音較重；咳嗽的患者，說話時常伴有咳嗽；咽乾的患者，說話時，邊說邊咽唾沫……。

聞氣味

在病人說話的時候，可以聞及患者口中及身體散發出的異味，這對於一些病有很大的診斷價值。比如：

- **爛蘋果味**：糖尿病病人併發酮症酸中毒時，呼出的氣體就會帶有爛蘋果味。
- **尿臊味**：患有慢性腎炎或腎病的病人，病程進展到慢性腎衰竭階段，由於無尿，尿素氮、肌酐等不能排出體外而瀦留於血中，就會使病人呼出的氣體散發出尿臊味或氨味。

· **糞臭味**：大便失禁的病人不能控制大便，其身體也可散發出難聞的糞臭味。
· **大蒜味**：有機磷農藥中毒的病人，其呼出的氣體、嘔吐物可散發出刺激性蒜味。
· **口臭**：口腔發出難聞氣味，一般見於口腔炎症、胃火亢盛。吃大蒜過多，也會有異味。
· **餿腐味**：患者胃中停食，消化不良，說話或打嗝時就會有餿腐味。
· **狐臭味**：腋臭的病人，由於腋窩的皮脂腺分泌的皮脂經細菌的作用，散發出特殊的狐臭味。
· **酒味**：大量飲酒後或者醉酒者，口中會散發出濃烈的酒味。
· **嘔吐物散發糞臭味**：則應考慮低位腸梗阻⓱的可能。
· **痰液具有惡臭**：肺癰⓲的患者，痰液中可以聞到惡臭。

問診

切完脈後，可以根據你切診和望診收集到的資訊，進行有目的地問診，問診是為了驗證你切診和望診的結果，也是為了完善切診和望診的結果。問診時，為了不遺漏需要問的問題，可以採用十問歌的順序。

〈十問歌〉

一問寒熱二問汗，三問頭身四問便，
五問飲食六胸腹，七聾八渴俱當辨，
九問舊病十問因，再兼服藥參機變，
婦女尤必問經期，遲速閉崩皆可見，
再添片語告兒科，天花麻疹全占驗。

四診完畢，資料收全，你心中就應該對疾病的病機、治法、方藥有一個完整的思路，這樣你才能為病人解釋病情，闡述預後，最後開出你的處方。

臨證之時，從病人走進診斷室開始，望診就已經隨之進行，隨後的切診、聞診、問診，都將在短短的幾分鐘之內進行完畢。因此給病人看病時，醫生的大腦處於一種緊張的工作狀態，醫生的眼睛、耳朵、鼻子都在緊張地工作，對病人每一個細節的忽視，都會導致疾病的遺漏，每一次粗心，都會導致疾病的診斷出現差錯。因此，沒有聰明的醫生，只有細心的醫生。

小提示

通過對這一課的學習，你是否意識到系統掌握四診知識，並加以熟練運用，是中醫診斷疾病的關鍵？同時也應該意識到，醫生看病時應該精神集中，應該凝神靜氣！應該意識到，細心是學好中醫的前提！

❶切脈又稱脈診，是中醫師用手指按診患者腕後橈動脈搏動處，藉以體察脈象變化，辨別臟腑功能盛衰，氣血津精虛滯的一種方法。

❷這裡的客是指居住的意思，即鵲巢鳩占的意思。

❸蔥的別稱。明李時珍《本草綱目．菜一．蔥》：「芤者，草中有孔也，故字從孔，芤脈象之。」

❹數，音ㄕㄨㄛˋ。中醫學術語。指脈搏頻率高，每分鐘在九十次以上。漢張仲景《傷寒論．辨脈法》：「其脈浮而數。」

❺溺即尿，「遺溺」就是遺尿。遺尿是指不自主的排尿。

❻月使，出《脈經》卷九。指月經。

❼膝部以上的大腿骨，或指大腿。

❽同「下痢」。中醫「泄瀉」和「痢疾」的統稱。

❾TCD是Transcranial Color Doppler的縮寫，即頸動脈超音波或經顱都卜勒超音波。頸部超音波掃描是屬於非侵襲性、可重複、無輻射性且具高度安全性的檢查項目，不會有疼痛感、副作用或危險性。主要是運用超音波反射的原理，檢查頸動脈的血流量、血管狹窄程度及是否有粥狀樣硬化，以評估供應腦部血流的血管狀況，並測量其血流速度。

❿即Flunayizine Hydrochloride Capsules，被歸類到抗菌消炎藥、偏頭痛、其他神經系統類、眩暈、耳鳴、心腦血管類、其他心腦血管類等藥品分類。

⓫崴，音ㄨㄞˇ，腳扭傷的意思。

⓬同「痺」。一種神經性疾病。肢體失去感覺，不能隨意活動。

⓭預後，指根據經驗預測的疾病發展情況。

⓮是指臟腑病理變化過程中的滲出液。水和飲的區別是，稀而清者為「水」，稀而黏者為「飲」，名實異同，故常水飲並稱。

⓯眥，音ㄗˋ，上下眼瞼的接合處。近鼻處為內眥，近鬢處為外眥，通稱眼角。

⓰手魚，人體部位名，又單稱魚，即大魚際部。在手腕前大指本節後，有肌肉隆起，形如魚。《靈樞．本輸》：「魚際者，手魚也。」

⓱低位腸梗阻指發生在回腸、回盲部、大腸的腸梗阻。

⓲指肺膿瘍。

思路 7

如何看病機，斷病源

——教你看懂25條病機的道理

學習中醫的旅行，經過了前面的三站，一般人都會有些興趣了，對中醫的認識也清楚了。如果還是拿從北京到陝西來打比方，可以說前面三站走的是大路，很容易理解，而下一步我們將要穿過一個原始森林，需要我們細心地辨析，才能走出去，如果走不出這一段路，就會迷失在中醫林海中，找不到方向，更談不上到達目的地了……。

這個原始森林就是眾多疾病的病機，許多醫生一輩子按教科書來開方，效果平平常常，認為中醫就這麼回事，給病人解釋時，就一句話：中藥起效慢，慢慢來。

事實上中藥起效並不慢，慢是因為沒有深刻認識到病機，憑感覺下藥，所以就慢了。

機者，機關也，是事物發生發展的樞紐，是很重要的關卡。病機不明，則永遠停留在猜病、估病的層次，想獲得神奇效果，那是不可能的。識病機很重要。看病如同打仗，「藥物」是武器，「方」是武器的組合，如何打仗還得明白敵情，敵人是誰？多少兵力？如何向我方進攻……如果這些都搞不清楚，就無法打勝仗了。明白病機就是弄清楚敵情，知己知彼，才能百戰百勝！

識病機就是要通過疾病的表現形式，透過現象看本質，尋找疾病形成的因素。如果我們結合前面所講的醫病指南針來論述，識病機就是要尋找輪子上哪一個點卡殼了，是什麼原因卡殼了。下面我們舉個例子，這樣談病機就不會枯燥無味。

牙痛大家都見過，牙痛患者，既不能吃熱的也不能吃涼的，患者只有張開嘴，慢慢吸涼氣才稍稍舒服，這是為什麼？牙齦屬胃！通常認為牙痛是胃火上攻所致，可既然是胃火上攻，為什麼病人又遇涼加重？牙痛的病機其實是「寒包火」，即胃火上攻於牙齦，復被寒邪包裹，熱邪沒有出路，就形成了牙齦腫痛。寒邪從哪裡來？從飲食中來！

平時吃辛辣之物的同時，喝上一杯冷飲，很爽快！爽快的同時，若正逢胃火上攻於牙齦，牙齦又被寒涼包圍，火邪外發不得，下行不得，自然疼痛。病人喝熱水時加重熱邪；喝涼水，加重寒邪，所以冷熱均痛……。

臨床上運用：生大黃十五克，生麻黃十克，薄荷十克，生甘草十克，泡茶喝，一劑喝一天（此方由愛愛醫❶會員「鄉村醫生向陽花」提供，在此表示感謝）。方中大黃泄胃熱，麻黃散外寒。一泄一散，寒包火的病機就可以化解。薄荷疏肝，甘草伏火。為什麼要疏肝？因為肝屬木，木克土，肝氣上升，則胃氣下降，看看前面的醫病指南針就明白了！「寒包火」就是大多數牙痛的病機。

談病機，首先就得知道病機十九條！病機十九條出自〈素問．至真要大論〉，是中醫診斷和治療疾病的基本準則。作為醫者，在診斷疾病的時候要「審察病機，無失氣宜」。在治療疾病的時候要「謹守病機，各司其屬」。

帝曰：「願聞病機何如？」

岐伯曰：「諸風掉眩，皆屬於肝；諸寒收引，皆屬於腎；諸氣膹鬱，皆屬於肺；諸濕腫滿，皆屬於脾；諸熱瞀瘈，皆屬於火（心）；諸痛癢瘡，皆屬於心（火）；諸厥固泄，皆屬於下；諸痿喘嘔，皆屬於上；諸禁鼓栗，如喪神守，皆屬於火；諸痙項強，皆屬於濕；諸逆沖上，皆屬於火；諸脹腹大，皆屬於熱；諸躁狂越，皆屬於火；諸暴強直，皆屬於風；諸病有聲，鼓之如鼓，皆屬於熱；諸病胕腫，疼痠驚駭，皆屬於火；諸轉反戾，水液渾濁，皆屬於熱；諸病水液，澄澈清冷，皆屬於寒；諸嘔吐酸，暴注下迫，皆屬於熱。」

故曰：「謹守病機，各司其屬，有者求之，無者求之，盛者責之，虛者責之，必先五勝，疏其血氣，令其調達，而致和平，此之謂也。」

如將原文順序進行適當調整，可歸納為：五臟病機五條，上下病機二條，風、寒、濕病機三條，火病機五條，熱病機四條。這樣便於記憶。其口訣是：五臟上下風寒濕，火五熱四要記清。❷

◎五臟病機

- 諸風掉眩，皆屬於肝。
- 諸寒收引，皆屬於腎。
- 諸氣膹鬱，皆屬於肺。
- 諸濕腫滿，皆屬於脾。
- 諸痛癢瘡，皆屬於心（火）。

◎上下病機

- 諸痿喘嘔，皆屬於上。
- 諸厥固泄，皆屬於下。

◎風寒濕病機

・諸暴強直，皆屬於風。
・諸病水液，澄澈清冷，皆屬於寒。
・諸痙項強，皆屬於濕。

◎火病機五

・諸熱瞀瘈，皆屬於火（心）。
・諸禁鼓栗，如喪神守，皆屬於火。
・諸病胕腫，疼痠驚駭，皆屬於火。
・諸逆沖上，皆屬於火。
・諸躁狂越，皆屬於火。

◎熱病機四

・諸脹腹大，皆屬於熱。
・諸病有聲，鼓之如鼓，皆屬於熱。
・諸轉反戾，水液渾濁，皆屬於熱。
・諸嘔吐酸，暴注下迫，皆屬於熱。

病機1 諸風掉眩，皆屬於肝

「諸」，諸多也，指一切或多數之意；「風」，既為六淫中的外風，也指內生五邪中的內風，又稱肝風，故風包括外風與內風二種；「掉」，搖動之意，其範圍包括頭面、四肢、身體其他部位的搖動及肌肉的跳動（在頭部亦指病人自覺有旋轉的一種症狀）；「眩」，習慣稱作「眩暈」。我們再看看《內經》：「風盛則動。」這就明白了，「掉眩」其實就是講風在人體內的表現，沒有這個表現，我們也就無法得知體內是否有風了。「眩」指眩暈，從西醫角度來看，就是「腦血管痙攣」，細想一下，「眩」也是「掉」的表現，只是「掉」表現在了腦血管上，這樣就與「風盛則動」完全一致了，風在體內表現就是「動」。

「動」在臨床上可以看到眼皮跳動、嘴唇蠕動、面部肌肉抽動、頭部顫動、雙手抖動等這些明顯的「動」，最典型的就是帕金森氏症，也很容易想到「風盛」的問題。但下面這些情況你是否會想到是風盛的原因？是否想到「諸風掉眩，皆屬於肝」？

- **腸道病變**：患者腸蠕動亢進，出現腹痛腹瀉。針對蠕動亢進，是否想到腸道有風？

  或問：腸蠕動亢進與肝也有關係？

  答曰：看看痛瀉藥方，再結合西醫所說的腸蠕動過快，再想想痛瀉藥方中的白芍、防風，你的思路可能就一下子開闊了。腸蠕動亢進，也是動的一種，也是風的表現形式。

- **呃逆證**：呃逆屬於膈肌痙攣所致，即膈肌抖動太過，治療時是否考慮過祛風，考慮過調肝？
- **眩暈，頭疼**：TCD檢查報告腦血管痙攣，西醫採用活血、擴張腦血管治療。中醫治療時，是否考慮到從肝入手，配合祛風的藥物？用上天麻、鉤藤、蜈蚣……。

> **小提示**
> 這一條的理解，關鍵是要明白「動之太過即為風」，而風的治療，皆屬於肝的範疇。

「諸風掉眩，皆屬於肝」、「風盛則動」。動之太過即為風，明白了這一層，再回過頭來看臨床上的一些疾病，思路就會開闊不少，就知道是怎麼回事了！

病機2 諸寒收引，皆屬於腎

寒邪分為外感之寒和內生之寒。內生之寒，即人體陽氣衰弱，陰邪過剩，虛寒內生。外感寒邪是指寒邪由外而入，進入人體。看看前面講的葛根湯證就明白所謂「正氣存內，邪不可干」。寒邪自膀胱經而入，也是有正氣不足的前提。因此概括而言，人體寒邪，不論外感還是內生，均與腎有關！

寒性收引，這是寒邪的特點。收引在人體的表現可以從兩個角度來理解，即橫向收引和縱向收引。橫向收引就好比水管收縮變細了一樣！人體寒邪偏重，經脈也會收引變細，影響氣血的運行，出現局部經脈氣血不通，形成「疼痛」的表現，即所謂的「不通則痛」，這個很好理解。

另一個收引是縱向收引，好比一段鋼材，受凍後變短了一樣！人體的經脈、筋骨、肌肉等，受到寒邪的侵犯，也會收縮變短，感覺一根筋被扯住一樣。這種病人不少，但臨床上卻往往想不到是寒邪的作用，忘記了腎！

病人常常說：「醫生啊！我這膀子的筋好像被扯住，伸不開？」「我這脖子後面的筋好像短些，扯得人很不舒服！」……。看到寒性收引，再想想以前遇到的病人，回想當時病人說過的話，就會有深刻的體會。「諸寒收引」，言簡意賅地將寒邪在人體的表現描述出來，反覆言誦，反覆揣摩，自能明白其中的妙處……。

我們再結合臨床上的病人來看看，想想中風後遺症患者，想想患者偏癱後手指不得伸展、經脈不得舒張、患側手足發涼，對諸寒收引的理解可能就更加深刻些……。

【病例】

張某，男，四〇歲，長途汽車司機

症狀：腰膝冷痛，腰部關節拘緊三年。

三年前因一次性生活後，連夜開車，幾天後即感腰膝冷痛，隨後症狀不斷加重，經多方治療，病情始終未見明顯好轉。一年後出現陽痿。兩年後腰脊呈佝僂狀，且日漸加重。現畏寒蜷臥，神疲欲寐，四肢發涼。患者形體消瘦，精神委靡，舌苔白膩而滑，脈沈細。

診斷：痹證（腎陽虛衰，陰寒內盛）。

治法：回陽救逆，溫通經脈。

用藥：烏附片二十五克（先煎一小時）、乾薑十五克、炙甘草十克、白芥子十五克、獨活十五克、桑寄生二〇克、全當歸十五克、大秦艽十二克、熟地黃十八克、炒白芍十五克、炒杜仲二〇克、細辛十克、川芎十二克、川牛膝十五克、威靈仙十五克、五加皮二〇克，五劑，每日一劑，水煎服。

結果：服用十五天後明顯好轉，原方加減繼服五〇劑而癒。

小提示

當你在臨床中，遇到病人反映身體的筋好像變短了，收縮得很不舒服時，別忘了寒性收引，別忘了腎。

病機3 諸氣膹鬱，皆屬於肺

「膹鬱」一詞的意思，歷來頗有爭議。

王冰❸注：「膹，謂膹滿。」《醫宗金鑒．運氣要訣．運氣為病歌》：「諸氣膹鬱痿肺金。」注：「膹鬱，謂氣逆胸滿，膹鬱不舒也。」《內經知要》❹卷下：「膹者，喘急上逆；鬱者，痞塞不通。」

肺主氣，氣有餘者，本經自伏之火；氣不足者，則火邪乘之。虛實之分，極易淆誤，所當精辨。」

膹鬱可以理解為氣機上逆，鬱積於胸中！因為肺主宣發、主肅降，五臟六腑之氣上逆，依賴於肺的開與合、宣與降才能得到調節，如果肺氣斂降無力，上逆之氣與肺之斂降對峙，上逆不得，下降不能，鬱塞於肺，故出現「鬱」。

「諸氣」並非僅僅指肺氣，應該指各臟腑之逆氣！這樣來理解這句話，意思就更加清楚了，同時對鬱積在胸中的氣，也有明確的治療方法了——調節肺之宣發與肅降。

小提示
如果你回頭看看〈思路五〉的最後一個案例，看看雙升雙降開鬱化痰湯，對「膹鬱」的治療就會有深刻的認識了。

病機4 諸濕腫滿，皆屬於脾

「腫滿」，腫是指腫在皮膚及四肢，滿是腹內脹塞，腫滿指浮腫脹滿之意。

濕有內外之分：雨露傷人或久臥濕地屬外濕；久食生冷，脾陽被傷，不能化濕，形成內濕。脾主運化，主四肢，如果運化失調，水濕不能運化，滯留於體內，滯留於四肢，就會發生浮腫脹滿等症狀，本文之浮腫脹滿是由脾不運化所致。臨床中濕邪多能致腫滿，但腫滿並非全是濕所引起。如「病機十九條」中的「諸脹腹大，皆屬於熱」和〈素問．陰陽應象大論〉中「熱甚則腫」，就不屬於濕。

對此條可以這樣理解：濕邪內停，脾失運化，導致軀幹、四肢出現腫滿的症狀，皆可以從脾來調理。常言道：「兵來將擋，水來土掩。」這其中的「水來土掩」其實就蘊含了「以土治水」的道理，借用到中醫裡來，脾屬土，濕邪為水，以土治水，五行相克也。

腫滿有明顯的濕象，可以很容易想到調理脾臟，但有時腫滿雖也與濕有關，我們卻不容易想到。比如：腹型肥胖的患者（俗稱「啤酒肚」），大多數人首先想到的是「減肥」，吃減肥藥！沒有想到中醫的辨證從痰濕入手，從脾入手來解決問題！

看得見的腫滿可以調理脾臟，有些看不見的又該如何呢？對於痰濕較重的患者，出現肝臟腫大，出現脂肪肝，我們同樣也要調脾。痰濕引起的肝臟腫大，不也是「諸濕腫滿」的表現嗎？如果我們再細細推尋下去，可以總結出這樣的觀點：只要有濕邪這個病因存在，患者出現了機體局部的腫滿，就可以從脾來調理，不論是眼皮腫，還是體內長腫瘤，調脾都是很重要的……。

病機5 諸痛癢瘡，皆屬於心（火）

看到這句話，很多人有些疑惑！前面講過，寒性收引，收引導致氣血不通，不通則痛。現在又談痛與心的關係，是不是有些牽強附會？還有「癢」，不是屬於「風」嗎？與心又有何干係？「瘡」與心的關係，似乎更加遙遠……。

事實不然！「痛」、「癢」、「瘡」不僅與心有關係，而且關係還很密切！

「心主血脈」！「不通則痛」、「不榮則痛」，無論是「不通」還是「不榮」，其實談的都是血脈的問題。當血脈不通，局部自然出現瘀滯，疼痛就會產生了；不通的背後，其實就蘊含了不榮，因為血脈都流通不過去，能榮養嗎？「不通」和「不榮」很多時候是並存的，而治療「不通」和「不榮」時，從心入手，活血通脈就是關鍵性的問題。中藥針劑「丹參注射液」、「血塞通粉針劑」在臨床上作為常用藥，對大多數疼痛都有改善作用，就是這個道理。張錫純的「靈效活絡丹」，就是充分運用了這個道理。

活血通脈治療疼痛與溫經散寒治療寒性收引所致的疼痛是否相悖？可以說這是認識事物的角度不同，對於寒邪引起的疼痛，散寒止痛的同時，運用的溫性藥物其實也起到了溫經活血通脈的作用……。

「癢」之為病，可以理解為風邪聚集在局部的一種反映，通過活血通脈，促進氣血的運行，風邪由裡發表，隨汗而解，正所謂「治風先治血，血行風自滅」、「大氣一轉，其氣乃散」，所以說「癢」的治療，從心入手也算是捷徑。臨床上常用桂枝湯治療西醫所說的過敏，其中桂枝的作用就在於此……。

「瘡」與心的關係，同樣也是建立在「心主血脈」的理論基礎上。許多人見瘡即用清熱解毒的藥物，這與西醫見瘡就用抗生素是一樣的思維模式，完全沒有「治病必求於本」的概念。瘡之形成，可以理解為人體營養物質鬱積在局部，而產生一種病理反應，看似「上火」，其實根本在於輸送出現障礙。對於這類疾病，活血化瘀就是很好的辦法，輸送問題解決了，營養物質不能積蓄了，病就好了。

對於久病的患者，氣血的不通，導致人體正氣輸布出現障礙，形成虛證，運用補藥補充不足的氣血（如黃耆），這樣病就好得更快些。也許很多人不信，看看古方「海浮散」（乳香、沒藥各等分）的配方及適應症。下次遇到丹毒的病人，你可以外敷試試，體會一下它的效果，就會有深刻的感受了，此方被譽為「外科回生保命之靈丹」毫不誇張。海浮散以活血化瘀藥來治療瘡疾，正所謂「流水不腐，戶樞不蠹」，人體血脈流暢，哪裡會有腐肉之瘡形成呢？

明白了「瘡」之本，知道了活血化瘀是治療的關鍵，我們再看看痤瘡，想想痤瘡該如何治療？經云：「汗出見濕，乃生痤疿。勞汗當風，寒薄為皶，鬱乃痤。」這裡面提到了「痤」的形成誘因：「汗出見濕」、「勞汗當風」、「寒薄」加「鬱」。從這裡可以看出，「痤」的外因為「濕」、「風」、「寒」，最後加上「鬱」！

發病的另一個條件為「汗出」，汗出意味著毛孔開，中醫稱為鬼門開了；門開了外邪才能入，入之後如不能出，鬱塞日久便形成「痤」。但「痤」與「痤瘡」還是有差異的！「痤」為初期，其外邪鬱積時間不長，用針挑破，當為白色米粒狀物質，如果此階段治療不當，病程反覆遷延，就形成了「痤瘡」。「痤瘡」者，「痤」加上「瘡」也。

如果只是「痤」，治療時相對容易些，《外科大成》定為「肺風粉刺」，採用枇杷清肺飲，組成為：枇杷葉、黃柏、黃連、人參、甘草、桑白皮、連翹、白芷、當歸。此方效果不錯，但只是針對「痤」。

因為此病為風、寒、濕鬱結而成，雖然已經鬱結化火，但寒邪、濕邪仍在，所以《醫宗金鑑》中採用顛倒散外用。顛倒散組方：大黃、硫黃各等分，兩藥共為細末，涼水調敷患處。本方為主治肺風粉刺及酒糟鼻的經典方劑，在臨床中較為常用。一味寒藥加上一味溫藥，寒熱搭配，這樣鬱熱得泄，沈寒得散，「痤」自然就好了。

但因方用大苦大寒的大黃與大辛大熱的硫黃同用，藥力激蕩，使用時必須注意，只塗抹在「痤」的表面，不適宜在臉上大面積地塗抹。內外兼修，「痤」很容易好。但如果沒有及時治療，發展到「瘡」的程度，臉上出現了很多包塊❺，有的顏色紫暗，瘀血明顯；有的甚至感染化膿，就非單純的「痤」那麼簡單了！因為涉及「瘡」，治療時要考慮到瘡科的問題了。那麼瘡又如何來治療呢？

再看看《內經》原文：「諸痛癢瘡，皆屬於心。」也就是說「痤瘡」之「瘡」要從「心」來治療！大多數人都沒想到這個層面上來！看到瘡就是清熱解毒、消腫散結……。這是沒有看到問題的本質，沒有看到「心」這個層面，如果想通了，則天下就無治療不好的痤瘡了！

我們再看看心之所主：「心主血脈，其華在面」，也就是說心是面部的老闆，臉上長痤瘡了，為什麼就不想想他的老闆呢？我經常給病人解釋：面部的血液循環依靠心臟，心臟的功能不強大，面部血液循環就差，面部氣色就不好，就容易長東西。就好比一個城市，交通不順暢，城市的垃圾運送不出去，就會堆積在城市的各個地方。

「痤瘡」就是面部的垃圾，用西醫的說法，是毛囊阻塞，皮脂腺的分泌不暢、細菌繁殖……。看到這裡，痤瘡的病機就算明白得差不多了：鬼門開，風、寒、濕自外而入，未能及時發散，鬱積日久，形成痤。痤沒能及時治療，鬱積化熱化毒，再加上心臟氣血不足，不能及時疏通面部氣血，鬱毒外發，而成瘡！

或問：為什麼痤瘡患者會便秘？

答曰：便秘是因為肺氣的斂降功能較差所致，便秘不是痤瘡的形成原因！但鬼門開，風、寒、濕自外而入，未能及時發散，與肺的宣發肅降功能出現異常是有關係的。

或問：為什麼吃辛辣之物會加重病情？

答曰：五味之酸、苦、甘、辛、鹹，其辛味歸肺經。辛味具有發散的作用，食辛辣之物後病情加重，是辛味入肺，肺之宣發作用加強，將外邪向外發散的結果。

前面講了「痤」的治療，那麼「痤瘡」該如何治療？

• 針對心臟，可以運用丹參、生地來補心血，同時稍佐桂枝溫通心脈，石菖蒲引藥入心，這樣心臟氣血充足，才有可能將面部的垃圾清運走。
• 運用斂肺的藥物，使人體內的濁氣向下運行，通過大便排出體外，此類藥物有：枇杷葉、苦杏仁等。
• 運用消腫散結的藥物，可以加快治療進程：如連翹、白芷等。
• 痤瘡顏色偏白者，考慮為濕鬱化痰，配以浙貝母等化痰散結之品。
• 病情反覆遷延者，需要扶正，按照瘡科論治，可以用黃耆托毒。病情嚴重時要考慮加適量解毒藥物如金銀花、玄參、紫草等。

治療原則：本病發展到「瘡」，已經是寒熱錯雜，虛實夾雜，用藥須寒熱搭配、攻補兼施。用藥切忌一派寒涼，否則病邪暫時壓制，日久爆發更加厲害，如此用藥，則永無可癒之日。想明白了痤瘡的治療，對「心主血脈，其華在面」，「諸痛癢瘡，皆屬於心」的理解就會上升一個層次。

小提示
為了加深對此節的理解，你可以參閱《醫林改錯》這本書，理解活血化瘀法在臨床中的運用價值。

病機 6 諸痿喘嘔，皆屬於上

痿指皮毛、筋骨、肌肉的委軟無力，臨床表現為倦怠無力、手不能握、足不能行等症。這一點我們見得最多的是中風、腦血管意外之後，患側肢體委軟無力。病變部位在腦，所以說諸痿屬於上。

喘為肺失肅降、其氣上逆，嘔為胃氣上逆；所有逆氣皆發生於上，這裡的上並非指上焦，是與下一句「諸厥固泄，皆屬於下」相對而言，上指的是上半身。再細化，則可以理解為：諸喘屬於肺、諸嘔屬於胃。

「諸痿喘嘔，皆屬於上」可以概括為：諸痿屬於腦、諸喘屬於肺、諸嘔屬於胃。

病機7 諸厥固泄，皆屬於下

厥者，逆也。輕則四肢厥冷，重則不省人事。固者，不通也。指的是前後二便不通。泄者，不固也。指的是大小便不固。這條病機可以理解為：凡是厥逆以及大小便不通或失禁，其病變原因在於下。

〈素問．厥論〉云：「陽氣衰於下則為寒厥，陰氣衰於下則為熱厥。」此陽氣、陰氣當指腎陽、腎陰。腎陽虛則生內寒，四末❻不溫即厥冷；腎陰虛則生內熱，手足心熱為熱厥。腎司二便，腎陽虛則尿頻，甚則不禁，氣化失司則癃閉❼；腎陽虛可致五更泄瀉，甚則失禁，陽虛氣閉，傳導失司則出現冷秘，導致便閉。腎陰虛則腸道失於濡養，燥結內生而便秘，或尿澀不暢。

此「下」包括了腎、膀胱以及大小腸，但主要關乎腎。為了加深理解，舉幾個例子。

【病例一：寒厥輕證】

李某，女，二十七歲

症狀：四肢發涼十餘年。

患者十餘年來四季手足不溫，四肢發涼，冬季則更加嚴重，每年冬季手足必生凍瘡，冬季睡覺，常常整夜難溫，曾在醫院就治，通過擴管、改善末梢血液循環，病情未能緩解，後尋求中醫治療，服用補血藥物以及當歸四逆湯，病情無明顯好轉。就診時病史如上，舌苔薄白，六脈沈細，右尺尤甚。經云：「諸厥固泄，皆屬於下」，四肢發涼為寒厥，病位在下，當從溫補下焦入手。

用藥：附子三〇克（先煎）、白朮二〇克、乾薑十五克、菟絲子二〇克、細辛十克、黃耆三〇克、當歸十五克。

結果：患者服用三劑後，手足轉溫，連用十餘劑，病情好轉，後服桂附地黃丸鞏固療效。

【病例二：長期腹瀉】

陸某，男，三十五歲

症狀：大便稀溏五年。

患者五年來，大便經常不成形，稍稍進食生冷，即拉稀水樣大便，醫院診斷為慢性腸炎，服用氟哌酸後病情好轉，但進食生冷，依舊發作。就診時患者身體消瘦，舌根白厚，齒痕舌，右關尺沈細而軟。經云：「諸厥固泄，皆屬於下」，此患者長期腹瀉，為脾腎陽虛，小腸化物功能減退所致。

用藥：建議患者服用附子理中丸。

結果：服用月餘，體重增加十餘斤，腹瀉治癒。

病機8 諸暴強直，皆屬於風

「暴」，是突然的意思；「強直」，肢體僵硬，不能屈伸，活動受限。強直而不能屈伸者，病變在於筋。經云：「肝主筋。」筋之僵硬，為失濡養所致；肝主筋，筋之濡養依附於肝。肝血不足，虛風內擾；或肝陽上亢，肝風內動，均可導致筋失濡養，故而出現強直。

「諸暴強直，皆屬於風」，可以理解為，突然出現肢體強直，活動受限，為肝風內擾所致。這裡的風，有虛有實。為了加深理解，我們列舉兩個例子。

【病例一：膝關節退行性病變】

周某，女，五十二歲

症狀：突發左膝關節強直，活動受限一天。

患者一天前無明顯誘因出現左膝關節強直，上下樓梯十分艱難，在醫院照X光片，報告為左膝關節退化性病變，告知患者此病為關節老化，無藥可治，建議服用止痛藥緩解。患者遂尋求中醫治療，切脈時左關鬱塞如豆，否認有肝膽系統疾病。

左關為肝，鬱塞如豆，反映肝氣鬱結，肝血不足。經云：「膝為筋之府」，「肝主筋」，「諸暴強直，皆屬於風」。此患者為肝血不足，筋失濡養，虛風擾膝所致。治療當以滋腎養肝，養血柔筋。養筋湯加減。

用藥：白芍三〇克、熟地二〇克、麥冬二十五克、炒棗仁十五克、巴戟天十二克、防風二〇克、當歸十五克、雞血藤二〇克。

結果：患者服用一劑後，關節活動即感輕鬆，三劑後病若失。

【病例二：小兒驚厥】

付某，男，四歲

症狀：患兒因高燒四十一度，出現四肢強直，服用退燒藥，未能及時緩解，就診時四肢強直，抖動，六脈弦數。經云：「諸暴強直，皆屬於風。」此患兒為肝陽化風，筋失濡養所致。

用藥：立即採用羚羊角磨細粉少許，涼開水灌服。

結果：片刻後，患兒驚止身涼，微微汗出而癒。

分析：「諸暴強直，皆屬於風」，在臨床時常運用，「強直」容易辨析，但「風」有虛實，實風易了，虛風難明。

病機9 諸病水液，澄澈清冷，皆屬於寒

「諸病」是泛指，泛指所有的病；「水液」也是泛指，指人體的液體狀分泌物，包括小便、涕、淚、唾液及水樣大便等；「澄澈清冷」，是對液體狀分泌物性狀的進一步描述，透明、清澈、清亮、感覺發涼。因寒為陰邪，易傷陽氣，當疾病病機為寒邪所致時，人體的分泌物就會清澈而冷，故凡人體排泄的水液，若「澄澈清冷」，則相應疾病的病機就屬於寒。這樣的情況很多，比如：

- 瀉稀水樣變，排便時肛門感覺發涼，為腸道受寒。
- 口中泛清水，伴胃脘疼痛，為胃受寒。
- 小便清長，為腎陽虛衰，寒邪內生。
- 鼻流清涕，為肺受寒所致。
- 迎風流冷淚，為肝經有寒。

這些「澄澈清冷」的水液，很容易讓我們想到皆屬於寒，但臨床中有些水液我們往往想不到觀察其是否「澄澈清冷」！比如：

- 瘡瘍潰破，膿液色淡清稀，形如敗絮，此時我們就應該想到屬於寒，而不能再使用大量清熱解毒的藥物。

• 胸腔積液、腹腔積液、穿刺時積液是否澄澈清冷，對於指導用藥也很有幫助。
• 慢性前列腺炎，大多採取清熱解毒的藥物治療，一些病人效果常常不盡人意。殊不知，凡精液清冷，質如稀水者，皆屬於寒……。

對於「諸病水液，澄澈清冷，皆屬於寒」的理解，其關鍵在於對「水液」二字的理解，不能將水液僅僅局限於小便，那樣就失去「識病機」的意義了。

病機 10 諸痙項強，皆屬於濕

談「諸痙項強」之前，我們先談個小故事。前年，拜訪一道醫，談到一些疾病的治療方法，我問道醫：「您治療腿抽筋用什麼辦法？」道醫笑了笑說：「所有抽筋之病，均為濕邪為患，除濕即可！少不了木瓜這味藥！」我說：「我用小伸筋草治療效果不錯！」「小伸筋草，伸筋除濕，效果自然有，但不及大伸筋草，大伸筋草除濕效果遠甚於小伸筋草……。」

自那次談話後，我一直困惑，為什麼腿抽筋不是通常所說的缺鈣，而是濕邪引起的？後來研讀《內經》，讀到「諸痙項強，皆屬於濕」，才恍然大悟。

這裡的「諸痙」泛指肌肉的痙攣，此「痙」並不是前面所說的「強直」，「強直」為「風」，「痙攣」為「濕」；項強者，頸項部肌肉筋脈僵硬也；伴惡寒者，為受寒所致，即「太陽之為病，脈浮，頭項強痛而惡寒」；無惡寒，則為濕邪停留於頸項，項部肌肉筋脈僵硬。

明白了這些，《內經》的「諸痙項強，皆屬於濕」就可以理解為：身體四肢及頸部肌肉筋脈痙攣，若無惡寒的症狀，均屬於濕邪為患。為了加深印象，我們舉幾個案例。

【病例一：頸椎退行性病變】

劉某，女，三〇歲，會計

症狀：頸項僵硬兩個月。

患者兩個月來無明顯誘因出現頸項僵硬，活動時疼痛加劇，在醫院行頸部CT❽檢查，報告為頸椎二至三，三至四椎間盤輕度突出。遂採用牽引及手法按摩，治療一周，病情稍緩解，最近因伏案工作，病情再次加重，尋求中醫治療。就診時頭左右活動，即疼痛難忍，頸部肌肉強硬，左寸、尺細軟。

經云：「諸痙項強，皆屬於濕」，患者左尺細軟，腎陰虧虛，腎主封藏，封藏力量不夠，下焦水濕隨肝氣升騰，達於上焦，外加患者工作原因，頸部氣血經脈循行較差，水濕停滯於項，故出現頸項僵硬。治療以收攝腎水，除去頸部濕邪，解除頸項僵硬，則病情立時可以治癒。

用藥：生牡蠣三〇克、葛根三〇克、茯苓二〇克、桂枝十克、薏米仁二〇克、大伸筋草十五克，三劑。

結果：上方服用三劑，患者頸部肌肉大為鬆弛，左右活動，已無疼痛。囑注意工作時的坐姿，不要使頸椎過度勞累。

分析：用生牡蠣入腎，收攝腎水，增強腎之封藏能力；葛根引藥達頸部，同時也能緩解頸部肌肉痙攣；茯苓、薏米仁、大伸筋草皆為除濕而設；桂枝為溫通經脈而用，經脈通暢，其濕邪自無停留之處。

【病例二：腿抽筋案】

張某，女，八〇歲

症狀：雙小腿肌肉痙攣（俗稱抽筋）三年餘。

患者三年來，間斷發作雙小腿肌肉痙攣，嚴重時每天四五次，伴步行無力、夜尿頻多。在醫院行骨密度測定檢查，確診為「骨質疏鬆症」，予以補鈣治療，症狀可控制，但只要停藥一周，上症復發。就診時處以如下處方：

用藥：淫羊藿三〇克、小伸筋草二〇克，七劑，水煎服，日一劑。

結果：患者服用七劑後，半年來未再復發。

分析：方中小伸筋草能除濕、舒筋、活絡，淫羊藿能夠補腎，增強腎的封藏之力。

【病例三：雙前臂及雙手抽搐案】

李某，男，四十二歲，工人

症狀：雙前臂及雙手抽搐、痙攣一月餘。

患者一個多月前無明顯誘因出現雙前臂伴雙手向內抽搐、肌肉痙攣，不伴其他部位不適。持續一至兩分鐘後可自行緩解，發作時程度較重，緩解後雙前臂肌肉痠痛。此後每日發作三至五次，無明顯規律性。在多家醫院行相關檢查，未明確病因，予補鈣治療，病情無緩解。平素時有頭昏不適，大便稀溏不成形多年，無其他基礎疾病，患者相關理化檢查也無陽性發現。舌體胖大，舌面輕微抖動，舌根部發白；脈診所得：雙寸沈細而軟，關尺鬱滑。

診斷：痙證。

病機：經云：「諸痙項強，皆屬於濕。」患者雙前臂痙攣，為濕邪停聚筋脈，筋脈得不到陽氣滋養所致。頭昏為脾虛，清陽不升；大便稀溏，為脾虛運化失司；舌體胖大，為脾虛濕盛；舌面輕微抖動，為脾虛生風；舌根部發白，為腎陽虛的標誌。雙寸沈細而軟，反映雙上肢筋脈為濕邪所困，氣機不暢，得不到陽氣滋養；關尺鬱滑，反映體內痰濕偏重。

治法：健脾升陽，祛風化痰，除濕通絡。

用藥：黃耆三〇克、蒼朮十五克、冬瓜子二〇克、防風二〇克、蟬蛻十五克、五加皮二〇克、生首烏二〇克、生牡蠣二十五克、木瓜十二克、小伸筋草三〇克、薏米仁二〇克、桂枝十二克、桑枝十五克、艾葉十克、黑豆二〇克，三劑，日一劑。

結果：患者三日後複診，自述服藥期間，痙攣只發生過一次，頭昏明顯好轉。守方三劑，痙證治癒。

分析：此案例病機並不複雜。在四診資料齊全的情況下，很容易做出判斷。我想值得深入思考的，不是案例本身，而是通過此案例可以加深對《內經》病機「諸痙項強，皆屬於濕」這句話的理解，從而指導臨床上一系列與「諸痙」、「項強」相關疾病的治療。

病機11 諸熱瞀瘈，皆屬於火（心）

「瞀」，音「ㄇㄠˋ」，其義為：眩暈、昏悶。河間謂瞀者昏也，如酒醉而心火熱甚，神濁昧而瞀昏。「瘈」，音「ㄔˋ」，其義為：肢體肌肉抽動、抽搐。這一條可以理解為：凡身體發熱，出現眩暈、昏悶、四肢肌肉不自主地抽動，屬於火邪所致。火為陽邪，易傷津液，人體津液虧虛，筋脈失其濡養，自然出現四肢肌肉不自主地抽動；心主火，本需水濟，現津液受損，火邪復又擾心，自然出現胸中窒悶、煩躁、眩暈。

這裡的「瘈」雖然指的是肢體肌肉抽動，但與傷寒論之剛痙、柔痙不同；與上一條之「諸痙項強，皆屬於濕」也不相同。本條之「瘈」乃熱盛傷津所致，除肢體抽動外，甚者還伴有神智的輕度改變，其治療當以養陰柔痙，清心安神為主，多見於溫熱病發展過程中。

《傷寒論》之剛痙、柔痙，雖然也是因為津液受傷，筋脈失去濡養，但因寒邪阻滯筋脈而出現頸項強急，口噤不開，甚至角弓反張；發熱無汗為剛痙，發熱有汗為柔痙。剛痙用葛根湯生津養筋，發汗解表；柔痙用瓜蔞桂枝湯解肌發表，生津舒筋。「諸痙項強，皆屬於濕」為濕邪停滯筋脈，筋脈失去陽氣溫養而出現痙攣，痙攣多見於四肢，病情相對較輕。

病機12 諸禁鼓栗，如喪神守，皆屬於火

「禁」者，通「噤」，為口閉，失語。「鼓」者，鼓頷，上下牙齒戰。「栗」者，身體抖動，即寒戰。「如喪神守」，即「如神魂失守」，神不守舍，出現輕度的精神失常。

一般的外感、傷寒以及溫病，初起邪在表，不會出現上述證候。發病多日，高熱不退，邪熱入裡，導致陽鬱不伸，出現真熱假寒，寒戰、戰齒；另外熱擾心神，心神失養，表現為失語及神不守舍。這樣的證候在傷寒陽明證與溫病氣分證中亦可出現，屬於表邪傳裡，裡熱熾盛的外感熱病的劇期。如果不能得到及時治療，病勢將由「氣」轉「營」，劫液耗血，出現昏昧狂亂。此條病機實為上一條「諸熱瞀瘈」的進一步加重。症狀除了寒戰、戰齒、失語、神不守舍以外，應當與上條一樣具有發熱症狀，在原文中沒有提及，屬於省略。

上一條為「抽搐」，這一條見「寒戰、戰齒」，病因都是火邪，症狀卻有差異。本條所出現的寒戰、戰齒為真熱假寒，只有通過病機分析，才能不為假象所惑，避免診斷與治療失誤。

病機13 諸病胕腫，疼痠驚駭，皆屬於火

「胕」者，足也，「胕腫」即足腫。「疼」者，疼痛；「痠」者，痠軟無力。「驚」者，不安；「駭」者，害怕之意。「驚駭」為不安、害怕的意思。這一條文可以理解為：患者足部腫痛、痠軟無力，伴有驚恐害怕的表現，是因為火邪所致。

臨床中出現足部浮腫，伴有痠痛，同時因此而出現驚駭不安的患者不在少數。比如：丹毒（急性淋巴管炎），熱痹（急性痛風性關節炎、急性風濕性關節炎）。這些疾病除了足部局部腫痛以外，常常可見患處皮膚焮紅，撫之灼熱。用手稍碰患處，患者會因怕疼而出現驚駭不安的表現。

上述證候，屬於陽證、實證，且為熱之甚者，熱之極便是火，故曰「皆屬於火」。讀書不能讀死，不要被胕（跗）字完全束縛，當舉一反三，對於此條可以理解為，不論肢體任何部位出現上述症狀者，同樣符合「皆屬於火」的病機，治則相同。

病機14 諸逆沖上，皆屬於火

「逆」者逆行也，氣機當降而反升為之逆。「沖上」即逆上，進一步補充逆為上逆，而非下逆。這裡的「沖」字，為形聲字，從水，「中」聲，原指向上湧流。這條病機可以理解為：人體氣血突然向上沖逆，都屬於火。臨床中突發而相對較重的上逆症狀比較常見，如：

- 素體❾下焦虧虛，復受外風侵襲，外風引動內風，風氣上逆，升而不降，氣血並走於上，出現中風。
- 風熱犯肺，肺氣宣發太過，而為咳喘。

・暑熱犯胃，胃氣逆上之嘔吐。

火為陽邪，其性炎上。不論虛實，凡氣逆上沖者，上焦皆屬於火，細而分之有虛實之別。無論虛實，其治療方法，降逆為先，實者配以清熱瀉火，虛者配以滋陰降火，或潛陽伏火。

病機15 諸躁狂越，皆屬於火

躁與狂越均由心神失治所致。「躁」者，自覺煩躁不安，心神不寧；「狂越」者，行為無法自制，登高而歌，或棄衣而走，病情比「躁」更甚一層。

經云：「重陽必狂，重陰必癲。」

狂躁者，火熱之邪過盛，擾亂心神，神明失司也。對於狂躁證的治療，只要明白了「諸躁狂越，皆屬於火」的意義，採用瀉火通腑之藥，重瀉其火，同時少佐以養心安神之品，往往收效迅捷。本人曾經治療一狂躁證患者，其瘋狂怒罵，打人毀物，胡言亂語，重用大黃、芒硝通瀉六腑，兼以朱砂、生地、酸棗仁等，清心養心，鎮心安神，三劑而知，六劑症狀消失。

病機16 諸脹腹大，皆屬於熱

「脹」者，脹滿也，為自覺症狀。「腹大」者，腹部膨大，是外觀症狀。此條病機論述的是邪熱內結腸胃，六腑氣機不通，腑氣不暢，而為脹滿，治療時採用清熱通腑之法，即有效應。但臨床中腹脹絕非只屬於熱。

〈素問．玉機真藏論〉言：「脈盛，皮熱，腹脹，前後不通，悶瞀，此為五實。」《丹溪心法》中指出蓄血、食積、大怒、外寒、內熱等均能引起腹脹；〈素問．異法方宜論〉中寫道：「臟寒生脹滿。」因此腹脹病機比較複雜，此條病機只是闡述其中的一種情況，臨床時當結合四診，辨證施治，不可盲目，為「皆屬於熱」所限。

病機17 諸病有聲，鼓之如鼓，皆屬於熱

本條是在上一條的基礎上，進一步論述熱邪停滯於胃腸，在「腹脹大」的基礎上病情進一步加重，出現脹大如鼓的表現。

「有聲」，為氣滯胃腸，脹極而瀉。發出的聲音包括「氣行腸間之聲」、「矢氣之聲」、「呃逆之聲」。「鼓之」，即叩之，為叩擊之意。「如鼓」，像鼓一樣發出聲音。患者表現為腹部脹滿，皮膚繃緊如鼓，用手叩之發出響亮的聲音，矢氣或逆氣後緩解。此形、此境、此聲，皆為氣滯所致，見於氣鼓。

氣鼓因肝失疏泄，氣滯失運，結於腹中，引起腹脹，甚者腹大，病邪為鬱結之氣。氣鬱必化火，肝鬱必克脾，因此在理解病機「皆屬於熱」的時候，當知「熱」因「滯」而起，滯久傷脾；治療時，「清熱瀉火」別忘「疏肝理氣」，「疏肝理氣」時別忘「健脾」。

病機18 諸轉反戾，水液渾濁，皆屬於熱

「轉」為「扭轉」之意，「反戾」為「反曲」之意。「諸轉反戾」指的是「一些肢體扭轉反曲的疾

病」。「水液」指小便，此句是對諸轉反戾的補充，因為在病機十九條中，論述肢體扭曲、強直、痙攣的症狀有：「諸痙項強」、「諸暴強直」，本條通過對小便的描述，將熱邪所致描述得更加清楚。濕為陰邪，熱為陽邪，風為百病之長，三者的屬性不同，而引發的臨床症狀相似，因此「水液渾濁」是反映熱邪致病的特點之一，也是與由風、濕二邪致病相區別的要點。

另外這一條當與「諸病水液，澄澈清冷，皆屬於寒」互參，水液清冷為寒，水液渾濁為熱。水液渾濁有兩層意思，第一是對「諸轉反戾」的病機補充；其二是對其他水液渾濁性疾病病機的闡述。從這一條可以看出，病機十九條強調辨證的重要，必須根據細微的症狀變化，通過辨證，才能進行正確的病機分析；同時在這十九條的理解上也應當前後貫穿，上下參考，理解才能更加準確。

病機19 諸嘔吐酸，暴注下迫，皆屬於熱

「嘔」者，胃氣上逆為之嘔。「吐酸」即嘔吐酸水，是對嘔的進一步描述，即嘔吐酸水。「暴」者，突然之意，劇烈之意，形容起病急又重。「暴注」，即突然出現較重的瀉下，嚴重的急性腹瀉。「下迫」，肛門的窘迫症狀，如裡急後重。這條病機可以描述為，患者突然出現上吐下瀉，伴有裡急後重的情況，屬於實熱證。臨床上多見於如急性胃腸炎，患者多有飲食物❿不潔的誘因。

胃氣以降為順，熱邪與不潔飲食，壅積在胃，胃氣不降而反逆，遂致嘔吐，吐酸。熱壅腸道，小腸無以化物，大腸傳導失司，出現腹瀉，暴注下迫。此皆為邪熱為患，故曰皆屬於熱。

此條之「諸嘔吐酸，暴注下迫」，當與霍亂相鑒別，兩者雖然都有突然出現吐、瀉之表現，但本條有「下迫」之症，而霍亂無明顯腹痛，無裡急後重感。臨床上疾病種類繁多，面對疾病時，我們不

要被現象所迷惑，必須看到疾病的本質，病機十九條讓我們明白了許多疾病的本質，通過對這十九條的學習和運用，可以化繁為簡，掌握很多疾病的治療方法，但是不可否認，這十九條對於病機的概括還不全面，一些病症尚未談到，比如：

十九條談到了風、寒、濕、火，卻沒有談到「燥」，而燥邪傷人往往很常見。

十九條談到了濕，也談到了熱，卻沒有談到「濕熱」，而濕熱的病症卻非常多見。

十九條談到了肝、心、脾、肺、腎五臟，卻沒有「六腑」，六腑的病變也很多。

十九條談到了「寒」和「熱」、「上」和「下」，但臨床中單純的寒熱虛實卻非常少見，大多屬於「寒熱錯雜」、「虛實夾雜」。

另外，現在臨床經常運用的病機「痰」和「瘀」，十九條也未談及。針對上述情況，為了便於學習病機，本人對病機十九條進行補充，補充六條，共為二十五條：

病機第二十條：諸竅乾澀，乾咳少痰，皮毛不潤，皆屬於燥。

病機第二十一條：諸病濕熱，皆陽失於升。

病機第二十二條：諸腑氣逆，皆氣失於降。

病機第二十三條：諸症對立，陰陽錯雜，皆失於和。

病機第二十四條：諸痰怪病，皆屬於脾腎。

病機第二十五條：諸脈不通，痛如針刺，皆屬於瘀。

雖然這補充的六條與《內經》的十九條不能相提並論，但至少我們通過總結之後，對十九條不足的地方予以完善。下面我們對這補充的六條逐步論述。

小提示

雖然補充的六條有待完善，但對加深病機的理解還是有幫助的，讀完本課，如果你覺得病機二十五條也不足以囊括所有疾病的病機，你也可以自己總結一下，這樣有利於你加深對中醫的理解。

病機20 諸竅乾澀，乾咳少痰，皮毛不潤，皆屬於燥

燥邪所致的燥證可見外燥和內燥兩類。外燥為秋季感受燥邪所表現的證候，有溫涼之分。初秋尚熱，易成溫燥；深秋既涼，易成涼燥。

溫燥證見發熱，微惡風寒，頭痛，少汗，乾咳或痰少而黏，胸脅疼痛，皮膚及鼻咽乾燥，口渴心煩。涼燥證則見發熱惡寒，頭痛無汗，口乾咽燥，皮膚乾燥，咳嗽少痰或無痰。

內燥是熱盛傷津耗液，或汗、吐、下致津液大量喪失，或津液化源不足，形成內燥證。症見口渴，皮膚乾燥，毛髮乾枯不榮，形體消瘦，大便秘結，舌燥無津。

因此無論內燥，還是外燥，均會導致體內陰液受損。燥易傷肺，肺液受損，則乾咳少痰；津液不足，不能滋養九竅，九竅乾澀，故出現口燥咽乾、鼻咽乾燥、雙眼乾澀，甚至耳內燥熱，大便乾結，小便黃赤；不能滋養皮膚，出現皮膚乾燥失潤，蛻皮脫屑；不能滋養毛髮，出現毛髮乾枯不榮。

因此，當臨床上遇到「諸竅乾澀，乾咳少痰，皮毛不潤」，我們應當想到是燥邪傷人所致。外燥之溫燥宜輕宣涼潤，方用桑杏湯；外燥之涼燥宜辛開溫潤，方用杏蘇散。內燥所致津液虧虛，宜滋陰潤燥，方用增液湯。

病機21 諸病濕熱，皆陽失於升

人體陽氣居上，陰氣居下，此乃天地陰陽之規律，如果陽氣居下而不升，則陽氣與陰氣相和，化為濕熱。濕性黏滯，會阻滯陽氣的升發，所以人體濕熱之證，常常遷延難癒。

濕熱積於四肢，則肢體沈重；積於皮下則為濕疹；積在關節筋脈則局部腫痛。濕熱困脾，則脘悶腹滿，噁心厭食，大便黏膩；停於肝膽則肝區脹痛，口苦納差，或身目發黃；停於膀胱則尿頻、尿急，澀少而痛；滯於大腸則腹痛腹瀉，甚至裡急後重，瀉下膿血便，肛門灼熱。積於陰部，女性則見帶下異常，外陰瘙癢，甚則宮頸糜爛；男性則小便淋瀝，餘瀝不盡，即西醫所謂的「前列腺炎」……。種種證候，難以悉數，而濕熱證的治療，西醫總以炎症論之，大量使用抗生素，熱邪雖緩，濕邪仍在，陽氣被阻，無需數日，又化為濕熱，似無盡期。

濕熱之證，糾其病機，乃陽失於升。陽氣升發，則熱無以化。配以利濕，則清陽升於上，濕邪利於下，濕與熱分，病自痊癒。不明此理，但逢濕熱，清熱解毒，熱邪暫除，濕邪仍在。且苦寒之藥，徒傷陽氣，長服久服，由熱轉寒，寒濕內停，更添他病。

舉個例子：對於慢性前列腺炎的治療，患者往往既有濕熱，也有腎陽虛的表現。如果單純採用清熱解毒的辦法，患者尿頻、尿急的症狀可以很快緩解，但腎陽虛的病情卻加重，患者會感到腰部發涼，性功能減退；如果運用溫陽化濕的辦法，腎陽稍稍得補，濕熱反而加重。這時如果採用升陽利濕的辦法，往往能收到捷效。濕邪得以清除，氣機得以通暢，人體五臟相互資生得以恢復，腎陽虛之證不治自癒。所以說：諸病濕熱，皆陽失於升。

病機22 諸腑氣逆，皆氣失於降

六腑以通為用，這裡的通既為通暢之意，也含通降之意。胃、膽、小腸、大腸、膀胱、三焦，無不以通降為用。如果胃腑不通，其氣上逆，則出現反酸、呃逆、胸骨後疼痛、咽喉不適。如果膽腑不通，其氣上逆，則膽汁傷及胃腑，出現胃痛、口苦、脅痛。如果小腸不通，其氣上逆，則腹脹腹痛，嘔吐食物殘渣，甚則嘔吐膽汁。如果大腸不通，其氣上逆，則腹脹腹痛，口臭，甚者口中有糞臭味。

所有這些病變，其實都體現在「降」的失調，治療時也必須把握好這個降，在前面的課程中多處提到過，也舉過不少案例；在後面的臨床課程中，我們也將深入討論。

病機23 諸症對立，陰陽錯雜，皆失於和

諸症，指的是臨床上遇到的許多症候；對立，這裡指的是相反的症狀。諸症對立，說的是臨床上許多相對立的症狀同時出現。陰陽錯雜，是對「諸症對立」的補充，陰陽本身就是對立的兩個方面，陰陽錯雜是指相對立的症狀在人體同時出現。臨床上常見的有：

- 寒熱錯雜，寒與熱本為對立的陰陽兩個方面，但同時出現在了一個人身上，此為「臟腑失和」，即臟腑失去了調和功能，臨床上最常見的為上熱下寒。
- 虛實夾雜，虛與實本為對立的兩個方面，但同時出現在一個人身上，一部分臟腑氣血虧虛，一部分臟腑氣血有餘，這也為臟腑失和。

概括而言「諸症對立，陰陽錯雜」的病機，就是「失和」。對於「陰陽錯雜」的治療，總體原則是「調和陰陽」，具體運用則需依據病情，「心腎不交」、「肝胃不和」、「脾胃不和」、「氣血不和」等均屬於失和。不同病情，治法有異，但都體現在一個「和」上，在下一課，談治療八法的時候，我們將深入學習「和法」。

病機24 諸痰怪病，皆屬於脾腎

諸痰是泛指，即泛指臨床上的諸多痰證。怪病，是指臨床辨析病機時，比較困難，無法清晰地確立是何病邪作祟，這時可以考慮從痰立論。名醫朱曾柏言「怪病多痰」，即是此意。皆屬於脾腎，意思是說，痰證的治療，需要從脾腎入手，而不是見痰治痰。

「脾為生痰之源，肺為貯痰之器」出自清代李用粹的《證治匯補．痰證》，這一經典理論從「痰」的病理角度說明了肺脾之間緊密的相關性，同時對痰證的治療具有重要指導意義。

通常我們對這句話的理解為：痰的產生主要與肺、脾兩臟有關。肺主呼吸，調節氣的出入和升降。當邪氣侵襲肺時，容易導致肺內的津液凝聚成痰。脾主運化，即消化和運送營養物質至各臟器。如果濕邪侵犯人體，或思慮過度、勞倦及飲食不節，都能傷脾而使其失去運化功能，造成水濕內停凝結成痰。

如果我們深入思考，當脾失去運化功能，造成水濕內停，水濕內停應當為「飲」。「水飲」與「痰濕」是不一樣的，水飲只有經火煉，方能成痰。如何深刻理解這句話，首先讓我們來複習一下脾的功能。

◎**脾主運化**：脾主運化，運指運輸，化指吸收消化。脾主運化，是指脾具有把食物轉化為人體所需的營養物質，並將這些對人體有用的營養物質吸收、輸送到需要部位的生理功能。

- **運化水穀**：脾對食物的運化過程大致可分為三個階段。

第一階段：飲食物在進入胃以後，要靠胃的「腐熟」和蠕動，將食物變成粥樣食糜，通過幽門及十二指腸進入小腸，而這個過程必須依靠脾氣的幫助，才能完成。

第二階段：食糜到達小腸後，通過小腸的「化物」功能，對食糜進行「泌別清濁[11]」，從而分解成對人體有用的營養物質和無用的糟粕，以徹底地對食物進行消化。而這個消化過程，也必須靠脾的健運功能才能完成。

第三個階段：幫助腸道吸收食物中的營養物質。胃腸道通過脾氣的幫助，在完成對食物的消化和「泌別清濁」後，食物經過消化所分離出的營養物質，還需要通過胃腸道進行吸收，然後才能輸布到全身，以供人體所需。這一過程也必須依賴脾氣的運化功能才能完成。因為脾臟具有消化飲食，吸收並輸送食物精微物質的功能，而營養物質又是人體生命活動所必需，也是氣血津精生成的重要物質來源。所以《內經》中認為脾是「後天之本」，「氣血生化之源」。這與自然界中的「土」能養育萬物是相通的。

・**運化水液**：脾在運化水穀，輸送精微的同時，還具有運化水液的功能。脾主運化水液，是指脾有吸收、輸布水液，防止水液在體內停滯過多，以維持人體內水液相對平衡的作用。所以，脾維持水液相對平衡功能，又稱為運化水濕。飲入人體的水液，經過脾的吸收及輸布作用而達到身體的各個部位，起到滋養、濡潤的作用。與此同時，脾臟又將人體代謝後多餘的水液，及時轉輸到人體的肺臟和腎臟，並通過肺的宣發與肅降功能以及腎的蒸騰氣化作用，通過汗液、尿液、呼吸、大便而排出體外。

◎**脾主升清**：脾主升清亦稱之為「脾氣主升」。升，就是上升；清，是指飲食物中的精微物質。因為脾主運化，食物進入胃以後，經過脾的消化、吸收和輸布等作用，將食物中的營養成分及津液運送到心、肺、頭、面、目，並通過心肺的推動及宣發作用而變化生成人體必需的營養物質以滋養全身。從上面脾的功能中我們可以總結出以下幾點：

・脾臟具有協助胃消化飲食、協助小腸泌別清濁，並將飲食物精微輸送到全身的功能。

- 脾有吸收、輸布水液，維持水液相對平衡功能，將人體代謝後多餘的水液，及時轉輸到人體的肺臟和腎臟，並通過肺的宣發與肅降功能以及腎的蒸騰氣化作用，通過汗液、尿液、呼吸、大便而排出體外。
- 將食物中的營養成分及津液運送到心、肺、頭、面、目，並通過心肺的推動及宣發作用而變化生成人體必需的營養物質，以滋養全身。

從中我們可以看出，脾要將水液及營養成分上輸到肺，通過肺的宣發和肅降來分配。那麼，當邪氣侵襲肺時，導致肺內的津液凝聚成痰，肺的宣發和肅降功能失常，脾所上輸的精微物質和水液就不再是精華了，而成為肺的負擔。好比肺中痰液還沒有清理乾淨，脾又不斷上輸水液，造成產生新痰的來源，這才是脾為生痰之源的本意。這句話的理解，如果參照醫病指南針來看，就會非常清楚。

臨床中碰到痰多的病人，有些醫生認為痰多是脾虛造成的，治療中採用四君子湯健脾，加上清肺化痰的藥，自認為萬無一失。其實四君子湯健脾，加強了脾向肺輸送水液的功能，加重了肺的負擔，痰液越來越多。一些老慢支患者就是這樣的情況，咳吐大量痰液，體溫不高，炎症幾乎沒有，抗生素根本起不到作用。

痰多的治療，斂脾是關鍵，即收斂脾氣，使其上輸的功能減弱，向四周，向下的輸送加強；斂脾的同時配合健脾利濕、健脾燥濕的藥，這樣從源頭上減輕肺的負擔，然後稍加清肺化痰之藥，治療痰證起效很快。斂脾的常用藥有芡實、白蓮子、蒼朮……。

既然「脾為生痰之源，肺為貯痰之器」，又為什麼說「胃為生痰之標，腎為生痰之本」呢？這一點在《醫學衷中參西錄》關於理痰湯的闡述中寫得非常清楚，其原文如下：

世醫治痰，慣用宋《局方》二陳湯，謂為治痰之總劑。不知二陳湯能治痰之標，不能治痰之本。何者？痰之標在胃，痰之本原在於腎。腎主閉藏，以膀胱為腑者也。其閉藏之力，有時不固，必注其氣於膀胱。膀胱膨脹，不能空虛若谷，即不能吸引胃中水飲，速於下行而為小便，此痰之所由來也。又腎之上為血海，奇經之沖脈也。其脈上隸陽明，下連少陰。為其下連少陰也，故腎中氣化不攝，則沖氣易於上干。為其上隸陽明也，沖氣上干，胃氣亦多上逆，不能息息下行以運化水飲，此又痰之所由來也。

如果結合醫病指南針，就很容易看出當左輪逆行，腎中之水逆行入胃，自然形成痰飲。張錫純在理痰湯中採用半夏降胃氣，重用芡實斂腎氣，增強其封藏之力，使逆行的左輪，恢復正常的運行，此不治痰而治痰。

正如明代李中梓所言：「見痰休治痰，見血休治血，見汗不發汗，有熱莫攻熱；喘氣毋耗氣，精遺勿澀泄，明得個中趣，方是醫中傑。」所以說，諸痰怪病，皆屬於脾腎。

病機25 諸脈不通，痛如針刺，皆屬於瘀

諸脈不通，說的是血脈不暢，氣血不通；當血脈不通暢時，就會出現疼痛。痛如針刺，是對不通所致疼痛的進一步描述，痛如針刺一樣。皆屬於瘀，即血脈不通，出現針刺樣疼痛，應當按照「瘀」來論治，治療時應當針對瘀形成的病

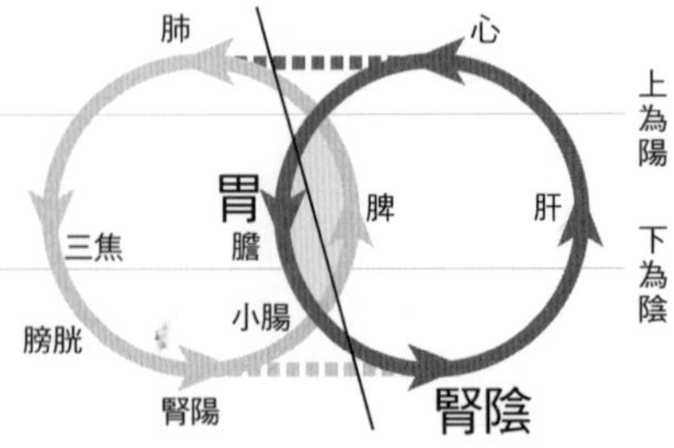

【理痰湯的作用】

因，有的放矢地進行治療。

氣血運行障礙是疼痛的變化基礎，疼痛是氣血運行障礙的外在表現之一。在治療上，則以辨證求因論治，使其氣運行通暢，以改善或治癒疼痛。如坐骨神經痛，在中醫學屬腰腿痛範疇。一般由於腰椎間盤突出或腰椎骨贅形成或梨狀肌損傷，使相關部位的經絡（神經）受壓，而導致氣血不通引起疼痛，一般予以牽引、復位、推拿、針灸，甚或手術，使患部組織黏連鬆解，肌肉鬆弛，相關經絡、氣血恢復通暢，從而「通則不痛」。

再如女性痛經，月經期間，子宮內瘀血不能暢通而下，其形成原因多因宮內有寒，血脈得寒而凝，痛如針刺，通過溫經散寒、活血化瘀、通絡止痛，就可以達到「通則不痛」的作用。

病機二十五條雖然不能囊括所有的疾病，但許多常見疾病的病機均在其中，反覆琢磨這二十五條病機，對提高臨床醫療水準還是大有好處的。臨床症候的背後，隱藏的是病機；而病機的背後，隱藏的則是治法。明白了病機，其治療方法也就自然而然，這正是：

症候如亂麻，錯綜又複雜；治病沒頭緒，良藥不敢下。
病機似機關，識破就心安；參透其中味，勝病則不難。

❶ 提供醫學從業人員之醫學、藥學專業知識與經驗交流的網站。
❷ 此分類來源即陽作仁《病機十九條記憶法》。
❸ 王冰，號啟玄子，唐代人。曾任唐代太僕令，又稱「王太僕」。著有《次注黃帝內經素問》（又稱《重廣補注黃帝內經素問》，簡稱《素問》，又名《黃帝內經素問》），24卷，81篇。本書序稱：「凡所加字，皆朱書其文，使今古必分、字不雜糅。」北宋校正醫書局林億等評王冰說：「得先師所藏之卷大為次注，猶是三皇遺文，爛然可觀。」

❹《內經知要》2卷，為《內經》的節注本，是作者李中梓選擇《內經》中的重要內容，重新分類及注釋而成。
❺癥瘕積聚稱為包塊。結塊的病，堅硬不移動，痛有定處為「癥」；聚散無常，痛無定處為「瘕」。
❻四末，即四肢。
❼小便不通暢的症狀。
❽CT 指「電腦斷層掃描」，即 Computed Tomography 的簡稱。
❾素體，即本體。
❿即上面所稱的「水穀」。
⓫指小腸在承受胃中飲食以後，所進行的消化和分清別濁的過程。所謂「分清」是指經小腸進一步消化，使飲食精微（營養成分）在小腸吸收後，由脾轉輸到身體各部；「別濁」是指經小腸消化後的糟粕，或下注大腸，或滲入膀胱，成為大小便排出體外。這種消化和分清別濁過程，稱之為泌別（意即分別清濁）。

思路8 掌握治病八法，才能守固出奇——汗、吐、下、消、和、清、溫、補

很多中醫愛好者，看了前面的內容，就想開方治病，我覺得開方還是要慎重。除了我談到的內容外，建議將此文和中醫學院教材結合起來，這樣才能全面瞭解、系統學習，等到對疾病的認識達到了一個層次，對理法方藥有了整體的認識，再考慮嘗試開方。

前面談到了藥、談到了方、談到了病機，接下來我們來談談「法」。既然生病了，我們要治療總得有個法，不能糊裡糊塗地用藥，就好比打仗，不能糊裡糊塗地向前衝，那樣是很難取勝的。

小提示

臨床上一些醫生，開方治好了病，也不知道如何治好的，這次碰對了，下次又當如何呢？希望你在學習本課時沈下心來，熟練掌握治病八法。

治法的運用在於守正出奇

《孫子兵法．兵勢》中講到：「凡戰者，以正合，以奇勝。」打仗如此，治病也是如此。「守正出奇」是治療疾病的總體原則。「守正」，指的不是固守正氣，指的是固守「正法」，也就是說通過守正，使自己處於不敗之地，這是成功的基石。

治病之「正法」為：汗、吐、下、消、和、清、溫、補八法，八法熟練掌握之後，對疾病的治療就能立於不敗之地，然後才能出奇。什麼是「出奇」呢？出奇是對這八法的靈活運用，數法共施。道家講「一生二，二生三，三生萬物」，八法之中其實包含了萬法，當然數量上不到萬，但很多。能否理解、能否出奇，關鍵是對八法的領會和對疾病的認識程度。大家可能覺得我說得玄乎！我們舉個例子：

「寒者熱之，熱者寒之」，這裡面就包含了「清」、「溫」兩法。如果我們看待疾病，只能認識到寒或熱的層次，自然就會採用「溫」或「清」的治法；如果我們認識到疾病屬於寒熱錯雜，我們就會想到「溫」、「清」並用；如果我們看到的是寒多熱少或者熱多寒少，我們就會在「溫」、「清」的比例上有所側重；如果我們看到寒熱所處的位置不同，我們就會想到是先清後溫，還是先溫後清……。

比如臨床中我們經常見到上熱下寒的病人，患者咽喉腫痛，卻又下肢發涼，給患者採用「溫」法，溫暖下焦，容易加重上部的熱邪；採用「清」法，清上部熱毒，卻又加重下部寒邪。這樣的病例，治療時就很容易看出一個醫生的水準了。

一般的醫生只顧上面，不管下面，盲目採用大劑量清熱解毒的藥物，咽喉勉強舒服點，但患者胃腸道卻受不了，出現腹痛腹瀉；還有的醫生認為是虛火上沖，採用大劑量薑桂附，稍稍不慎，患者上焦火邪更重，出現鼻衄❶、齒衄等，醫者還認為是正常反應，時時記住《傷寒論》中的「衄乃解」；再高明些的醫生，可能會建議患者將溫藥改成丸劑飯前服用，這樣溫藥走下焦，飯後再服用清熱解毒的湯藥，慢慢飲用，上下兼顧，這就算是「出奇」了……。

但還有更加奇的招數！這樣的疾病，按照道的角度，按照老子的「無為而治」，沒必要「清上」、也沒必要「補下」，只需要將上焦的浮火引到下焦，這樣寒熱之間形成對流，疾病自然就好了。說通俗點，就是用自身之寒散自身之熱，用自身之熱散自身之寒。那如何向下引上焦的浮火呢？

幾天前的一個晚上，一位患者過來就診，訴咽喉腫痛，吞咽困難。發病已有一周，曾在單位衛生所注射抗生素治療三天，分毫無效。自購金嗓子喉片服用後，當時稍稍緩解，用藥之後反而加重，就診時聲音嘶啞，發音困難。

診脈：雙寸浮數而緊，雙尺沈細無力。舌尖紅，舌根白。四診合參，當為虛火上炎，復受寒涼，形成虛實夾雜之寒包火型無疑。當時已是深夜，如何能讓病人及時緩解病情？思慮片刻後，處以如下治療方案：

- 大蒜兩瓣，搗碎後外敷兩腳湧泉穴。
- 大蒜四五瓣，拍碎後，用開水泡茶喝。

患者有些疑慮，「能有效嗎？」我說：「大蒜外敷湧泉穴，能將上沖之虛火向下引，這樣不僅上面的虛火得到緩解，虛火下行還能散腰部的寒。大蒜泡水喝，能散喉部之寒邪，雖然只是幾瓣大蒜，但內服加外用，寒熱錯雜病機可以化解，放心使用！」第二天患者複診，病已癒十之六七，咽喉已不痛，吞咽也不困難，聲音略有嘶啞，隨後開中藥三劑調理。

引火下行的方法有很多，這裡面又有幾個境界，上面的案例是最常用的。大家看完這個案例，可能會說中醫真神奇，其實不是中醫神奇，是在方法的運用上遵循了「守正出奇」，「出奇」是「守正」的變化，「出奇」是認識疾病達到一定深度之後，針對疾病信手拈來的治療方法。

站在山腳下的人，永遠無法體會「一覽眾山小」的感覺；而站在山頂上的人，講述「一覽眾山小」的感覺時，站在山腳下的人總不會相信。這就是為什麼「道」很難講清楚，為什麼「上士聞道，勤能行之；中士聞道，若存若亡；下士聞道，大笑之，弗笑不足以為道」。醫道也是如此！

講治法，講「守正出奇」，一下子談到了道，有點跑題，不過在本書的後面，我們還是會談到道的，因為只有道，才是中醫的最高境界。如果我們拿旅行作比方，我們這一課就好比是熟悉旅行的交通工具，旅行中如果遇到江河，我們得乘船；遇到小道，我們要騎單車；遇到高速公路，那我們得開車……。分述治病八法，就是討論在不同情況下，該運用何法！學習之前，我們先想兩個問題：

第一個：如果滿屋子是蒼蠅、老鼠，我們該怎麼辦？

第二個：家裡人吵架了，出現了內部矛盾，我們又該怎麼辦？

這是兩類問題，一個是外部問題，一個是內部問題。蒼蠅、老鼠好比外邪，牠們進入家裡，我們都知道要趕出去；同樣當風寒之邪進入人體的時候，我們也是要驅趕出門，趕出門就得找到出路。那家裡人吵架又該如何處理呢？

小提示

守正出奇不僅僅是治療疾病的原則，在任何地方都是如此。好比練習寫字，首先得寫正楷字，一筆一畫練習；正楷寫好了，再來寫其他的字體，你才能得心應手。當你能完全駕馭你的筆和你的思想，才能自成一家，才能出奇……。

治病八法

汗、吐、下、消、和、清、溫、補八法中的汗、吐、下就是病邪的出路。知道了病邪的性質，知道了它應該走的出路，治病就好比巷子裡趕豬，直來直去，容易多了。

對於無法趕出門的病邪，就只好採取八法中的消法，消之於無形；內傷之病證，就好比夫妻吵架，屬於家庭內部矛盾，這些矛盾需要的是調和，不是攻。協調好臟腑之間的矛盾，體現在一個字上，就是「和」。如果能夠調和臟腑、調和氣血、調和陰陽、調和寒熱，達到陰平陽密的境界最好；如果調和不了，只能採取「虛則補之，實則瀉之」，運用清、溫、補三法了……。

八法其實講了外感病與內傷病的總體治療法則，它不是簡簡單單的八個字，而是八條道。深刻體會這八法的內涵，對於臨床治病顯得非常重要。對於上面的「治病八法」以及「守正出奇」，我們可以總結出以下四句：

外邪找出路，內傷須調和；
五臟有生克，道法最精深！

為了深入理解八法的重要性，我結合臨床運用的個人心得，分別闡述。

■第一法：汗法

此法列為第一，其重要性非比尋常。發汗之法，又為開鬼門；鬼門開瀉，外邪隨汗而出。對於鬼門的理解，歷來醫家有所不同。楊上善《太素》將「開鬼門」注為「五神通之者也」。王冰釋「開鬼門、潔淨府」為「啟玄府、瀉膀胱」。竊以為：鬼者，邪氣也；門者，出入之門戶也；鬼門，即毛孔，乃邪氣出入之門戶；「開鬼門」，即通過發汗的辦法，利用人體的正氣將體內的邪氣逐出體外，達到治病之目的。

汗法是通過開泄腠理、調和營衛、發汗祛邪，以解除表邪的治法，故又稱解表法。〈素問．陰陽應象大論〉云「其在皮者，汗而發之」，此為汗法應用原則及理論根據。汗法有退熱、透疹、消水腫、祛風濕等作用，主要適用於外感表證及具有表證的癰腫、痲疹、水腫早期等。根據所受病邪不同，汗法分辛溫發汗和辛涼發汗兩大類；風寒之邪所致用辛溫發汗，風熱之邪所致用辛涼發汗。發汗解表以汗出邪去為目的，中病即止，不可過汗。如發汗太過易損傷津液，甚則大汗不止，導致虛脫。凡心力衰竭、吐瀉失水、出血、津液虧損者均禁用汗法；如果體質虛弱而的確需要發汗者，宜配合益氣、滋陰等藥同用。

發汗並非只是服用解表的藥物，汗法途徑很多，使用蒸浴、針灸等療法達到出汗目的，亦屬汗法範疇。張從正《儒門事親》中寫道：「灸、蒸、薰、渫、洗、熨、烙、針刺、砭射、導引、按摩，凡解表者皆汗法也。」

本人於臨床中，有服解表之湯劑發汗者；有不願喝藥，建議在三溫暖烤箱內薰蒸發汗者；有小兒服藥艱難，用中藥泡腳發汗者；有用艾條熏烤發汗者；也有服用薑湯發汗者……。法之為發汗，方卻多端！

小提示

我對汗法的理解為，凡邪氣居於體表，均可採用此法，不必受邪氣性質以及患者身體狀況限制，當汗即汗。但是在汗法使用過程中，氣虛者輔以補氣；陰虛者佐以養陰；寒邪用辛溫之藥；熱邪用辛涼之藥；裡實者，解表兼顧清裡；裡虛者，解表配以溫陽。各隨其所，隨證治之。

【病例】

劉某，女，三十五歲

症狀：鼻流清涕半個月。

患者半月前受寒後，出現鼻流清涕，每日用餐巾紙數包，無發熱頭痛。自購感冒藥服用後，病情未能緩解；後使用滴鼻劑，用藥期間病情得到控制，停藥後立即復發。就診時舌苔薄白，脈象浮緊。告知病人，此乃頭部受寒所致，當發其頭汗則癒。

用藥：煮生薑、大蔥、紅糖茶一大碗，服藥後戴棉帽於頭上，汗出必解。

結果：患者回家後依法而行，果然頭汗後，鼻塞立癒。

說明：汗法在臨床中運用好，可以治療很多疾病，而且發汗法也不局限於藥物。曾治療一風濕患者，雙膝關節四季發涼，命其夏天睡覺時用棉布包裹患處，使其每晚微微出汗，半月餘後，其風濕已癒十之八九。

■第二法：吐法

〈素問．陰陽應象大論〉記載「其高者，因而越之」，指病邪在上部（高），如咽喉、胃脘等病症，可用升散或湧吐（越）的方法治療。張從止在《儒門事親》中寫道：「引涎、漉涎、嚏氣、追淚，凡上行者，皆吐法也。」

《串雅》❷記載「頂、串、截」為走醫三大法。所謂藥上行者皆曰頂，下行者皆曰串，故頂藥多吐，串藥多瀉。截者，使其病截然而止，頂、串之法很類似於吐、下之法，至於截法，凡是能迅速終止疾病發展進程，迅速取效的方法，都可以稱為截法。

吐法是通過藥物以及外界刺激，使人體產生嘔吐，以去除停留在咽喉、胸膈、胃脘等部位的痰涎、宿食或毒物的一種治療方法。「其高者，因而越之」的意思是，病邪侵入人體內部，如果所在的部位較高（胃脘以上），就可以採用發越、湧吐的辦法來進行治療。

這句話也大致指出了吐法的適應證，那就是當致病物質（如毒物、宿食等）或病理產物（如痰涎等）停留在人體胃脘以上部位而形成的各種病症，我們就可以使用吐法，使這些致病物質或病理產物從口腔排出體外，從而減少或消除這些有害物質對人體的進一步傷害，並恢復人體原有的內在平衡。

任何一種治法的選擇，實際上都是中醫「因勢利導」觀念的具體體現。但由於吐法在使用過程中會給病人帶來某些不適，吐完之後，病人往往出現頭昏、心慌等不適，不易為病人所接受，還有些病人對吐法存在恐懼心理，所以目前在臨床上很少使用吐法。事實上，吐法在某些疾病的治療上，有著其他方法無法取代的效果。

比如說飲食積滯在上脘，引起胸膈飽脹、脹悶不適、噯腐吞酸、飲食不思等病症。時日較短者，如果用吐法使積滯在上脘的食物得以吐出，患者立刻會感到舒適和輕鬆，這種效果是消食類藥物遠遠比不上的。

再比如，誤食了某種毒物，如果立刻使用吐法，將毒物吐出，則可以把毒物帶來的危害降到最低限度。再如飲酒過度，患者出現頭昏、心慌等，及時採用吐法，將胃中尚未被吸收的酒及食物吐出，也能控制症狀，使病情不會繼續加重。

本人曾治癒一例小兒咳喘患者，因患兒不會吐痰，痰液被吞入胃中，咳喘半月餘，近幾日不進食。切脈時右關鬱浮而滑，採用壓舌根法促其嘔吐，竟然吐出棉花絮樣白痰一攤。患兒當日即開始進食，嘔吐痰液之後，咳嗽大為減輕，隨後調理脾胃而癒。

張錫純在《醫學衷中參西錄》治療痰飲方後，備有點天突、捏結喉法，來刺激咽喉部，達到湧吐的目的。此兩法不需用藥，起效甚捷，唯醫者需自身體驗，感受其妙處，加深印象。如此則危急之時，倉促之間，可以隨手取效。本人通過切身實驗，療效確切，不可小看此法，附如下：

• **治痰點天突穴法：**點天突穴以治痰厥❸，善針灸者，大抵知之。而愚臨證體驗，尤曲盡點法之妙。穴在結喉（頸間高骨）下宛宛中。點時屈手大指（指甲長須剪之），以指甲貼喉，指端著穴，直向下用力（勿斜向裡），其氣即通。指端，當一起一點，令痰活動，兼頻頻撓動其指端，令喉癢作嗽，其痰即出。

・**捏結喉法：**得之滄州友人張某，其令人喉癢作嗽之力尤速。欲習其法者，可先自捏其結喉，如何捏法即可作嗽，則得其法矣。然當氣塞不通時，以手點其天突穴，其氣即通。捏結喉，必癢嗽吐痰後，其氣乃通。

第三法：下法

下法，顧名思義就是攻下。提到攻下，大家可能立即會想到大黃！其實下法的目的是攻逐體內積滯，通瀉大便，借此以逐邪外出。下法運用除了藥物外，還有其他途徑，比如推拿，也可以起到攻下的作用。

下法具有通導大便，排除腸胃積滯，蕩滌實熱，攻逐水飲、寒積等作用。用以治療邪在腸胃，實熱內結，大便不通或寒積、水結、停痰留飲❹等實邪證候。由於屬於裡實證，病情有寒熱之不同。患者體質有虛實之差異，因此在立法上又分為寒下、溫下、潤下、逐水、攻補兼施等。因裡實證的病情有輕重緩急之別，又有峻下與緩下的區別。

小提示

我對於吐法的理解為，宿食停滯胃脘、痰飲上逆於咽喉、酗酒之後均可採用此法，運用時不必局限於用「瓜蒂散」來湧吐，一般採用壓咽喉部、點天突穴、捏結喉法等，隨手而施，應手而效。吐完之後，患者出現心慌者，可以服用白糖水少許，即可緩解；出現頭暈者，為體內濁氣隨嘔吐而上沖，服用藿香正氣口服液，條暢氣機，升清降濁即可。凡用吐法治療的疾病，患者脾胃一定偏虛弱，加之吐法也傷脾胃，所以吐法不可連續反覆使用，病情緩解後，不可復施，隨後當以調理脾胃為重。

本人運用下法治療最多疾病是小兒停食的患者，此類患者經常下午或夜晚發熱，患者不思飲食，大便不暢。通常運用退燒藥，可以短時間控制體溫，藥力過後，體溫又升高。病之根源在於胃腸道的宿食，通過下法，攻下體內宿食，患兒很快就能康復。

【病例】

張某，男，三歲

症狀：午後發熱伴胃脹三天。

患兒三天前，端午節吃粽子後，消化不良，出現午後發熱，服健胃消食片無效。第二天下午依舊發熱，遂到醫院就診，具體治療方案不知，患兒用藥後熱退，至夜半又發熱，體溫三十八度，情急中服退燒藥後緩解。第三日下午前來就診，就診時面頰潮紅，精神較差，腹脹如鼓，大便三日未行，體溫三十八・五度。

診斷：幼兒停食。

治療：攻下積食。

用藥：牽牛子粉五克、白砂糖一勺，加少許涼開水，調後嚼服。

結果：患兒服藥兩小時後，解大便一次，腹脹減輕，熱退；三小時後解大便兩次，腹脹消失。當晚吃稀飯一碗，病癒。

說明：此法治療停食，為本地一老翁傳授，初用之時，因擔心牽牛子的毒性，不敢使用，後遇到此類患兒，多法無效，不得已用之，效如桴鼓，遂自己服藥體驗，臨床上也反覆驗證，真妙法也。

牽牛子粉製法：取牽牛子一公斤，小火炒焦黃後，研成細粉，邊研邊過細篩，一公斤只取六〇〇克左右初粉，剩餘四〇〇克尾粉棄之不用。

用法：藥粉三至五克與白砂糖（紅糖也可以）拌勻後加少量開水調勻，形如芝麻糊一般，味道香甜，令患兒嚼服。

有人可能擔心牽牛子有毒，這個大可放心，牽牛子炒後瀉下作用較強，毒性較小。三歲以下每次二至三克，三歲以上及成人每次四至五克。對於停食的病人，一般一次治好了。體質虛弱的患兒，分兩次服用，兩次間隔時間為四小時左右。本人每年使用不下於一百人次，幾年來使用數百人，未見一例中毒。使用時把握好一個原則，即「中病即止」，患者服藥四小時後出現腹瀉，即不再繼續服用。

對於下法的運用，還有很多案例。曾治療頭暈患者，西醫檢查為血黏度高，四診之後，辨證為痰濕阻滯中焦，運用健脾、理氣、化痰、瀉下的藥物，病人排出大量黏膩大便，頭昏三劑而癒……。

曾治療慢性蕁麻疹患者，反覆發作數年。切脈時六脈浮取弦緊而滑，沈取滑實有力，辨證為表有風寒濕邪鬱閉，裡有風痰之邪伏藏。表邪為標，伏邪為本。治療時先解表散寒、祛風除濕，後解表清裡。清裡時患者瀉下大量黏膩泡沫稀便，多年宿疾，得以清除。

上面講完了汗吐下三法，接下來，我們繼續談消、和、溫、清、補五法。

■第四法：消法

提到消法，很多人就會想到消食之法，其實消法內容非常豐富，我們臨床經常用到消法，只是沒有注意到罷了。但凡一切有形積滯，不能通過下法清除的，均可以採用消法。小到氣、血、痰、濕之瘀積，大到腫瘤包塊之形成，在治療時無不運用消法。但有一點必須明瞭，既然是談「消」，必須有實性物質形成，有局部瘀積之表現；如果純虛無實之證，不可使用消法，否則徒傷正氣，於身體無益。

由於致病的原因和病情的不同，消散的方法可分為消食導滯、消痞化積、軟堅散結、消腫潰堅……。消法與下法均可消除有形之邪，但兩者作用不同：下法是在燥屎、瘀血、停痰、留飲等有形實邪必須儘快排除，且有可能排除的情況下使用。

小提示

我對下法的理解，裡實證具備，當用下法時，一定要及時使用，不可姑息，留邪於內，養虎為患；在表邪未解、裡實證不具備的情況下，不宜使用；若表邪未解而裡實證已具時，宜先解表後攻裡，或表裡雙解；對於年老體虛、產後虧血、病後傷津等虛證，不可專事攻邪，若必須用該法時，應配合益氣、養血、養陰等藥物；下法大都峻猛，易損傷胃氣，應得效即止；用該法後，應清淡飲食，養護胃氣，不宜食用不易消化食物。

消法則是慢性積聚，尤其是氣血積聚而成的癥瘕❺痞塊，不可能且無條件排除的時候採用。消法也屬於攻法，只不過力度比下法輕，消之過久，必然會損傷正氣，所以消法運用的同時，適當輔以扶正的藥物，這樣消之有力，而無傷正之弊。

臨床上我們常用的四消丸，就是消法的代表。此方組方：大黃（酒炒）、豬芽皂（炒）、牽牛子（生）、牽牛子（炒）、香附（醋炙）、檳榔、五靈脂（醋炙）。功能為消水、消痰、消食、消滯氣，導滯通便。用於一切氣食痰水停積不化，見胸脘飽悶，腹脹疼痛，大便秘結。

消法內容豐富，在這裡，我想結合自己的經驗，談談消法在瘡科中的運用。臨床上我們見到長瘡的病人，治療時首先得分陰陽，陰陽分得不對，效果就大打折扣。本人運用「消法」，總結出一方，對陰陽之瘡均有效應，自定為「陰陽拔毒膏」，結合案例，介紹如下。

小提示

消法運用頗多，但總結較少，有時你無意中運用了消法，卻還不知道。比如腳扭傷後，過了幾天還沒好，運用熱酒揉一揉，消消腫，不也是消法嗎？細心體會，多多總結，感悟更多。

【病例】

劉某，男，四十三歲

症狀：小腹出現皮下包塊十五天。

患者十五天前小腹出現一小紅點，稍癢，搔抓後，第二天出現小紅疙瘩，未予處理，三天後長成二〇毫米×三〇毫米大小包塊，色白，質硬，伴脹痛，外用「獨角膏」兩天。包塊增大至三十五毫米×四〇毫米左右，遂入院治療，注射抗生素、理療、外貼膏藥等，治療四天，包塊有繼續增大趨勢。發病第十五天，前來就診。就診時小腹包塊如手掌大，漫腫無頭，位於肚臍下四寸，周邊略紅，質硬，壓痛，中間皮色略暗，中央有米粒大小潰破。

診斷：陰疽（陰寒阻滯、氣滯血瘀）。

治法：溫經散寒，拔毒消癰，活血療瘡。

用藥：陰陽拔毒膏外貼，每日一貼，連用三天。

結果：一貼後，第二天上午換藥，腫塊明顯縮小，自中央潰破處流出黃色毒液；第二貼用後，包塊縮小一半，繼續流出黃色毒液；第三貼用後，中央潰破處開始流白色膿性分泌物，用拔罐器，拔出膿根如丁，局部消毒後，外用ＳＭＺ❻粉，三天後換藥，包塊消失，潰破點癒合。

陰陽拔毒膏配方：紅藤四〇〇克、三七一〇〇克、川芎一〇〇克、花椒一〇〇克、穿山甲粉五〇克、生草烏一〇〇克、生川烏一〇〇克、生馬錢子一〇〇克、遼細辛六〇克、雄黃三〇克、乳香六〇克、沒藥六〇克、天丁五〇克、冰片五〇克、蜈蚣三〇條、藤黃五〇克、廣丹粉適量、麻油二〇〇〇毫升。

製法：

- 三七、川芎、花椒、生草烏、生川烏、遼細辛、乳香、沒藥、天丁、蜈蚣一起打成粗粉，同生馬錢子放在一起備用。
- 冰片、雄黃、藤黃共研成極細粉備用。
- 將紅藤加水一五〇〇毫升煎兩遍，合併煎液後，小火濃縮成大約八〇毫升，加入麻油，小火加熱，直至不再冒氣泡，開始冒白煙後加入第一步準備的粗藥粉，改為小火炸，炸至藥材焦枯為度。然後用鋼絲篩網過濾，觀察所得藥油的量，按照五〇〇毫升油配二〇〇克廣丹粉的比例，加入廣丹粉，邊加熱，邊用木棍攪拌（要用大一點的鍋），待藥油與丹粉發生化學反應，產生劇烈濃煙，藥汁變得黑色黏稠時，及時離火，邊攪拌，邊冷卻；待反應結束後加入第二步準備的藥粉，不斷攪拌至均勻，冷卻成膏。

• 將第三步所得膏用冷水泡一周，每天換水一次。一周後，陰陽拔毒膏即成。用時根據包塊大小，用刀切取一小塊，放在牛皮紙上用火烤化攤開，貼在患處。

此膏陰瘡三貼轉陽，陽瘡一貼出膿，出膿後再貼一貼即可，不可多用。

■第五法：和法

《傷寒明理論》云：「傷寒邪在表者，必漬形以汗；邪氣在裡者，必蕩滌以為利；其於不外不內，半表半裡，既非發汗之所宜，又非吐下之所對，是當和解則可矣。」「和者」，調和之意也。傳統認為和法包含：和解少陽、調和肝脾、調和腸胃等。其實臨床中「和法」的運用遠遠不止如此。那麼究竟應該如何來理解「和法」呢？

人體所生之病，有外邪直接傷人，也有外邪侵襲入體，導致人體臟腑、氣血之間，協調失和，而生他病；治療時通過調和臟腑，調和陰陽，調和氣血，使人體五臟之功能相互協調。不是治病，而是治本。比如，人體出現上焦火重，下焦寒重。這時，我們治療最好的辦法就是調和寒熱，用自身之火散自身之寒。

如果人體形體不衰，但總感到四肢乏力。這時，我們的治療方案不是盲目進補，而是調和氣血，讓氣血在人體能夠正常輸布、流通；身體各部分都能得到氣血的滋養，人就不會感到乏力。如果病人感到忽冷忽熱，寒熱往來，這時的治療，不是在病人熱的時候瀉火，冷的時候補火，而是應該調和陰陽……。

一個和字，其實就是將人體內的氣血陰陽，協調分配，使五臟功能不會出現一方面過亢，一方面過虛。「和」就是「中」。人體自身原本就有很好的調節機制，人之所以生病，就是因為各種因素導致了調節機制出現障礙，「調和」的目的，就是恢復人體的調節機制，使機體恢復到平衡狀態。

個人以為，和法是八法中的最高境界，因為它不是治病，而是治人，治五臟。記得前面我講小柴胡湯時說過，小柴胡湯是百病良方，可以治療很多疾病，這是因為小柴胡湯所針對的對象不是病邪，而是失調的臟腑，調節好失調的臟腑，疾病自然就好了。

很多臨床大家，都喜歡用一個經方作為自己的基礎方，有的喜歡用小柴胡湯，有的喜歡用烏梅丸，有的喜歡用半夏瀉心湯，有的喜歡用桂枝湯……。為什麼？因為這些基礎方都融入了一個「和」字，而作為一個中醫師，如果理解了「和」在疾病治療中的重要性，思維就會由繁轉簡，以簡馭繁，就會立於不敗之地。

《內經》中的寒者熱之，熱者寒之，虛者補之，實者瀉之，包括上病下取，下病上取等，其實都是追求一個「中」，用藥是糾偏，糾偏的目的是求「和」。和法雖為一法，其實包含眾法。

> **小提示**
> 和法的運用是一種境界，多多感悟此法，可以將中醫化繁為簡，以簡馭繁。

■第六法：溫法

通過運用溫熱藥物，祛除臟腑經絡間沈寒痼冷來治療疾病的方法，又稱祛寒法。適用於寒邪滯留三陰的裡寒證候。根據裡寒證所在臟腑經絡部位的不同，以及病情的輕重緩急之別，溫法又可分為溫中祛寒、回陽救逆、溫陽利水、溫經散寒等。經云：「俱寒收引，皆屬於腎。」因此對於裡寒證的治療，大多需要從腎入手，這也是為什麼近年來火神派宣導使用薑桂附作為治病法寶的原因。

溫法在臨床運用非常廣泛，火神派的書籍中講解得也非常詳細，在這裡，我想談一談個人對溫法的淺見。臨床使用溫法來溫補腎陽，效果往往立竿見影，許多沈寒痼冷的疾病，使用附子後，能很快緩解病情。但有一個問題，就是停藥後，腎陽虛的病機很容易復發，為什麼會如此呢？想通了這個問題，在溫法遣方用藥的時候，就會有的放矢，效果才能穩固。

腎為坎卦，坎卦者，一陽藏於二陰之中。腎臟者，火伏藏於水之中！所謂水火相克，如何共存？有人將腎之陰陽，比作一杯開水，水為之陰，熱為之陽，此雖能闡述些許，但與本質相差甚遠！觀坎卦之卦形，參天地之造化，就可明白十分：大地之核為地核，實為一團熔漿，其熱極高，好似腎陽！地核之外，厚土之下，為地下水，終年循環長流，好似腎陰！大地之厚土，好似胃土，如人之脾胃！沒有地下水之陰寒，沒有厚土之掩埋，則地核中熔漿之火會上越，發為火山。人體沒有腎陰之制約，沒有胃土之濕潤而沈降，則腎陽上亢，其火上沖，上焦被炙。

水本屬陰，火本屬陽；陰陽之間，有相互吸引之力。

或有人問：水被火蒸，自會日日減少！火被水淹，自會日日漸熄！兩者相處，何能長相廝守而互不相損？

竊以為：放眼天地之間，能補充地核之能者，唯有太陽；能補充地下之水者，天之雨降。有雨、有光，則大地處於平衡。

君不見數月陰雨霏霏，大地甚感陰寒？

君不見數月無雨之潤，甚感天地之燥烈？

人身之中，也是如此。肺之斂降，化氣為水，入三焦，入膀胱，入腎之深潭。腎水得以補充，即所謂「肺為腎之母」、「肺為水之上源」，此腎陰之來源。心火之照耀，溫暖胃土，熱量下傳，為腎陽之來源。君不見凡心陽虛衰者，腎陽也必虛衰？《內經》云：男子六八陽氣衰竭於上，面焦，髮鬢斑白……。

上為陽，下為陰。陽虛首當虛於上，此事物之本源；上虛則無以溫下，下始虛也。時醫者，不明此理，不願深思，見下虛即補下，不知下虛有因。

• 上先虛，心陽不振，如日無光，腎陽來源無繼，復被腎陰之寒所淹，日久自然虧虛，上下皆寒。

• 心火本該借胃土下行補養腎陽，奈何胃氣上逆，心火無以下達，上熱無法濟下寒，自成上熱下寒之勢。

虛火上炎之說，本為腎陰虛而腎火亢，但火之亢有胃土之伏，可以暫固。但若胃氣上逆，則土不伏火，而成陰虛火亢之勢。其實人體上本屬陽，下本屬陰；火本屬陽，水本屬陰；火達於上焦，也算歸於本位，何來上沖之說？「上沖」者，胃氣也。胃氣逆，則下焦之虛火也逆。

若下之陰虛，導致火失水之制約，則增其水之來源即可。來源為何？斂肺生腎，補養腎水，陰分充足，可以吸引上焦之火下行。若下之陰不虛，其虛火之形成，另有原因：

• 胃氣不降，心火不能借其下達，火獨亢於上，不能補養腎陽。

• 肺氣不斂，可以參閱前面所繪之醫病指南針，肺氣之斂降，可以促進心火下移。練習氣功之人，調呼吸，沈丹田，交心腎，即是如此。

降胃氣則濁氣皆降，心火也必將徐徐下行。調呼吸，斂肺氣，氣沈丹田，心腎相交，自然無火亢之慮。若上焦已是陽虛，心陽已不振，出現陽微陰弦之脈，溫養心陽為第一要義。心陽足，腎陽自足也！

因此，溫法之運用，溫補腎陽，治療疾病，只能算是治標之法。解決腎陽的來源問題才是治本之法。治本者，斂肺降胃，以心火生腎陽，則腎陽才會長久不衰。

■第七法：清法

在病機十九條中，有五條談到火：「諸熱瞀瘈，皆屬於火（心）」，「諸禁鼓栗，如喪神守，皆屬於火」，「諸病胕腫，疼痠驚駭，皆屬於火」，「諸逆沖上，皆屬於火」，「諸躁狂越，皆屬於火」。有四條談到熱：「諸脹腹大，皆屬於熱」，「諸病有聲，鼓之如鼓，皆屬於熱」，「諸轉反戾，水液渾濁，皆屬於熱」，「諸嘔吐酸，暴注下迫，皆屬於熱」。這九條病機，雖然談到「火」、「熱」，但如何治療？〈素問‧至真要大論〉說「熱者寒之」，即是對清法的高度概括。

清法又稱清熱法，指運用寒涼藥物，通過其瀉火、解毒、涼血等作用，以解除熱邪的治療大法。臨床應用時，根據熱邪所犯臟腑不同和病情發展的不同階段，清法又具體分為清熱瀉火、清熱解毒、清熱涼血、清熱養陰及清解臟腑諸熱的不同治法。

清熱瀉火適用於熱邪處在氣分，屬於實熱的證候；清熱涼血適用於熱入營血，患者有吐血、衄血等表現；清熱解毒適用於時疫溫病，以及熱毒瘡瘍等病；清熱養陰適用於溫熱病後期，餘熱未盡，陰液已傷的證候，或陰虛火旺，通過滋陰降火來治療的病證。

■第八法：補法

小提示

我對於清法的體會：第一，此法臨床運用廣泛，但因為藥物多偏寒涼，易傷人陽氣，用藥時中病即止。第二，使用大量清熱下火藥物時，要適當反佐少量溫性藥物，這樣由溫藥作為引導，寒藥才能深入熱邪深部，才能發揮最佳效果。否則容易出現寒藥包裹熱邪，形成「寒包火」的格局。第三，人體內沒有單純的熱邪或火邪亢盛，大多熱與寒同時並存，只是各自所占的比例，或者各自所處的位置不同而已。對於熱邪採用清法治療時需要辨證，細究熱邪處於何經何臟，辨析清楚，隨其治之即可。

〈素問・至真要大論〉云「虛者補之」，〈素問・陰陽應象大論〉云「形不足者，溫之以氣；精不足者，補之以味」，為補法的理論依據。

補法，又稱補益法、補養法、補虛法。指針對人體氣血陰陽不足，運用補益的藥物，改善衰弱狀態，治療各種虛證的方法。虛證有氣虛、血虛、陰虛、陽虛之不同，補法相應分為補氣、補血、補陰、補陽。五臟各有氣血陰陽，因此細分補法，則包含補氣、補血、補陽、補陰、補心、補肝、補肺、補脾、補腎等。

男子以氣為用，補法多偏於補氣補陽；女子以血為用，補法多偏於補血補陰。人體是一個有機的整體，陰陽之間又相互依存、相互影響、互根互用。所以臨床陽虛多兼氣虛，而氣虛也易致陽虛，陰虛和血虛都可表現為機體精血津液的損耗，陰虛與血虛往往互見。因此，補氣與補陽、補血與補陰之品往往相互為用。

因為陰陽互為根本，所以「善補陽者，必於陰中求陽，則陽得陰助，而生化無窮；善補陰者，必於陽中求陰，則陰得陽升，而泉源不竭」。進補又有快慢急緩等不同，所以又必須因人、因地、因時而異，針對病情輕重緩急、體質強弱而採取不同的進補方法。另外，中醫養生有「藥補不如食補」之說。結合患者的身體狀況，提供全面完善的食療進補方案，其療效往往不遜於藥補。個人對於補法的理解：

- 補法運用時，需要考慮補中有瀉，不可將補藥一味疊加，體現不出用藥法度，這樣病人服藥後常常會立即上火，虛損狀況得不到明顯改善。補中有瀉，寓補於瀉之中，就好比六味地黃丸中三補三瀉，只有這樣才能達到最佳補益效果。
- 如果長期進補，身體仍然虛損，就要考慮是否生活習慣方面存在問題。曾經治療一長期貧血的患者，服用補血藥後病情緩解，停藥不久，病情又加重，反覆追問，才得知病人每天飲用大量濃茶，導致缺鐵性貧血。這樣的病人，補血不是關鍵，糾正不良的生活習慣才是關鍵。

• 如果長期進補，身體仍然虛損，在排除不良生活習慣後，就要考慮是否五臟之間相互資生出現障礙。比如，腎虛的病人，如果長期服用補腎藥，仍然腎虛，又沒有不良生活習慣，就需要考慮是否存在「金不生水」？這樣的病人很多，尤其是女性腎虛患者。患者肺的斂降功能出現異常，服用再多的補腎藥也不能解決根本問題，治療的關鍵是修復肺的斂降功能。

• 現在人們生活水準不斷提高，真正虛勞的病人很少，很多病人不是營養不足，而是營養過剩，這就要求大夫在利用藥物和食物進補的時候，要分清具體情況，不要盲目進補；有時候利用大黃瀉下，比利用人參進補效果還好。

• 補藥不是一個方子大家都能喝。很多人家裡都備上一壺藥酒，裡面放上人參、鹿茸、枸杞子、冬蟲夏草等，平時自服，來了客人也可以請客，這種做法實際上是錯誤的。我經常同病人講，藥酒也是藥，沒必要進補時不要隨便進補，這壺藥酒張三喝正合適，李四喝可能就很不合適，不能一壺補酒大家都喝，這是不對的，至少是不科學的。

或許有人會疑惑，疾病千差萬別，治法僅八法，能否滿足治療的需要？其實我們應該明白，我們的治法雖只有八種，但只要能夠融會貫通，足以滿足臨床的需要。舉個例子，當膝關節疼痛時，我們下意識用手慢慢地拍一拍，揉一揉，疼痛會在一定程度上得到緩解，那麼我們想想這裡面運用的是什麼法呢？武俠小說中都說武術的最高境界不是一招一式，而是無招勝有招。醫學也是如此！剛接觸臨床，來了一個病人，你會想此病人該用瀉法還是消法？有些複雜的病是先補還是先攻，還是攻補兼施？慢慢接觸病人多了，思維就不會受到八法的限制，可能仔細分析你的治療方案，綜合了三四種方法，到了這個時候，就是「出奇」了，就是前面所說的「凡戰者，以正和，以奇勝」。

有些中醫，方子開著開著，開到老了的時候，每天也就開常見的幾十種藥，處方不是桂枝湯加減就是小柴胡湯加減，有的甚至逢人必開小柴胡湯，效果還很好，這是為什麼？因為當醫生對疾病的認知達到了一定的高度，在他的眼中已經沒有疾病，有的只是五臟的失調。治療八法，除了「和法」，均具有肅殺的特性，只有和法具有中和之氣，追求五臟調和，調節五臟的功能，達到正常狀態，這樣疾病不治自癒。

隨著人的年齡增長，五臟機能在慢慢衰退，人的死亡是不可避免的，沒有誰能保證自己永生。中醫的治療方向，始終是保養臟腑，修復臟腑，但是當五臟衰竭之日，作為醫生也是無能為力了。所以我們當醫生應該記住自己的職責是治療疾病，延長生命，改善生命的品質，而不是回避死亡的存在。同時應該記住醫學是客觀的科學，不要過分依賴所謂的奇方妙法，否則易入歧途。

❶ 衄，ㄋㄩˋ，泛指出血。

❷《串雅》，分內外編，為清代醫藥學家趙學敏的編著，是「走方醫」治療技術方面的專著。作者記錄走方醫柏雲口授醫技，廣摭民間治療經驗，並結合自己豐富的醫藥知識與臨床經驗，「刪其眩異繁縟，參以祕笈所藏，歸之雅正，勒為成書」，編為〈串雅內編〉四卷、〈串雅外編〉四卷。〈串雅內編〉介紹了「頂、串、截」三大法，以及某些單方；〈串雅外編〉則分「禁方」（符咒之類）、「選元」（各種急症搶救法）、「藥外」（非藥物療法）、「製品」、「醫外」等類。清末名醫吳庚生於若干治法與單方驗方後，附有按語，對學習和應用很有幫助。本書首次揭示了走方醫的神祕內幕，是臨床醫生重要的學習參考著作。

❸ 因痰多致使呼吸道受阻而引起的昏厥。

❹ 病證名。痰飲之一。飲邪久留不散的病證，指長期滯留不行的水飲。中醫認為係因中焦脾胃陽虛，失於運化，津液凝滯所致。臨床表現為口渴，四肢關節痠痛，背部覺寒冷，氣短，脈象沉等。如中陽不復，舊飲雖得排泄，但新飲又可再留積，故此症遷延難愈。

❺ 癥瘕，指腹中結塊的病。堅硬不移動，痛有定處為「癥」；聚散無常，痛無定處為「瘕」。

❻ SMZ，即磺胺甲噁唑，英語：Sulfamethoxazole，又稱新諾明（Sinomine），是一種廣譜抗生素。對大多數革蘭氏陽性和革蘭氏陰性菌都有抑制作用。主要用於敏感菌引起的尿道感染、呼吸系統感染、腸道感染、膽道感染及局部軟組織或創面感染等。

思路9 看不見本質，就掌握不了醫理
——醫病指南針一分析，便能一目了然

自古以來，理是最難說清的，有句話講：公說公有理，婆說婆有理！中醫的很多道理就是這樣，幾千年來的爭執就是這樣過來的，從不入流的醫生，到臨床大家，各執一詞，相互貶低的事情時有發生。中醫要發展，必須要在理論上達成共識，簡而言之，就是要形成標準，這樣才能便於學習和推廣，而要形成標準，只有站在全域的角度，從大的視野來談論醫理，才能取得共識，不然盲人摸象，各執一詞。就好比同一個病人，有的醫家說是腎陽虛，有的醫家說是心陽虛……。

要從大的視野談中醫理論，並讓所有人都認可，這必須要有較強的傳統文化功底，同時要有較強的臨床經驗才行！那麼如何將治療疾病的醫理說得透徹，而且大家都能認可呢？我想只有從自然規律的角度，從道的角度來談論，這樣理解問題才能讓大家都能明白。

用藥劑量大小的問題

關於用藥劑量大小的問題，有的人喜歡大劑量處方，隨手就是黃耆一〇〇克；有的醫家喜歡小劑量處方，黃耆十克左右很常見。於是很多人認為中醫不傳之祕在於量！那麼用藥劑量究竟多少合適？

在《太氏藥譜》中有這樣一段話：

凡久病、重病和老年性疾病，往往胃氣虛弱，不耐重劑，須從小量、微量開始。欲速則不達，好比奄奄一息的火爐，加煤是必須的，但若多量猛加，反而滅火。如果由微量開始，少添、勤添，很快就能燃燒起來。治病的道理同樣如此，輕可去實，可以理解為以輕治重，輕中出巧，輕中寓速，好比桌上的灰塵，用雞毛撣輕拂即去，若用大掃帚，不僅去塵不淨，反而刻痕留跡……。

我們細細體會這句話：好比桌上的灰塵，用雞毛撣輕拂即去，若用大掃帚，不僅去塵不淨，反而刻痕留跡。然後再想想處方劑量大小的問題，我們會有一個很直觀的認識，不是人云亦云。假如我們對中醫所有的理論都有了較為直觀的認識，這樣我們就建立了一個相對比較明確的體系，就不會犯一些錯誤！

人體臟腑陰陽氣血循環圖的意義

本書的理論框架就是我們前面所設計的醫病指南針，也就是「人體臟腑陰陽氣血循環圖」。個人認為這個圖就是中醫理論的框架，讓我們能夠很直觀地明白人體五臟之間的關係，透過這張圖，我們可以非常清楚地看到人體五行的分布、相互影響以及陰陽的相互轉換。借用圖來闡述醫理，就容易達成共識。

比如我們說「木生火，肝藏血，肝臟為心臟提供陰血」，對於初學中醫的人來講，可能是一頭霧水；如果他再學上一點西醫的知識，可能最終的結局是認為中醫不科學，不值得學了。如果我們有了這張學習中醫的指南針，看看圖形的左側，就會非常清楚這裡面的關係，就不會憑空來想像。那麼，為什麼這張圖能夠準確地表達這些意思呢？

我們回憶一下思路3，回憶一下這張圖的形成過程，就知道此圖蘊含著天地萬物的變化規律。天地陰陽二氣對流，形成天地之太極，太極內部陰陽的流動，形成兩儀，而在人體，就形如兩輪。因為此圖由太極陰陽圖演化而來，它不夾雜任何主觀的觀點，是記錄天地變化之過程。通過這兩個輪子來研究人體的生理病理，疾病形成的原因，治療疾病就如同修復被卡住的輪子一樣簡單。概括一下上面這段話，那就是：

參太極，識兩儀；明兩輪，悟生理；
病之成，當識因；療疾病，如修輪。

我們圍繞「人體臟腑陰陽氣血循環圖」來談醫理，給學習中醫的人一個比較清晰的思路。

■腎為人之根本

人體的腎陰如同土下的水，能夠滋養樹木，滋養萬物。當腎陰虧虛時，就好比大地乾枯，樹木得不到水分的滋養就會枯萎。在人體，肝臟雖然不會枯萎，但會出現肝陰不足，肝火亢盛。

心在上，肝在下，心臟需要肝臟提供陰血來滋養，也需要肝臟升發下焦腎水來濟心火。現在肝臟提供的不是陰血，也不是腎水，而是火，這樣勢必造成心火更加亢盛，出現心情煩躁、脾氣急躁、血壓升高、失眠多夢等一系列症狀。同時因為腎陰虧虛，患者也會出現腰痠腿軟的症狀。

膽與肝相表裡，肝無腎水制約，則肝火亢盛；肝膽相依相連，互為表裡，肝火重也會導致膽火重，膽火犯膈擾心，進一步加重心火亢盛。亢盛的心火下移於胃，則胃火亢盛。胃主腐熟水穀，胃火亢盛則消穀善飢，多食易飢。心火借肺氣斂降，同水液入三焦。心火亢盛，則三焦火重，水液渾濁，小便黃赤。亢盛的心火通過胃氣下降和肺氣斂降，下交於腎，煎熬虧虛的腎水，進一步加重腎水虧虛。

上述這幾段話，通過「人體臟腑陰陽氣血循環圖」可以看出，本因腎陰虛所致，循環一周，出現肝、膽、心、胃皆被火邪所擾，此火從腎而立法，為虛火；從心立法，為實火。借用圖形，我們就可以清楚地看到腎陰虧虛對五臟造成的影響，切脈時如果想著這張圖，想著應該出現和實際上已經出現的脈象，就會非常清楚地明白脈學的意義。明白了這些，就知道針對不同的環節，採取不同的藥物，做到心中有醫理，立法有目的，用藥有方向。

上面這段話可以概括為：

腎陰虛，似水淺；肝失潤，枯槁成。
肝火盛，借勢炎；膽藏汁，被火煎。
火擾膈，上擾心；內煩躁，難入靜。
心主火，需水濟；被火擾，必失眠。
舌生瘡，小便淋；口乾燥，神難寧。
火炎土，土被炙；食欲增，飢難填。
上消飲，中消食；消渴病，一半明。
火透土，續灼腎，水被煉，更加淺。
此病機，腎為本；周迴圈，復歸腎。

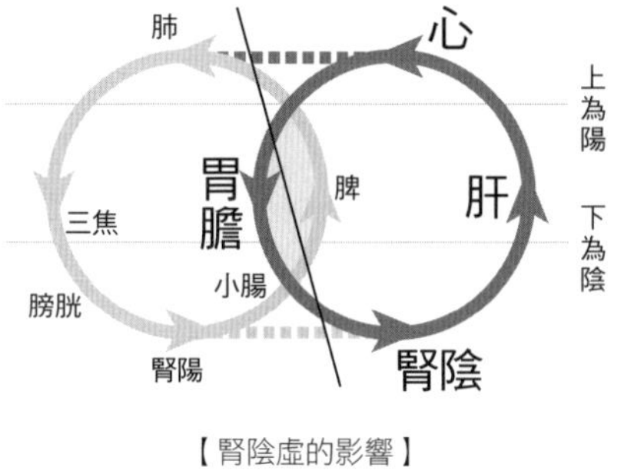

【腎陰虛的影響】

當天降大雨，洪水氾濫時，我們看到的不是萬物的旺盛生長，而是瘟疫流行，樹木被水淹而凋謝！同樣的道理，當人體腎陽虛衰，腎水過旺時，人體五臟也會受到損害。

腎水為寒水，腎水過旺，寒濕內生，肝臟受到寒邪侵犯，會出現寒凝肝經的相關症狀，因為寒性收引，患者會出現睾丸疼痛，有的會出現少腹❶、陰部、顛頂冷痛；因肝開竅於目，肝經寒水會借所開之竅排泄，患者就會出現流冷淚。

腎開竅於耳。腎水過旺，隨肝氣升騰，患者會出現耳中如有潮汐，頭部眩暈。中醫採用澤瀉飲治療此病，就是取其能利腎水。腎水隨肝氣升騰，上達於心，水與火原本相濟，現在成了相爭。平素心火旺盛的病人，正好得到腎水相濟，心火會削弱，人體反而更加舒服，但心火長時間克制氾濫的腎水，總有衰弱之日；平時心火衰微的病人，腎水上達滅心火，患者就會出現胸痹的病變，表現為胸悶、胸痛，《傷寒論》「陽微陰弦」的脈象，說的就是此病。

水液在體內氾濫，心火被慢慢泯滅，肺脾腎沒有陽氣的溫煦，對水液的代謝失司，飲邪停留脅肋，咳唾引痛而成懸飲；飲邪停留於胸膈之間而成支飲；飲邪泛溢於體表肌膚而成溢飲；飲邪四處滯留而成留飲……。心火衰微，胃得不到心火的溫煦，胃中清冷，胃的腐熟功能就會減退，人體就會出現朝食暮吐、消化功能減退的表現。

上述這些病變，表現出一派陰邪過剩，其產生根本在於腎陽虛衰，水濕氾濫。治療時採用乾薑、桂枝、附子等溫補陽氣的藥物，人體陽氣得到恢復，陰邪自散。就好比夏天淫雨霏霏之後，大地上處處潮濕、發霉，但只要太陽出來，炎熱的陽光照耀大地，幾天之後，大地上的陰邪就會很快散盡。

上面這幾段話可以概括為：

腎陽虛，寒內生；水不化，積成飲。
腎水旺，似海深；寒入肝，侵肝經。
寒收引，疼痛生；睪丸痛，涼陰莖。
目發脹，流冷淚；開竅目，被水淹。
頭眩暈，日昏沈；視旋轉，此水病。
火與水，兩相爭；法與度，細權衡。
若火旺，上無病；常相爭，勞累神。
若水旺，胸痹成；君蒙亂，百病生。
陽之微，陰之玄；傷寒載，乃聖言。
胸無陽，寒水侵；如結胸，如支飲。
朝飲食，暮不化；胃無火，飲食減。
補心火，溫胸陽；寒水化，可保全。
病之根，在於腎；寒水旺，有法懲。
消陰翳，腎陽溫；薑桂附，效立顯。
頭眩暈，水之病；利水濕，澤瀉飲。

腎為先天之本，人體的腎陰腎陽為立根之陰陽，就好比一棟房子的牆腳，牆腳不穩，整個房子就會不結實。

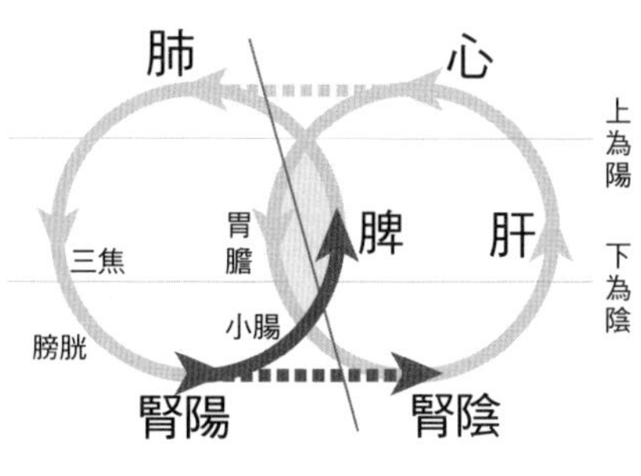

【腎陽虛的影響】

■肝臟病變的影響

前面談了腎陰腎陽不平衡，導致人體五臟出現的病理變化，下面我們來看看中焦的肝臟，看看肝臟的病變對人體的影響。

肝臟屬木，其性喜條達，惡抑鬱。五臟之病，責之於所喜與所惡的太過和不及。肝氣抑鬱太過，導致肝鬱而有餘，有餘則化火，化火則傷陰。但因為腎陰為肝木立根之本，肝氣鬱積化火，腎水可以救濟，所以短時間不會出現問題，但長時間的肝氣鬱結，長時間的消耗腎陰，最終會導致肝腎陰虛。臨床上很多患有乳腺增生的病人，大多都有肝腎陰虛的病機，單純服用逍遙丸或者乳癖消，效果往往不盡人意，這時配上杞菊地黃丸或者六味地黃丸，效果就會好很多，道理其實很簡單，滋養腎水能柔肝。

肝氣鬱結，疏泄功能異常，膽汁的排泄也會異常，再加上肝氣鬱結化火，膽汁被肝火煉熬，膽汁日益濃縮，最終化為砂石。肝氣鬱結，化火傷及陰血，不能上輸而補養心血，就會導致心血不足。肝氣鬱結，腎水不能借肝氣上達以濟心火，就會導致心火亢盛。陰血不足，復又心火亢盛，心神自然失養。

性情急躁、喜歡謀慮的病人，藥物雖然可以一時調節鬱結的肝氣，但不能改變患者的性情，這就是為什麼肝氣鬱結的病人，服藥後病情緩解，停藥後病情容易反覆。要想治療此類疾病，需要病人平時多接觸大自然，多接觸樹木，借用樹木的條達之性，來疏理人體的氣機；也可以練習太極拳，或者引吭高歌，舒散體內鬱積之氣，這樣人心就會寧靜下來，氣血在體內的運行也會順暢，這是通過服藥無法達到的。

上面這幾段話可以概括為：

肝主疏，又主泄；喜條達，惡抑鬱；
鬱化火，灼肝陰；腎水濟，可暫平；
歷時久，傷及腎；肝陰虛，自火焚；
腎陰虛，復火煉；時不久，結石生；
膽藏汁，經火灼；化砂石，癥結成。
肝血虧，難養心；火上擾，亂心神；
神魂動，驚懼生；半夜醒，難入眠；
木克土，逆氣生；胃氣逆，反酸成；
胃中飢，不欲食；左金丸，正好平；
此病機，責之肝；內傷病，難斷根！
疏肝氣，養肝陰；滋腎水，安心神；
降胃逆，散結癥；此法度，可卻病；
然本性，命中定；藥金石，難改變。
親自然，扶草木；習太極，歌高聲；
采秋菊，挖春筍；仿淵明，學高人；
肝氣疏，病自痊；心寧靜，命自延！

■脾臟病變的影響

談完了中焦的肝，我們再來看看中焦的脾，因為人體氣機從右側升發依賴於肝與脾的力量，兩者協調統一，人體的陽氣才能升發到上焦。

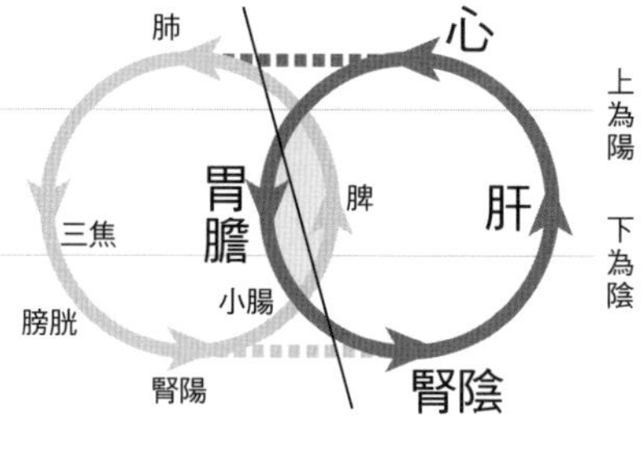

【肝腎陰虛的影響】

腎陽為人體立根之陽，腎陽虧虛，則脾陽不振，脾失健運。脾的功能主要是運化，運化由小腸轉輸而來的營養物質，如果脾陽不振，運化功能減退，則營養物質就會成為「濁精」，類似於痰一樣的物質，這樣的物質經脾輸送到肺，停留肺中，就會影響肺的宣發肅降功能。宣於頭面，則面流油；停於肺，則肺中氣機不暢，鬱積化火，出現肺火重的表現。

患者上焦有火，下焦有寒，臨床上有醫生認為是實火；對病機有研究的人，認為是虛火。其實此火的化生，是因為脾腎陽虛，濁精積蓄而成，恢復脾的運化功能，就是治療肺中鬱火的根本。

濁精的排泄，需要肺氣的斂降，經三焦，入膀胱，化小便。因小便中含有「濁精」，故而出現小便有甜味，即是現代所說的「糖尿病」。糖尿病中醫稱為消渴病，細分析原因，有兩個方面。

- 腎陰虛時，腎水不濟心火，心火亢盛，心火下移於胃，自然胃火也會亢盛，患者會出現消穀善飢——「中消」的表現。
- 腎陽虛時，脾失健運，濁精內生，停留於肺，鬱積化火，而成「上消」表現。濁精經肺氣斂降，下入膀胱，出現尿糖的同時，小便增多，而成「下消」。

因此消渴病的治療，要分清上中下三消，以及肺、胃、脾、腎的狀況，陰虛則養陰，陽虛則補陽，不可一味地盲目使用六味地黃丸，這樣對於脾腎陽虛的病人，有害無益。

上面幾段話可以總結為：

右輪陽，左輪陰；右輪進，賴於腎。
腎中陽，一縷真；似開水，一團溫。
腎陽虧，脾失健；中焦漚，難成真；

食物精，無脾運；精不化，成濁精；
上輸肺，為病根；肺宣降，難理清；
濁精質，食物精；停於肺，火毒生；
從火化，反傷人；時醫者，言實火；
稍明理，言虛生；火之化，因濁精；
識至此，理才明；究其因，脾失運；
責之脾，歸於腎；濁精行，靠肺斂；
入三焦，下膀胱；化小便，其味甜；
糖尿病，由此生；消渴病，有兩因；
心火亢，食欲增；食化精，來源增；
逢陽虛，脾失健；漚失司，濁精存；
不養人，卻傷身；論血糖，談胰腺；
識其表，未識本；胰之臟，乃附脾；
同脾臟，基於腎；今示理，揭病因；
用六味，時有效；盲目用，他病生。

上面談到腎、肝、脾的失調，從中可以看出，五臟之間是相互影響的，一臟的病變，最終會導致五臟均受牽連。

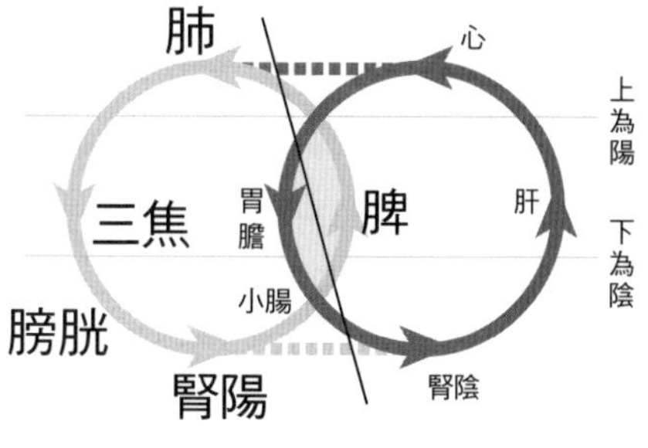

【脾腎陽虛的影響】

內傷病的治療

《傷寒雜病論》中寫道：「見肝之病，知肝傳脾，當先實脾。」為什麼要實脾呢？許多人認為：肝為木臟，脾為土臟，五行之中木克土，因此肝臟如果氣機疏泄不暢，就會橫行犯脾，導致脾臟也出現病變。是這樣嗎？

我們讀文章不能望文生義，要結合上下文來讀。原文如下：

問曰：上工治未病，何也？

師曰：夫治未病者，見肝之病，當先實脾，四季脾旺不受邪，即勿補之。中工不曉相傳，見肝之病，不解實脾，惟治肝也。夫肝之病，補用酸，助用焦枯，益用甘味之藥調之。酸入肝，焦苦入心，甘入脾。脾能傷腎，腎氣微弱，則水不行；水不行，則心火氣盛；心火氣盛，則傷肺；肺被傷，則金氣不行；金氣不行，則肝氣盛。故實脾，則肝自愈；此治肝補脾之要妙也。肝虛則用此法，實則不再用之。經曰：「虛虛實實，補不足，損有餘。」是其義也。餘臟準此。

這段話其實就是對上工治未病的解釋，通過舉例子「見肝之病，知肝傳脾，當先實脾」來闡釋為什麼治未病，如何治未病。

那麼「見肝之病，知肝傳脾，當先實脾」是什麼意思呢？為什麼要實脾？因為實脾之後，土能克水，實脾能抑制腎水；腎水弱，不上行濟心火，則心火旺盛；心火旺盛，則火刑金，肺金就會受到克制；肺金受到克制，則金不克

五行相克表	
五行	臟腑
木克土	肝膽vs.脾胃
土克水	脾胃vs.腎
水克火	腎vs.心
火克金	心vs.肺
金克木	肺vs.肝

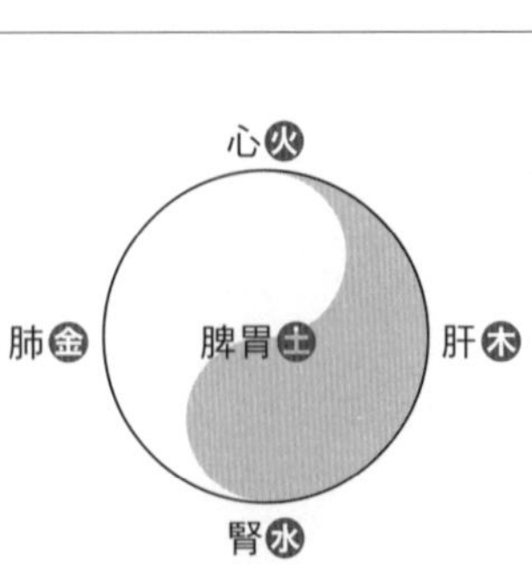

【人體臟腑五行屬性】

木；金不克木，則肝木自然條達。通過實脾來治療肝虛，這就是實脾的真正目的。肝虛的病人需要用此法，肝實則不可用此法！

如果我們將臟腑的氣血增強用（＋）來表示，臟腑氣血減弱用（－）來表示，上述傳變過程可以描述為：

脾（＋）↓腎（－）↓心（＋）↓肺（－）↓肝（＋）

肝虛實脾，即治肝補脾之要妙！從上面可以看出，對於肝虛的治療，應該是補脾、補心、補肝，使這三個臟器的氣血增加，這樣就可達到治療的目的。

我們再來看看「夫肝之病，補用酸，助用焦枯，益用甘味之藥調之。酸入肝，焦苦入心，甘入脾」，這樣就會明白仲景立方之原由和法度了。肝虛如此治療，心虛、脾虛、腎虛、肺虛呢？心虛則實肺，如左：

肺（＋）↓肝（－）↓脾（＋）↓腎（－）↓心（＋）

心虛實肺，即治心補肺之要妙！經曰：「虛虛實實，補不足，損有餘。」是其義也，餘臟準此。以此推論，遣方用藥，則以簡馭繁。虛證如此，實證反之，如肝實證的治療則瀉脾，因為脾弱則腎水旺，水旺則心火弱，火弱則金氣盛，金氣盛則能制約木旺。如下頁：

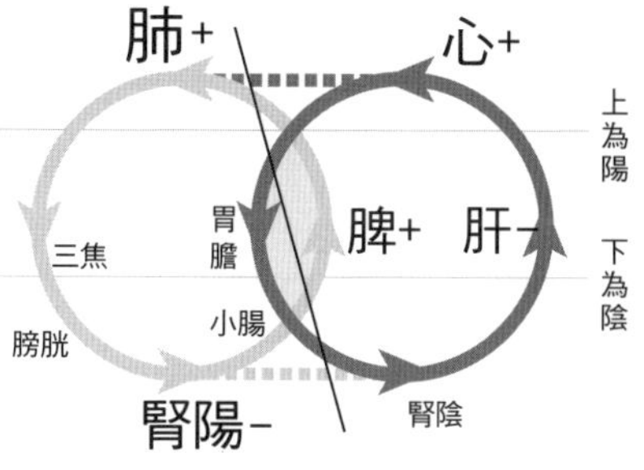

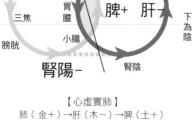

【心虛實肺】
肺（金＋）→肝（木－）→脾（土＋）
→腎（水－）→心（火＋）

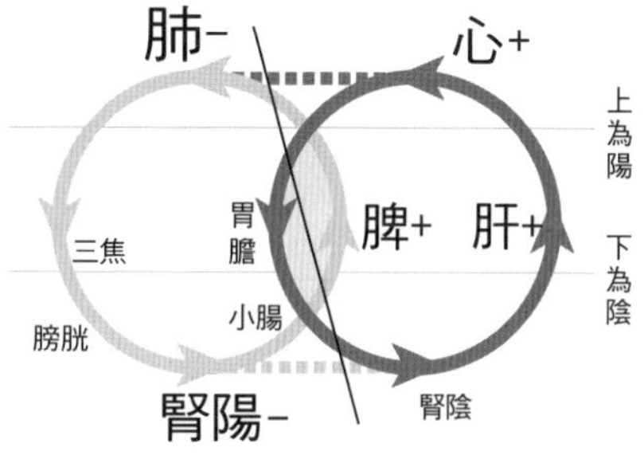

【肝虛實脾】
脾（土＋）→腎（水－）→心（火＋）
→肺（金－）→肝（木＋）

脾（－）↓腎（＋）↓心（－）↓肺（＋）↓肝（－）

肝實瀉脾，即治肝瀉脾之要妙！講到這裡，我們對五臟內傷疾病的認識就會比較清晰了，餘臟準此啊！

外感病的傳變

疾病除了內傷，還有外感❷，內傷病借用「人體臟腑陰陽氣血循環圖」可以清楚地闡釋，外感病又當如何？外感病的治療，《傷寒論》描述得最為詳細，前面討論了藥方時，我們討論了桂枝湯證、麻黃湯證以及葛根湯證。下面我們按照《內經》的條文，以寒邪為代表，分析外邪在人體內的傳變過程。

> 傷寒一日，巨陽（太陽）受之，故頭項痛，腰脊強。
>
> 二日陽明受之，陽明主肉，其脈夾鼻絡於目，故身熱目痛而鼻乾，不得臥也。
>
> 三日少陽受之，少陽主膽，其脈循脅絡於耳，故胸脅痛而耳聾。
>
> 三陽經絡，皆受其病，而未入於臟者，故可汗而已。
>
> 四日太陰受之，太陰脈布胃中，絡於嗌，故腹滿而嗌乾。
>
> 五日少陰受之，少陰脈貫腎絡於肺，繫舌本，故口燥舌乾而渴。
>
> 六日厥陰受之，厥陰脈循陰器而絡於肝，故煩滿而囊縮。

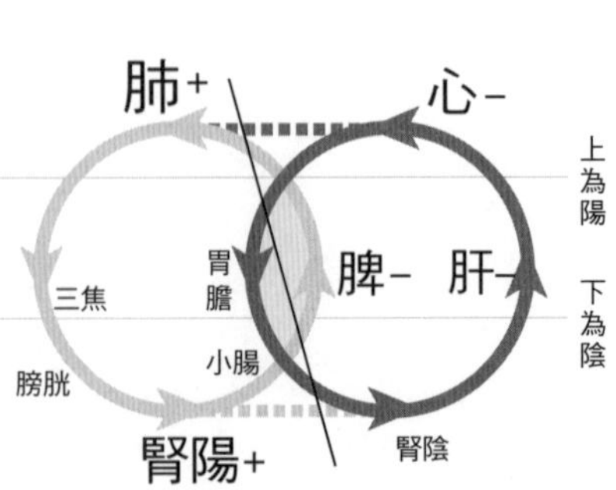

【肝實瀉脾】
脾（土－）→腎（水＋）→心（火－）
→肺（金＋）→肝（木－）

小提示

在這一節，我們討論了內傷病的治療，具體談了肝虛、心虛的治療，也談了肝實的治療，你可以參照上面的思路，分析肺虛、脾虛、腎虛以及心實、脾實、肺實、腎實證的治療思路。

寒為陰邪，人體足太陽膀胱為寒水之臟，同氣相感，寒邪則自太陽膀胱經而入。膀胱經「循背夾脊過項」，寒性收引，故出現「頭項痛，腰脊強」。所以如經所云「傷寒一日，巨陽受之，故頭項痛，腰脊強」。

或問：借用「人體臟腑陰陽氣血循環圖」，寒邪經膀胱經進入人體之後，可順傳入腎陽，也可逆傳入三焦，臨證時其當如何？

答曰：外邪就好似外賊，外邪入體，是因為存在衛氣不足的情況，「正氣存內，邪不可干」，衛氣護表，衛氣不足寒邪才可入體。入體之後機體會層層防衛，目的就是將其消滅或者驅逐出來，這是機體的防禦反應。寒邪自膀胱經而入，當有兩種轉歸：

①借三焦上達於肺，肺主表，寒邪達肺，機體可以借肺的表散之力，將寒邪排出體外，此時如果肺氣不足，也可以借用湯藥，通過發汗解表來治療。

②如果順著醫病指南針氣血運行的線路來傳，首先要傳到腎（腎陽），但因為人體腎陽似火，能夠溫化寒邪，所以當寒邪傳到腎（腎陽）時，就傳不下去了，就消滅了。假如腎陽虧虛，無以溫化寒邪，寒邪就會由太陽直接進入少陰，形成少陰證。臨床上經常遇到這樣的病人，同樣是受涼感冒，有些人只是頭項痛、腰脊強、鼻塞，而有些人則出現周身關節疼痛，高燒，其脈不浮而沉，就是「麻黃附子細辛湯證」了。通過附子溫補腎陽，溫化寒

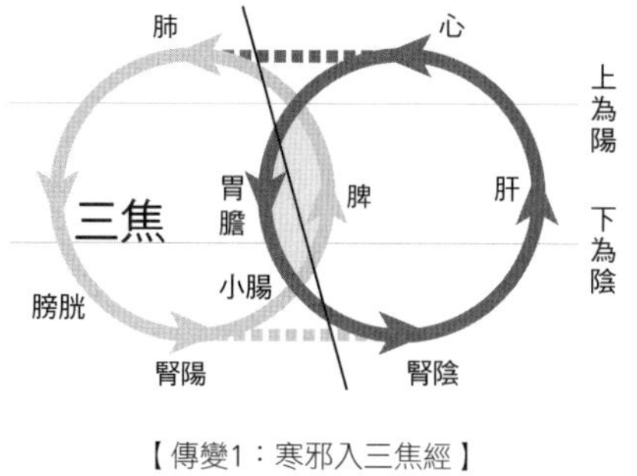

【傳變1：寒邪入三焦經】

外感病的傳變──三陰三陽			
手足	陰陽	三陽三陰	十二經絡
足	足三陽	陽明	胃經
		太陽（巨陽）	膀胱經
		少陽	膽經
	足三陰	太陰	脾經
		少陰	腎經
		厥陰	肝經
手	手三陽	陽明	大腸經
		太陽（巨陽）	小腸經
		少陽	三焦經
	手三陰	太陰	肺經
		少陰	心經
		厥陰	心包經

邪；通過麻黃解表發汗，使寒邪上行於肺，隨汗而解。如果腎陽不虧虛，膀胱經受寒後，機體是不會立即出現少陰證的。

或問：寒邪借三焦上行至肺，三焦沒有病理狀況反應？

答曰：三焦屬陽，心火借肺氣斂降，經三焦經下行，溫煦膀胱，也能補養腎陽，究其三焦寒熱之性，心火由上向下傳遞，慢慢削弱，因此三焦當是由上向下逐步變涼。所以才有膀胱為寒水之臟。寒邪由膀胱借三焦上行，若寒邪較重，三焦之下焦，自然會因寒而收引，三焦主水道，水液自然會聚集！患者三焦受寒邪所侵，三焦水道收引，水道不利，水液積蓄下焦，患者會出現小腹脹滿，小便不利；或者渴欲飲水，水入則吐，形成太陽蓄水證。其實準確地說，不是太陽經蓄水，而是三焦之下焦蓄水！

或問：寒邪傳之於肺，又當如何？

答曰：肺主表，如果人體心火旺盛，肺氣充足，則寒邪會通過肺來表散。如果心火衰弱，肺氣宣發之力又不足，就會出現「頭痛，發熱，身疼，腰痛，骨節疼痛，惡風，無汗而喘」，即是麻黃湯證。至於為什麼用麻黃湯，前面已經分析過了。

或問：如果寒邪達肺，沒有表散，下一步該如何傳遞？

答曰：參閱「人體臟腑陰陽氣血循環圖」，就會發現下一步寒邪就會「向心」或者「向脾」傳變。心主火，火能散寒，這又是自癒的途徑之一。如果心火衰微，沒能將肺中寒邪散盡，則寒邪將會隨心火下移，傳入陽明，

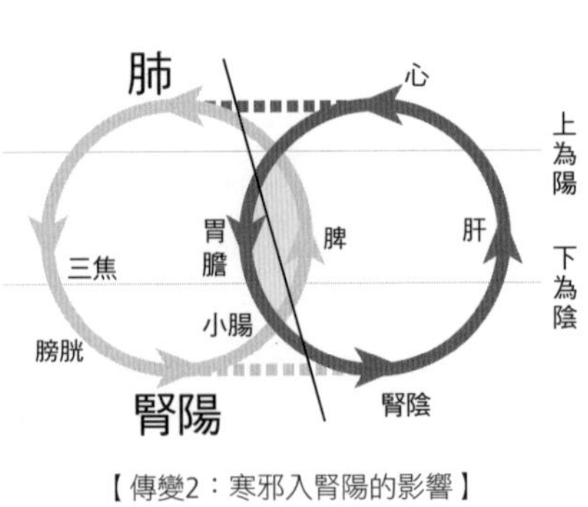

【傳變2：寒邪入腎陽的影響】

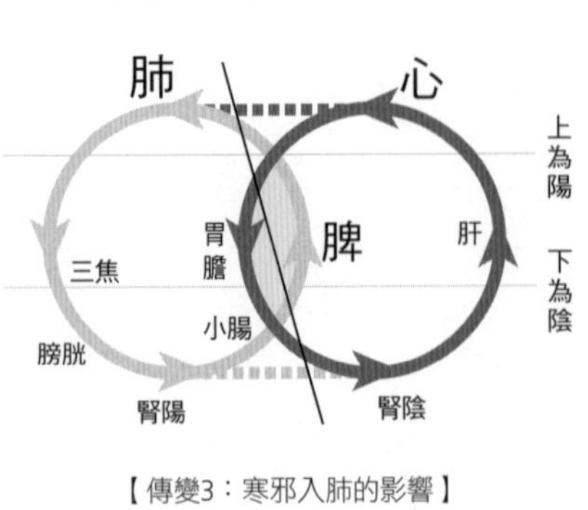

【傳變3：寒邪入肺的影響】

或者由肺傳入太陰。

前面講過，腎火旺盛可以促進寒邪溫化；肺氣充足可以促進寒邪表散；心火旺盛，也可以將寒邪消融，這都是機體針對寒邪而設的層層防禦體系。如果這些防禦體系出現問題，正氣不足，寒邪將突破防衛，而進一步深入陽明，如經所云：「二日陽明受之，陽明主肉，其脈夾鼻絡於目，故身熱目痛而鼻乾，不得臥也。」傳於太陰，則形成太陽太陰合病證；傳於陽明，則形成太陽陽明合病證。

或問：寒邪進入陽明胃經，又當如何？

答曰：胃喜濕。寒邪入胃，與胃濕化合，而為寒濕，不僅無以消散，反而影響胃的腐熟功能，就成了「陽明之為病，胃家實是也」。臨證中，患者出現大熱、大煩渴、大汗出、脈洪大，而舌苔白厚，即為寒邪入陽明，陽明為多氣多血之經，氣血鬱滯不通，故出現四大症候。《傷寒論》中寫道「傷寒，脈浮滑，此表有熱，裡有寒，白虎湯主之」，即是此意。

或問：寒邪入胃之後，又當如何傳變？

答曰：胃氣以降為和，人體的調節機制會使胃中寒濕之邪，徐徐下降，參閱「人體臟腑陰陽氣血循環圖」，就會很清楚。寒濕之邪將會入膽，進入「少陽經脈」。所以經云：「三日少陽受之，少陽主膽，其脈循脅絡於耳，故胸脅痛而耳聾。」《傷寒論》云：「少陽之為病，口苦、咽乾、目眩也。」

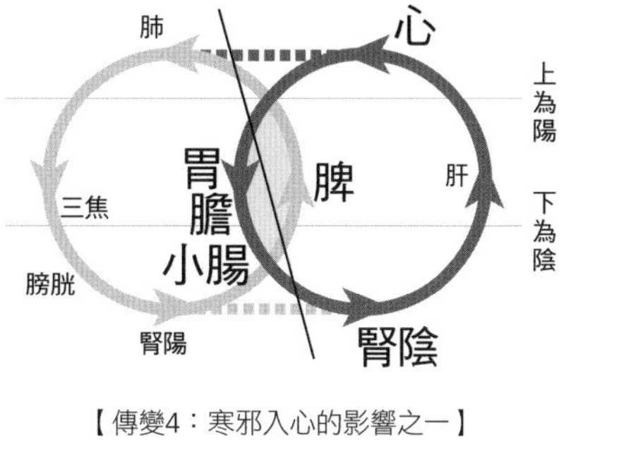

【傳變4：寒邪入心的影響之一】

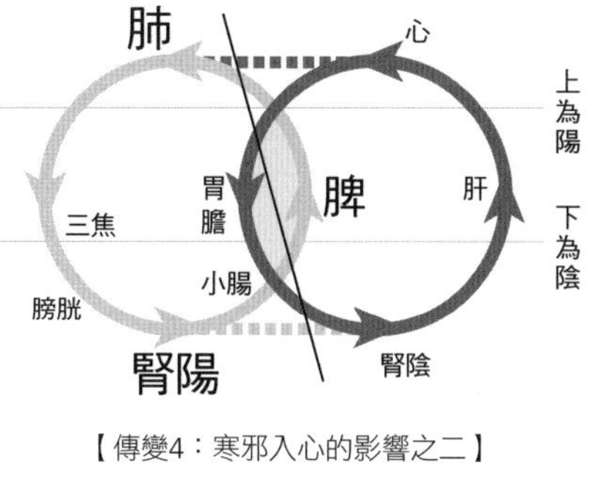

【傳變4：寒邪入心的影響之二】

或問：為何同樣是感受寒邪，有的患者有少陽證表現，有的患者沒有少陽證表現？

答曰：寒邪進入少陽膽府，如果膽經原本通達，寒邪不會滯留，隨人體氣機下行，經小腸，傳達於脾，則邪氣雖過膽而不發病。如果平素有膽經不暢的宿根，比如患有慢性膽囊炎、膽囊息肉、膽結石等症，此時又逢寒邪深入，自然會出現膽氣鬱結，化火之證。觀醫病指南針左側之輪，膽氣不降，則輪逆行，口苦、咽乾均為膽胃之火逆行所致；目眩者，肝氣不升，目失所養！

寒邪在傳變過程中，傳至某經即出現某經症狀，多係因有內傷，臟腑已經失調。若無內傷則傳至某經，常常不出現某經之病症，臨床上細心觀察，自可體會。

或問：寒邪傳至膽，下一步該如何傳遞？

答曰：膽氣以降為順，寒邪將借小腸傳脾，由少陽傳入太陰，形成「腹滿而吐，食不下，自利益甚，時腹自痛，若下之，必胸下結硬」。

或問：借小腸傳脾，小腸當有臨床表現？

答曰：傳至太陰過程中，小腸被寒邪所侵，會出現腹痛的症狀。《傷寒論》太陰病總綱「腹滿而吐，食不下，自利益甚，時腹自痛，若下之，必胸下結硬」，其「腹滿」、「時腹自痛」便是小腸受寒所致！

脾陽來源於腎陽，腎陽旺盛的病人，脾陽自然就不會虧虛，這樣的病人，當寒濕之邪傳至此處，會被脾腎溫化，疾病會自癒，此又一自癒途徑。如果脾腎陽虛，復受寒邪所克，自然會出現「腹滿食不下，自利」。這時就需要用四逆湯，「少陰病，脈沈者，急溫之，宜四逆湯」。

或問：太陰不解，當傳何處？

答曰：經云：「五日少陰受之，少陰脈貫腎絡於肺，繫舌本，故口燥舌乾而渴。」

寒邪在太陰不解，向下傳至腎（腎陰）。腎水本寒，寒邪入腎，好似游龍得水，猛虎歸山，難有回頭之時，腎陽必然奮起抵抗，這樣下焦的氣化作用自然減弱，清陽不升，上焦的陽氣自然就不足，就出現「少陰之為病，脈微細，但欲寐也」。

腎水被寒邪所侵，寒涼之水借肝氣上升，進入肝經，形成了厥陰證。我們再來看看《傷寒論》中厥陰證條文：「厥陰之為病，消渴，氣上撞心，心中疼熱，飢而不欲食，食則吐蛔，下之利不止。」

「消渴」：寒凝肝經，心火得不到腎水相濟，心火亢於上，肺葉受熏，上焦火重，故而多飲，形成上消。

「氣上撞心，心中疼熱」：撞者，寒邪受肝氣升發撞心所致；疼者，心包受寒，寒性收引，不通則痛；熱者，心火無腎水濟也，心火獨盛。

「飢不欲食」：飢者，心火下移於胃，胃火亢盛；不欲食者，腎陽被寒邪所傷，不能溫養脾陽，脾氣不升，故不欲食。

「食則吐蛔」：並非所有厥陰證病人均會食則吐蛔，體內有蛔蟲的病人，因上熱下寒，下焦腸道蛔蟲無所養，偶食飲食，則蛔聞食味，上行入胃，隨胃氣上逆而吐出。體內無蛔蟲的患者，則不會吐蛔。

「下之利不止」：脾腎陽虛，腸道化物功能減退，下之自然下利不止，便稀如水。

這就是傷寒之後，寒邪在人體的傳變規律。從中可以看出，在傳變過程中，有很多次自癒的機會，如果人體的腎陽不虛，或者肺氣充足，或者心火旺盛，疾病都會有可能被阻斷，不會繼續傳遞。這裡面腎陽作用非常重要，因為腎火旺

小提示

借用醫病指南針，我們分析了寒邪在人體的傳變過程，如果是風邪呢？濕邪呢？火邪呢？它們又當如何傳遞？你可以試著分析一下。火邪傳變可以參閱《溫病條辨》。

盛，寒邪進入人體後，會在第一時間被溫化，縱然後來傳至太陰，只要及時溫補腎陽，病情也是很容易恢復的。所以大補腎火的附子在《傷寒論》中運用非常普遍，目的就在於此！

借用「人體臟腑陰陽氣血循環圖」，我們分析了內傷病、外感病的發病機理，傳變途徑。但作為一種理論體系，其支架是什麼呢？是陰陽、是五行。支持陰陽五行的基礎是什麼呢？是太極！是道！因為「人體臟腑陰陽氣血循環圖」就是從太極演化而來，是道的展現形式。那麼道又來源於什麼？我覺得是生活，是從生活中提煉出來的「道」，只有達到了「悟道」這個層面，不論是養生、治病，還是認識疾病，就會豁然開朗！

下面的內容，我將借用老子的《道德經》，結合中醫理論，結合臨床來談一些醫道，這些個人感悟希望對大家有幫助。

生活中處處有道，那簡單地說究竟什麼是道？借用《生命可以如此》❸中的一段話來回答這個問題：

> 我們可以說得不那麼玄，道就是法則，宇宙運動、發展的根本法則。像做生意有一個生意之道，成功有一個成功之道，做任何行業都有它自身的一個道理，做到一定的程度，你找到一定的竅門了，這些都是各個程度上的道。道就是隱藏於一切之中的法則。我們生活在這個世界上，就要順應這個宇宙運動、發展的法則，「背道而馳」要出大問題，一定是「順道而行」。所有道，都統籌在一個大道裡面；而大的道就在小的道裡面運用。中醫就是「道」在醫學領域裡面的運用。任何一個東西運行的好壞、成敗，都是表明了這個法則運用得怎麼樣。人的生活世代延綿不息，我們一定要明白自己所處的這個世道環境的一個根本的規律是什麼，逐漸找到宇宙的大道在這個時代的印證，它的表現形式，它的落腳處。當我們明白了在這個時代裡面道的顯化形式，我們就知道我們應該做什麼了。

「道就是隱藏於一切之中的法則」。世間有正道，也有歪門邪道；人體的生理機制有法則，疾病的形成同樣也有法則……。

有無相生，難易相成

我們談醫論道，論的就應該是「法則」，一種大家都能認可的法則！《道德經》第二章中寫道：「有無相生，難易相成，長短相形，高下相盈，音聲相和，前後相隨。」

這句話從陰陽的角度來看，說的是陰陽對立的兩個方面；從道的角度看，談的是事物間的普遍規律，有與無、難與易、長與短、高與下、音與聲、前與後，不論什麼時候總是相生、相成、相形、相盈、相和、相隨的，這些基本的法則我們隨處可見，如果我們認識事物的深度能夠達到如此境界，並能將其與自己從事的工作聯繫起來，則意義重大。

比如臨床上遇到高血壓的病人，我們通常想到的是降壓，其實「高」與「低」同時存在，在血壓高的背後，隱藏著血壓低！可能有人會問，血壓低從何說起？我們可以從下面幾類患者來分析、來體會「低」的地方：

第一類患者：患者腦部供血不足。患者腦部的供血不足，身體反射性地要求心臟提供較高的血壓來滿足腦部供血的需求。這類病人雖然血壓高，但自覺症狀反而不明顯，如果單純服用降血壓的藥物，血壓正常了，病人反而頭昏加重。治療時找到引起腦部供血不足的病因，針對這個問題進行治療，病人的高血壓就能治癒。這類病人最常見的病因是頸椎的病變，通過辨證治療頸椎病，高血壓自然就好了。這裡的低，就表現在「腦部血壓低」。

第二類患者：患者外周的供血較差。外周的供血較差，身體反射性地要求心臟提供較高的血壓來滿足外周組織供血的需求。這類病人一般舒張壓高，單純服用降壓藥效果較差，縱然血壓正常了，頭舒服了，但四肢卻乏力，有的甚至手足發麻。這類病人大多痰濕較重，血脂血黏度高，通過健脾化痰、活血通脈來治療，外周血液供應好了，血壓也就自然正常了。這裡的低，就表現在「外周血壓低」。

第三類患者：下焦肝腎陰虛。肝腎陰虛，陰不涵陽，肝陽上亢，出現血壓高，雙下肢無力，鎮肝平肝的同時補養下焦，才是治療的根本。這裡的低，就表現在「下焦的血壓低」。

從分析中可以看出，高與低、虛與實永遠是相對的，只有透過現象看本質，針對本質尋求最優解，才能達到治病的最佳效果，才能感悟醫學之法則！

我們再來看一對：「寒」與「熱」！

當病人對我們說「熱」、「上火」的時候，我們往往會條件反射性地考慮開清熱的藥物，其實在「火」的背後是寒！患者體內一定有地方有寒，因為正常人體的氣機會對流，寒與熱之間是可以平衡的。試看經常吃冰棒、喝冷飲的人，涼物天天吃，還是感到熱燥，吃得月經不調了，吃得下肢發涼了，胸中還是燥熱。其實患者胸中躁動的熱量，正是人體的陽氣，如果我們能將它引到寒邪重的部位，用自身之寒來散自身之熱，豈不妙哉！

如何引？得明白為什麼患者自身不能寒熱對流，找到失調的臟腑，針對這些根本問題治療，而不是見熱治熱，見寒治寒。有時候活血化瘀可以治上火，有時候疏通經絡就可以散寒，有時候用藥外敷湧泉穴可以引火下行……。

術的方法很多，但道是根本，是關鍵！經常有人說西醫治病是「頭痛治頭，腳痛治腳」、「治標不治本」。作為中醫，如果不能透過現象看本質，見火就下，見虛就補，見實就瀉，見血壓高就用鎮肝藥……這與西醫「頭痛治頭，腳痛治腳」又有何分別？

高明的西醫也會透過現象看本質，也會治本，比如通過抗凝來預防心腦血管病的發生，比如通過治療胃病來治療心臟的不適……。任何學科到了一定的高度，達到道的境界，都是相通的。更不用說同是治病的「西醫」和「中醫」。一個真正的西醫大家，思想達到一定的境界，他會借用中醫的思維來幫助西醫；同樣中醫要被世人接受，首先得被西醫接受。中醫人必須自身要深入瞭解西醫，站在中醫的角度，借用西醫的成就，提升自己在醫道中的悟性，這樣不僅僅自身提高，也容易被西醫接受！

當我們相信切脈的同時，也可以借用現代儀器來驗證我們所切的脈象。比如我們切脈認為患者患有卵巢囊腫時，可以通過做超音波來驗證，這樣西醫、病人都會很信服。反過來我們看到病人膽結石的報告單，我們再切脈就會體會到膽結石的脈象特點，這樣自身的切脈技術就會得到提高。雖然我們肉眼不具備扁鵲❹穿牆的透視力，但借用現代儀器，我們都可以做現代的扁鵲……。

下面我們再來看一對：「難」與「易」。

「難易相成」，難與易是同時存在的，一個事情對於張三可能很難解決，對於李四可能很容易解決。「難」與「易」，永遠是一對雙胞胎！想到事情「難」的同時，一定要想到事情的另一個方面「易」，常常易這一面就是解決問題的關鍵！

舉個例子：對於面癱的治療，本人曾經採用牽正散加減，患者治療十餘天未見起色，後配合針灸治療月餘始癒。有次一個病人說我的治療效果太慢了，他們老家一般三天治癒，我不相信。患者多處打聽三天治癒的醫生，均未找到，最後不得已回老家治療。一周後來見我，病已治癒。細問治療經過，言老家一草醫，用一種藥粉，涼開水調勻，餐巾紙包裹後塞對側鼻孔，一天下來就好得差不多了，兩天就徹底好了！患者怕我不信，還順便帶了一點藥粉給我研究。

「難易相成」，當一個複雜的問題擺在我們面前時，其實問題的背後已經準備了一個很容易解決的辦法。世間萬物均有生克之道，任何疾病都應當有解決辦法，這是鐵定的規律，只是我們需要去研究和探尋，找到這個辦法而已。

這不只是給我們信心，事實的確如此！我們想一想，在抗生素沒有發明之前，人類因感染而死亡的案例何其之多。自從盤尼西林問世後，以前談虎色變的感染，現在已不再恐怖，就連農村的文盲大爺，也知道消炎藥。不僅醫學如此，任何一門學科的發展、創新，都是在難的背後尋找易！

道生一，一生二，二生三

《道德經》第四十二章寫道：「道生一，一生二，二生三，三生萬物。萬物負陰而抱陽，沖氣以為和。」對於「道生一，一生二，二生三，三生萬物」的理解，可以從兩個角度來看，一個是生的角度，一個是滅的角度。

何為生？由無變有，由有變博為之生！

何為滅？由盛轉衰，由衰轉亡為之滅！

前一句談的是一縷生機，後一句談的是一縷消亡。可能許多人不太理解，道生一，談的是生，為什麼又談到滅？如果你將「道」理解為「道既是萬物生發之道，也是萬物消亡之道」，就不會有疑惑了！

為了進一步說明這個問題，我們借用《扶陽講記》中的一段話：

《老子》講：道生一，一生二，二生三，三生萬物。其實這也是個層面問題，你站在「三」的層面或者是萬物的層面，與你站在「二」的層面，甚或「一」與道的層面來看問題，是完全不同的。站在「三」的層面或者是萬物的層面，事物是五花八門的，所以治療的方法也是千差萬別；但若回到一個層面，走到「二」上來，問題就變得簡約了，完全變成了兩個因素（陰陽）的對待關係。再若回到一個層面，走到「一」的層面上來，那就更簡約了，古人說，「至道不繁」，正是指此而言。但話又說回來，越是至簡至約的東西越是不容易把握，也越不容易讓人生信……。

為了加深理解，我們再結合臨床來看「道生一，一生二，二生三，三生萬物」。臨床上經常碰到胃氣上逆的病人，這類病人時間長點就會出現慢性咽炎，上逆的胃氣迫肺，導致肺的宣發肅降功能失常，宣發太過，出現漏脂性脫髮、慢性濕疹；胃中濁氣上逆，導致人體清氣不升，患者就會出現經常頭昏……。這類病人找西醫看，會下這些診斷：慢性淺表性胃炎、胃食道逆流、慢性咽炎、漏脂性脫髮、慢性濕疹、腦供血不足……。看到這一系列診斷的時候，我們如何治療？

如果我們站在這些疾病的層面，即「三」的層面，下藥就會很龐雜，內服外用一大堆！當我們站在肺氣宣發太過、胃氣上逆的層面，即臟腑的層面來看問題（即「二」的層面），治療就簡單了不少！如果我們能看到胃氣上逆為關鍵，即「一」的層面，其他的病均為胃氣上逆所致，這樣我們就很簡單了。只用一味藥——枇杷葉，堅持服用一段時間，所有的病都會好轉。有時會為了起效快些，治療時以「一」的層面為主，同時結合「二」、「三」層面，患者恢復就很快了！

看到這裡，再想想製方中的君臣佐使，就應該明白，君藥是針對「一」而設的，並非量大就是君藥。一個處方的君藥用得對與不對，非常關鍵，因為這反映立方之人有沒有看到問題的最高層面！「效如桴鼓」不是神話，如果你理解透了「道生一，一生二，二生三，三生萬物」，理解了疾病的發生發展過程，看病就是個比較輕鬆的活兒了。

前面講了疾病的傳變之道，下面再看看人體的生理之道：一縷生機！

癌症晚期的病人，一些臟腑、器官都在衰竭，可謂疾病已經發展到「三生萬物」的層面，這時的治療再追尋一，解決疾病之「一」的問題，意義已經不大了。如同已經進入冬天，想將枯黃的樹葉變回到青蔥翠綠已經是不可能的。此時培養一縷生機，由一生二，由二生三，慢慢扶正，或許可以看到第二年的春天。

曾經治療一肝癌晚期大量腹水的病人，西醫放療、化療均做完了，硬塊也控制了，就是體質差，動彈不得，大量腹水。西醫通過反覆利尿、補充電解質、補充白蛋白，治療兩月餘，腹水仍然不消。後來本人採用小劑量中藥扶正，加藥物泡腳，治療月餘，腹水消退，體力恢復。

當人體的臟腑功能因病已經進入了冬季，就沒有必要再想著回到今年的夏天了，培養生機，迎接明年的春天更有意義！

人法地，地法天，天法道，道法自然

「道法自然」，即順應自然，不要過於刻意，「去甚，去奢，去泰」。人要以自然的態度對待自然，對待他人，對待自我，對待疾病。大自然中萬物的生存，各有其特定的自然規律，人類如果能夠靜下心來，聽聽大自然的呼聲，就會感悟到生命的真諦之所在。

許多內傷病，反覆治療，仍然復發，不是藥物沒有效果，而是我們自身的欲望沒有減輕，工作習慣、生活習慣、飲食習慣無不干擾著我們的身體。肝氣鬱結的病人，縱然天天服用逍遙丸，喜歡謀慮的性格不改變，永遠難以治好。肺火重的病人，不戒掉偏食花椒、辣椒的習慣，不戒掉嗜吃火鍋、嗜吃燒烤的習慣，服用再多的下火藥也無用。

「夫人神好清，而心擾之；人心好靜，而欲牽之。常能遣其欲，而心自靜；澄其心，而神自清。」調節心態，糾正不良的生活習慣，這才是治療內傷病的根本。

「天之道，利而不害；人之道，為而不爭」，「夫唯不爭，故天下莫能與之爭」。世人在爭名奪利之時，心是浮躁的，正所謂：「聖人之心如珠在淵，常人之心如瓢在水。」

人只有心氣下沈，才能下交腎水，水火相交，才能化生萬物，身體才能健康。當我們的心如瓢在水，心氣上浮，我們就會時常感到煩躁，機體內就會形成上熱下寒、陰陽分離的趨勢。所以說，欲健康長壽，當與世無爭，收斂浮躁的心神，這樣才能陰陽交融，體健康泰，福壽康寧。

❶少腹即小腹。

❷中醫指由風、寒、暑、濕、燥、火等外邪而引起的疾病。

❸《生命可以如此》是央視《感動中國》總導演樊馨蔓女士與身患重度糖尿病的朋友，一起親身經歷中國傳統道家文化和道醫觀念的著作。

❹扁鵲，戰國時名醫。原名秦越人，渤海郡鄚（今河北省任丘市北）人。一說家於盧國（今山東省長清縣南），故又稱盧醫。學醫於長桑君，醫道精湛，擅長各科，行醫時「隨俗為變」，在趙為「帶下醫」，至周為「耳目痹醫」，入秦為「小兒醫」，名聞天下。秦太醫令李醯自知醫術不如扁鵲，使人刺殺之。《史記》有傳。《漢書·藝文志》有《扁鵲內經》九卷、《外經》十二卷，不傳。

思路10

臨床18例——18種常見疾病的治病道理

前面講了藥、方、法、理，看完後對中醫有一個整體的感覺了，原來是這樣啊！那如果遇到疾病我們如何來分析，如何來解決呢？前面講的這些東西夠不夠？如果我們面對病人，能解決問題嗎？可以這樣講，如果能將前面的東西融會貫通了，再結合中醫教材，系統看看書，大多數疾病是完全可以拿下來的！

如果仍然拿旅行作比喻，可以說我們已經進行了一大半的旅程，接下來我將結合具體病例，結合道，結合我們前面講的內容，從臨床的角度來談中醫！

臨床治療1 風流眼

為了給大家鼓舞，我們先來看個案例。

【病例】

症狀：眼睛不停流淚。

一位網友發現母親不斷地用手擦眼睛，詢問後得知，母親最近出現溢淚症狀❶（就是俗稱的「風流眼」），到戶外尤為明顯。初步查看後，淚小點❷貼附良好，淚腺未見明顯阻礙。徵求我的治療意見，我說了一個處方：

用藥：生牡蠣三〇克、枸杞子二十五克、白蒺藜二〇克、車前子十五克，水煎服，日一劑，分三次內服。

結果：患者按此方服用了七天後，症狀好了一半。

隨後處方調整為：

用藥：生牡蠣三〇克、枸杞子二十五克、白蒺藜二〇克、車前子十二克、菊花十五克、酸棗仁十五克，水煎服，日一劑，分三次內服，又用了七天。

結果：患者室內室外都不流眼淚了，而且覺得眼睛看東西比以前還要清楚了。

從這個案例中我們可以發現，中醫治病的效果是很神奇的，並非所說的中醫慢。辨證準確，往往能收到意想不到的效果。那麼我們想一想，為什麼這幾味藥治療「風流眼」會起效，他們是如何在人體產生作用的？想通了這個道理，就可以解決一系列的問題了！

回憶一下我們前面課程講的內容：

- 肝氣從人體左側上升。
- 肝開竅於目。
- 肝藏血。

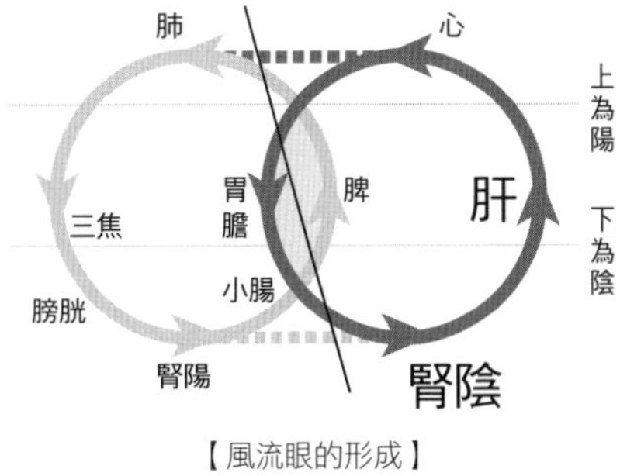

【風流眼的形成】

這三點我們在前面已經講過，下面我們結合醫病指南針看看：

腎水隨著肝氣的升騰，進入肝臟，滋養肝陰，補充肝血；隨肝氣上升入心，既能濟心火，同時也能補充心陰；隨肝氣上達於目，則雙目濕潤。腎水在肝氣升發之力作用下產生的這些運動變化，是正向作用。

另腎主封藏，能夠收攝腎水，這樣不至於因肝氣升發，腎水升騰太過，這是反向作用。一正一反，平衡協調，人體心、肝陰分才能保持平衡，雙目才能感覺正常，既不會乾澀，也不會溢淚。這是人體的生理過程，是生理之道。如果腎虛，封藏力不夠，升發顯得太過，則水濕升騰，肝經被腎水所浸泡，只好借其所開之竅排泄，就會出現溢淚！

第一次處方：生牡蠣、枸杞子、白蒺藜、車前子。生牡蠣鹹寒入腎，其性收斂，增強腎的封藏之力，從下焦入手。針對溢淚為治標，針對腎虛為治本；枸杞子補養腎精，針對腎虛為治本；車前子清利肝經水濕。

這三藥相合，一收、一養、一利，則病情可以控制。用白蒺藜，因為沒有看到患者本人，老年患者，推測可能夾有肝風，所以加一味祛風的藥，這樣至穩至妥。如果臨證四診時無風證，可以不用此藥，上三味藥即可。患者服用七天後，病情只好了一半。按照常理，七天應該治癒，只好一半，說明除了腎虛之外，確有肝風，風為陽邪，易襲陽位，所以第二次處方加菊花，輕清之品，清利頭目之風。

很多人對加酸棗仁不理解，這是因為車前子服用七天後，肝經水濕被清利的同時，容易出現清利太過，導致肝血生發❸不足，連帶心血也會不足（肝不生

小提示

看完了這個案例以及分析過程，我想問幾個問題：

・車前子使用過久，傷及心、肝之陰，還有沒有其他的藥物也有這種情況？

・流淚過多可以如此分析，那麼小孩子口水過多的問題如何分析？小孩子鼻子流大量膿鼻涕是什麼問題？病人經常吐唾沫如何分析？

心），用酸棗仁的目的，就是養心肝之陰，防止車前子用藥過久出現傷心肝之陰的副作用。

臨床治療2 藥物是雙刃劍

我們先來看第一個問題，車前子使用過久傷肝陰、傷心陰，這樣的藥物還有沒有？回答是肯定的，當然有！還是讓案例來說話。

【病例】

症狀：突發眩暈、嘔吐，視物旋轉，伴嘴唇、手指發麻。

二〇〇九年十一月，一個老病號過來急診，就診時雙人扶入診室。患者下午上課時突發眩暈、嘔吐，視物旋轉，伴嘴唇、手指發麻，就診時仍不時噁心。切脈左寸細微若絕，右寸關浮鬱有上越之勢。兩年前曾發過一次，醫院診斷為椎基底動脈供血不足。結合脈象考慮為「金侮火」，即心陽不振，肺金侮之，進一步加重心臟氣血供應不足，導致大腦缺血缺氧，形成清陽不升，濁陰上逆的病機。

處理：急重掐內關穴，重按勞宮穴，意在調暢胸中氣機，改善心之供血。大約三分鐘後緩解。切脈：左寸稍細，比剛來時明顯增強，右寸關上越之勢明顯減弱。

用藥：沖服小柴胡顆粒一包。

結果：整個過程前後大約十來分鐘後，自行回家。

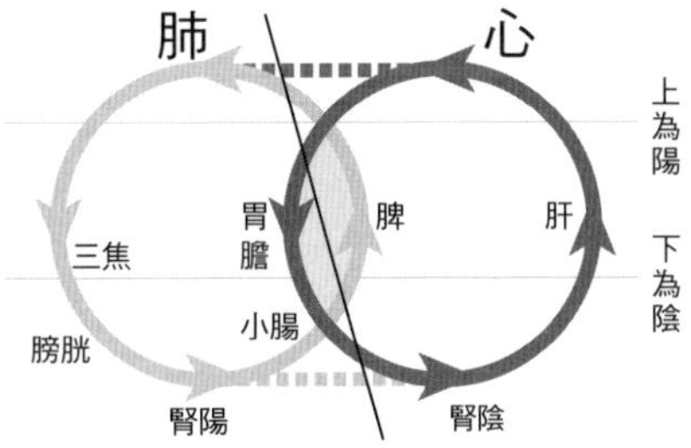

【心陽不振，肺金侮之】

病人走後，細思病人病情，患者素來有心陽虛衰，心血不足，經常每月都要服上一兩劑溫經養血通脈的藥物才感到精力充沛。前幾天，衛生單位發抗H1N1流感中藥三包，當時我觀其藥中有淡竹葉二十餘克，患者執意要服，我不好明言阻止，今觀其脈，乃竹葉清心火、傷心陰之禍也！

竹葉清心火，利小便。我們再想想經典名方導赤散，用生地、竹葉、木通、甘草治療心經火熱證，其中的竹葉、木通清心火、利水濕，生地養陰。既然用利濕藥，清熱利濕，為什麼又加養陰藥，難道不怕增加濕邪，抵消利濕藥的作用，使療效大打折扣？如果不用生地行不行？

絕對不行！上面的例子就是使用竹葉利濕太過所致。曾經有人用大劑量利濕通淋的藥物治療急性膀胱炎，三天後，患者尿頻、尿急好了，但出現心慌、心悸，在醫院做心電圖，心律不整，早搏。吃了幾天的倍他樂克❹，控制不好，後來找到我，看了看前面醫生開的處方。患者服用大量利濕通淋的藥物，車前子、淡竹葉入心經，利濕通淋的同時傷了心陰，心血不足了。我讓病人吃些酸棗仁、柏子仁，第二天就好了。導赤散中的生地就有防止竹葉傷心陰的作用！

除了竹葉、車前子外，還有嗎？還有，比如燈心草。臨床體會，凡是利濕的藥物，都有傷陰的可能。觀其入何經何臟，就可明白將會傷何臟之陰。藥物是雙刃劍，治病就是糾偏，就是折其病勢，短期可以，長期必傷臟腑，或傷陰，或傷陽……能明白此理，就不會做一個魯莽的醫生，就會感受到「醫術」是一種「藝術」！

為了加深印象，我們再看看其他利濕藥。澤瀉，利濕的同時容易傷腎陰，不可久用，若久用必須要配養腎陰的藥物。六味地黃丸的配伍就是典型的代表。桑白皮，清肺火的同時容易傷肺陰，所以對於肺火旺盛，乾咳者，用此物時必須要配合養肺陰的藥物。即便是痰多者，久用，大劑量使用，仍需要考慮傷肺陰之弊端。

要成為一個高明的中醫，必須對每味藥瞭若指掌，這樣用藥才會不失偏頗，起效才能立竿見影。說說容易，做到很難啊！很多病人和醫生總認為中藥無副作用，其實，如果藥性用反，病人服後會出現明顯的不適反應，患者自認為是起效反應，殊不知身體已傷。

肝陽上亢的病人，即使血壓不高，柴胡用量也要少，而且其用意為反佐，否則，肝陽更亢！大氣下陷的病人，縱然有呃逆等表現，赭石、枳實、旋覆花、竹茹、沈香、枇杷葉等也均要慎用，不是因為這些藥物毒性大小問題，而是藥性升降的問題。不明升降沈浮，也許你用枇杷葉將人治死了，自己還不知道！腸道本有積寒，縱然心火亢盛，黃連、梔子也要慎用，用時別忘了配上艾葉、茴香、附子、乾薑等！

藥物對人體造成不適就是毒性，藥物之所以稱之為藥，皆具有偏性，用藥不辨升降沈浮，動手便錯；治病不辨寒熱虛實，淡竹葉、車前子也能殺人。作為醫者，當慎之又慎！

火神派強調薑桂附，我們要看到補陽過度也會傷陰，大劑量使用附子、桂枝，往往會傷及心陰，導致心血不足。附子導致心律失常就是傷了心陰，如果劑量盲目加大，有時還會暴亡。心臟就好像一個油燈，你將燈火燒得很旺的時候，光亮的確很大，但卻消耗了大量的油，補充燈中的油才能使火光持續，不然，結局一定是油乾燈熄！

從太極來看人體，太極動而生陽，靜而生陰。只有陰陽的不斷轉換補充，人體這個大太極才能正常運行。夏天固然萬物生長旺盛，但如果一年四季都是夏天，生命反而會過早衰亡。我在這裡不是反對火神派的思想，個人認為凡事

小提示

上面講到了車前子使用過久的副作用，同時適當進行了發揮。下面我們再看看第二個問題：「小孩子口水過多的問題如何分析？小孩子流大量膿鼻涕、病人經常吐唾沫的問題如何分析？」經常看到小孩子流口水，流得下巴、脖子患了濕疹，家人只好圍個小布兜，從早到晚，布兜都是濕的，到醫院就醫，很多西醫認為是缺鈣，要補鈣，補了也照樣流。這樣的情況該如何分析，如何下藥？

有度，有張有弛，才能順利發展。真正的火神派祖師鄭欽安，也是強調陰陽各自的重要性，倒是現在的火神派卻一味提倡補火，還提出「補火生陰」之說，初學中醫者切不可誤入歧途。

臨床治療3 五液失調

要搞清楚這個問題，首先要弄清楚「什麼是五液」！前面講五行時講過，現在重複一遍。〈素問．宣明五氣篇〉說：「五臟化液：心為汗，肺為涕，肝為淚，脾為涎，腎為唾，是為五液。」五液與五臟的關係非常密切，這種五液分屬於五臟的歸類法，稱為「五臟化五液」。前面談到迎風流淚，我們從肝入手，效果很好。

小孩口水過多，口水就是涎，為脾所化生，我們就應當從脾入手。脾有統攝的功能，小兒「肝常有餘，脾常不足」，脾虛之後統攝失司，自然就口水多了。所以臨床上遇到此類患兒，建議用芡實、白蓮子煎水當茶喝，增強脾的統攝能力；脾強健了，統攝有權了，流涎很快就好了。

或問：口水多的問題解決了，流大量膿鼻涕的問題如何分析呢？

答曰：涕為肺液，看看醫病指南針就知道，肺液來源於脾。所以說脾虛的小兒，除了流口水，也經常流大量膿鼻涕。想通了這些，就知道，小兒流大量膿鼻涕，並不是西醫所說的慢性鼻竇炎，只是脾虛和肺的斂降功能發生了異常。運用白蓮子、芡實、苦杏仁、枇杷葉煎水喝，健脾斂

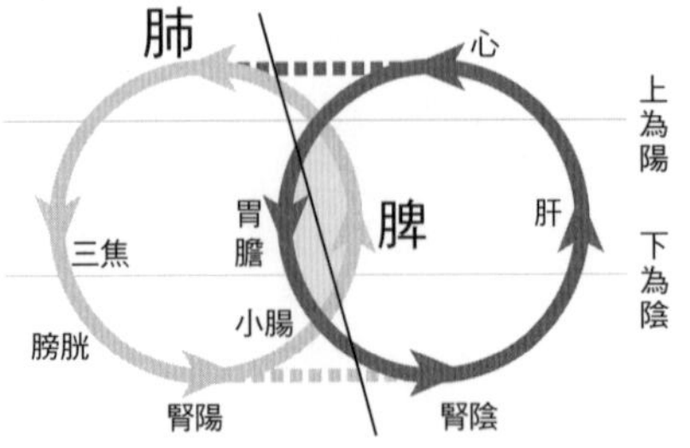

【小兒口水多、膿涕多的成因】

肺，很快就見效。

依此類推，看見經常吐唾沫的病人，有的病人甚至吐的是鹹味唾沫。治療時收斂腎氣，增強腎的封藏能力，比如用鎖陽配五味子，就能很好地解決問題。如果我們學中醫的，能夠如此看問題，就不會「公說公有理，婆說婆有理」了，西醫說中醫沒有標準，五臟化五液就是標準。就好比「天上的雲是地上的水所化生，雨水是天上的雲所化生一樣」，中醫質樸的理論，是自然之道的總結。

上面講了五臟化五液，出現五液過多的治療，按照老子的理論，「有無相生，難易相成，長短相形，高下相盈，音聲相和，前後相隨」。「多與少」也應該同時存在，有「多」就有「少」。五液過多人不舒服，五液偏少人同樣也會不舒服。

汗少了，皮膚就會乾燥！
淚少了，眼睛就會乾燥！
涕少了，鼻子就會乾燥！
涎少了，吃飯就不香甜！
唾少了，就會口乾舌燥！

任何事情過或者不及，都是不正常的反應，中醫治療疾病，就是調偏，糾偏。有些人可能會有疑問，這五液偏少，臨床上有沒有？肯定是有的！

淚液少了，自然眼睛乾澀！現代儀器檢查基本正常，沒有原因可循，只好滴點一些營養眼睛的眼藥水來解決問題，中醫治療其實只要補養肝陰就可以了。看看醫病指南針，肝陰來源於腎水，腎水不足的病人，肝陰自然匱乏，肝開竅於目，肝陰不足，自然眼睛失潤、乾澀。治療時補養肝腎之陰就可以，用什麼藥好呢？杞菊地黃丸就很好。

也許大家會說，臨床上就這麼治療的，沒什麼神祕可言。在這裡我想說，治病時，知道用此藥是對的，但更應該明白為什麼用此藥，藥物在體內是如何發揮作用的？知其然還得知其所以然，這樣才能對中醫有深刻的理解，才能一通百通。

涕少了，鼻子就會乾燥！很多病人反映鼻子乾燥難受，有的甚至發展到了萎縮性鼻炎。如果我們能夠明白鼻腔失潤乃肺液不足所致，遇到鼻腔乾燥的病人，養肺陰，同時增加肺的宣發力度，自然就好了。

或問：我們深入想下去，為什麼一個正常的人，會出現肺陰不足呢？

答曰：看看醫病指南針就會明白，肺陰不足的根源在於脾，就好比前面所說肝陰不足責之於腎，這裡肺陰不足責之於脾。脾虛，脾的升清作用減退為其根本原因，想到這些，健脾益肺就是治療大法了。

鼻腔乾燥的患者，治標可以採用麻油滴鼻子，麻油涼潤，對鼻腔乾燥很有好處。治本就需要健脾益肺，運用黨參、白朮、百合、沙參等藥物，肺陰不足解決了，鼻腔自然濕潤了。

或問：我們正常人，秋天經常感到鼻腔乾燥，這又是為什麼？

答曰：秋燥傷肺，秋天乾燥，傷了肺陰，這時吃點大自然賜給我們秋天產的水果——梨，就能解決問題了，不信的朋友可以試試！

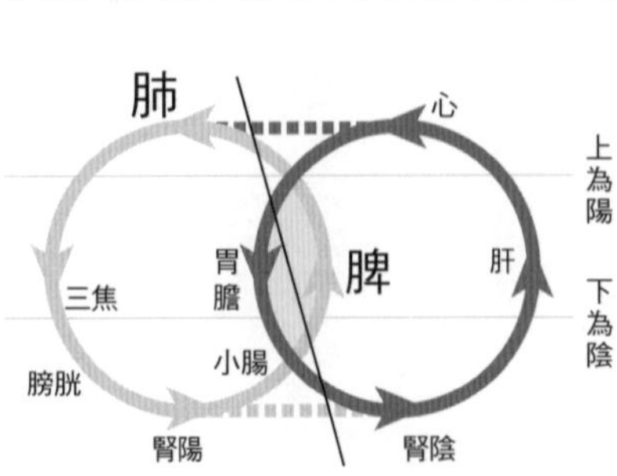

【涕少、鼻腔乾燥的成因】

肺主皮毛，如果肺陰不足，除了鼻腔乾燥，最常見的是皮膚乾燥，秋天時節看看我們的皮膚，很少有不乾燥的。如果人一年四季都有肺陰虛，一年四季都感到皮膚乾燥，會出現什麼後果呢？臨床經常看到患者皮膚燥裂，有的皮膚乾燥如蛇皮，摸上去糙手，有的甚至皮膚慢慢失去了知覺！這些頑固性皮膚病很難治療，想通了上面的道理，調理脾肺就可以解決問題。

前段時間，有個朋友找我，談到電視上介紹某個專家治療頑固性皮膚病的事蹟，事蹟中談到《本經》記載白朮有「療死肌」的作用，因為這句話，專家運用白朮配蒼朮治療一例頑固性皮膚病。其實明白了白朮健脾，脾能生肺，健脾能補肺陰，就很容易理解《本經》中的話。因此治療所有乾燥性的皮膚病，白朮是不可缺少的藥材！

我們再來分析一個：涎少了，吃飯就不香甜！西醫認識到涎產生的基礎是存在於口腔組織中的「涎腺」。從組織學上看，這些腺體雖小，卻與分泌各種消化酶的胰腺組織很相似，而且這些「涎腺」所分泌的「涎」中也存在著以澱粉酶為主的消化酶。

臨床中經常碰到一類病人，平時飢餓感很強，但總沒有食欲，吃飯不香，食物嚼在口中乾巴巴的。其實這就是脾虛所致，因為脾「在液為涎」，脾虛之後，涎液分泌減少，食物在口腔不能進行初步消化，吃飯時吃不出食物的香甜味，自然就會沒有食欲。這樣的病人在小兒中很常見，為什麼呢？因為小兒「肝常有餘，脾常不足」，這是小兒的生理特點。

前面為了給大家鼓舞，列舉了一個例子，通過這個例子的發散思維，讓我們搞清楚了一系列問題。我覺得學習中醫就當如此，解決一個問題，就得圍繞這個問題進行發揮，從正反兩個方面深

小提示

關於五液減少之病症，就談這些。有興趣的可以仔細琢磨這裡面的道理，將五液減少後出現的相關疾病進行總結分析，想通了這些道理，一些現代認為的疑難雜症，其實治療起來也很簡單。

入思考，讓思考不要停留在某一個點。思考應該由點成線，由線成面，這樣一通百通。雖然人類對自身的認識還比較膚淺，但我們通過取象類比，通過天人相應，通過現有的中醫基礎理論，逐步形成自己完整的世界觀、認知觀，並不斷完善，這樣我們才不會被別人的思維所左右。

中醫臨床是檢驗你有沒有真本事的一把尺，理論談得天花亂墜，遇到疾病，不能解決問題，那也只能算是紙上談兵，這樣的醫生算不上是真正的醫家。

臨床治療4 胃病

疾病有很多種，為了方便學習中醫，我們先從常見病來談。「十人九胃」，我們先來看看胃病。胃病的治療，歷代醫家有很多見解，常見類型有：食滯胃脘型、暑濕犯胃型、寒邪犯胃型、胃熱熾盛型、肝鬱氣滯型、胃陰不足型、氣滯血瘀型……。

如果我們這樣來分析胃病，我們就進入了三的層面，也就是萬物的層面。這樣分析就會「公說公有理，婆說婆有理」，你說這個患者是胃陰不足，他說患者是脾胃虛弱，還有的說是肝鬱氣滯！誰能說得清楚，道得明白？我們只有站在道的角度，也就是胃的生理之道來理解問題，大家才有可能達成共識。

胃的功能是腐熟水穀，腐熟水穀需要熱量，需要動力。有了熱量，有了動力，胃的功能就強健了。如果沒有熱量，患者就會朝食暮吐，完穀不化。如果沒有力量蠕動，就會胃脹，這一點西醫研究還是很有深度的。胃動力不足會出現胃排空延遲，食物在胃中滯留時間延長，胃酸分泌增加，進而造成黏膜損害，久而久之，容易產生胃炎。胃炎會進一步促使胃動力減緩，由此造成惡性循環。

在中醫的角度，「胃以降為和」，胃氣只要能順利地下降，所謂的胃排空就不會延遲；如果胃氣不降反升，出現呃逆、噯氣、反酸的症狀，就是病理的反應，就是違背了最基本的「道」。

「降」與「升」是相對的，「寒」與「熱」也是相對的，胃中熱多則過飢，寒多則不欲食，治療胃病其實就是「降」與「升」、「寒」與「熱」這兩對關係的處理。許多醫家將半夏瀉心湯作為治療慢性胃炎的經典方，是很有道理的，通過降胃氣、升脾氣、清胃熱、散胃寒，就能治療胃病。

本人將黃連、黃芩、乾薑、金果欖、代赭石、海螵蛸、白及、白朮、浙貝母、延胡索、砂仁（萎縮性胃炎加人參）各等分，共研成細粉，每日兩次，每次五克，沖服，治療慢性胃炎無數，均取得較好的療效。

【病例】

張某，女，五十二歲，湖北十堰人

症狀：胃痛五年餘，加重一周。

患者五年來，胃脘部疼痛，時重時輕，吃酸、辣刺激物後立即加重，伴反酸，噁心。曾三次做胃鏡檢查，報告為胃食道逆流病、慢性淺表性胃炎伴糜爛。住院系統治療半月後，症狀控制，不出一月又復發。由於家庭經濟拮据，常吃法莫替丁❺和阿莫西林❻控制，最近一周疼痛加重，影響夜晚休息，

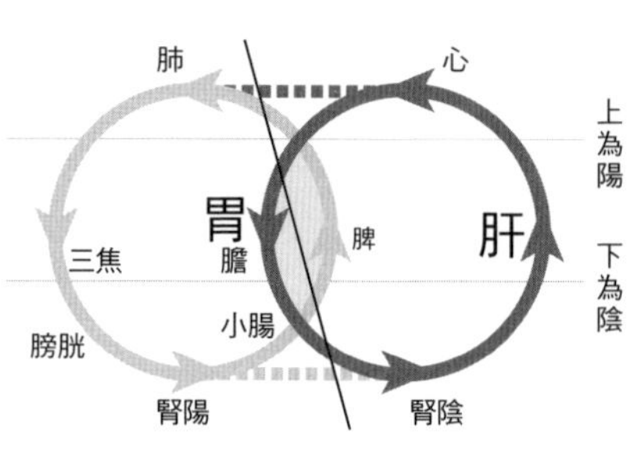

【胃痛治療的思路】

故來就診。就診時身體消瘦，慢性病容，口中氣味較重，不時呃逆，舌質暗，苔黃，舌根白。切脈：右寸關浮滑，左關鬱澀。

診斷：胃脘痛。

分析：「胃以降為和」，胃失和降，胃氣上逆，則伴反酸呃逆。修復胃「降」的功能，才能根本上解決胃病。然，見胃治胃，當屬下工。土之健運，靠木來疏通。此病當調節肝膽疏泄功能及胃的降氣功能，方能徹底治癒。

治法：疏肝和胃，調和寒熱。

處方：胃炎散加減。

用藥：柴胡五〇克、枳實五〇克、赭石三〇克、黃連五〇克、黃芩五〇克、乾薑五〇克、延胡索五〇克、海硝五〇克、白及五〇克、浙貝五〇克，共為細末，每次八克，每日三次，七天一療程。

結果：病人服用一療程後，胃已不痛，無反酸，大便每日兩次，矢氣較多。服用兩療程後，病若失，飲食增加。半年後碰面，身體微胖，判若兩人。

除胃癌外，在常見胃病中最難治療的當屬西醫所說的萎縮性胃炎（簡稱CAG），當伴有腸上皮化生和不典型增生時，病情更重，西醫稱為癌前病變，其向癌症轉化的機率比較高。此類病人的臨床表現是以胃痛、胃脹、納呆為主，嚴重時稍稍進食即覺胃脹，平時經常胃痛，而且一般藥物很難緩解。

> **小提示**
> 除了胃病，從上到下這一條線的消化系統疾病，有一個規律，就是「以降為和」。

本人曾經有幸參與了一個慢性萎縮性胃炎治療研究的課題，觀察了六百七十餘例患者，這些患者有重度的，也有輕度的，通過治療前後對病理組織進行切片對比觀察，在這幾百例患者中有一半的患者徹底治癒了。這裡的徹底治癒是臨床症狀消失，病理切片恢復正常；達到臨床治癒（症狀消失）的占百分之九十以上。

大家可能會問，是什麼藥有如此神效。其實說穿了很簡單，就是半夏瀉心湯化裁出來的，由半夏、黃連、黃芩、乾薑、人參、延胡索組成。我前面談到胃病的治療要處理好「寒」與「熱」的關係，這裡的胃病，不僅僅指一般的淺表性胃炎，對於重度萎縮性胃炎也是如此，對於胃癌也是如此，因為從道的角度，從最高的層面上來看就是如此。

臨床治療5 牙痛

下面我們看看牙痛這個病，牙痛在前面課程我已經談到過，關於牙痛有一個小故事。以前我治療牙痛，採取張錫純的辦法，生石膏為主——清胃火，同時隨證配伍一些其他藥物，效果自認為可以。有次遇到一個牙痛的病人，患者滿口牙痛，但是又說不出哪顆牙痛，患者在各大醫院治療數月無效，本人想盡辦法治療三天也沒有結果。後來找到草醫朋友，草醫告訴我，這是腎虛牙痛，重用骨碎補即可見效，後來採用骨碎補八〇克煎水內服，三天而癒。

小小一個牙痛病，確實很磨人！後來看到愛愛醫「鄉村醫生向陽花」的帖子，看了她提供的治療牙痛的驗方，才真正徹底明白牙痛的發病機理，病機其實是「寒包火」，即胃火上攻於牙齦，復被寒邪包裹，熱邪沒有出路，就形成了寒包火，所以出現牙痛（這在前面的課程談到過）。

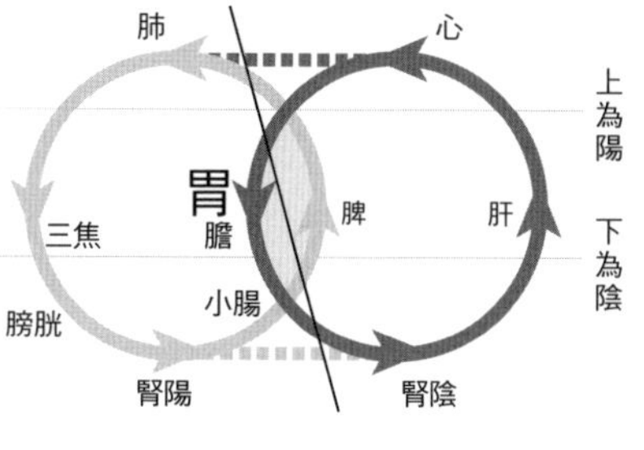

【牙痛治療的思路】

當我們想通了牙痛的病機，使用中藥治療牙痛（生麻黃、生大黃、生甘草、薄荷），就是一件很容易的事情了，起效一點也不慢。下面接著談談另一個病：口臭。

臨床治療6 口臭

口臭雖然是個小病，但也是很煩人的事情，嚴重時張口即有一股臭味，甚至帶有糞臭。有些病人過來就說：「醫生啊！我心火重！開點去心火的藥吧！」我往往會問一下：「你為啥說心火重呢？」「我口臭啊！」病人常常認為口臭是心火重的結果。

其實口臭不一定是心火重，有時候還是有寒！也許不少人會疑惑，有寒也會口臭？是的，寒也會導致口臭！當胃腸道寒濕偏重時，胃的腐熟水穀功能減退，飲食停滯胃腸，食積化腐，而胃氣又不能正常下行，體內濁氣不降反升，即為口臭！

口臭的原因有很多，但我們應該從根本的角度，從道的角度去著手。「清陽出上竅，濁陰出下竅」，這是《黃帝內經》中的原話，這裡的濁陰可以理解為渾濁、污穢之物，包含人體的大小便和矢氣等。臭氣本屬於濁氣，其出路當為下竅，現在濁氣上沖，自然出現口臭了……。

腦為清陽匯聚的奇恆之府❼，故稱「清空之府」。濁氣上逆，侵犯清空之府，所以病人又會出現頭昏腦脹。明白了這些道理，治療上就好辦了，自擬一方：枇杷葉、代赭石、連翹、苦參、川芎、薄荷、艾葉。此方隨症加減即可治療各種口臭。用藥思路的關鍵是「降濁」，胃氣以降為和，當濁氣下降，口臭自然就好了。

簡單地分析一下本方：方中的枇杷葉、代赭石是降濁主藥，連翹可以散結，散濁氣之鬱結；苦參清熱解毒，解胃腸道濁氣之熱毒；川芎、薄荷升發人體之清氣，清升則濁降，從另外一個角度「降濁」；艾葉，散腸道之寒。如果我們結合醫病指南針來看這個處方，其實就是針對胃這個點，通過降上逆之氣來治療。談了牙痛、口臭，再向下談，就是咽喉、食道的問題了！

臨床治療7 咽喉炎及食道炎

西醫經常給病人下診斷「胃食道逆流病」。這個診斷說明食道逆流與胃有密切關係。治療食道炎不治療胃炎，等於沒治；治療胃酸逆流不知道降胃氣，也是白治。

食道的氣機也是以降為順，胃氣上逆，導致了食道、咽喉不適，如果只是用些治療慢性咽喉炎的藥物和抑制胃酸的藥物，無異於捨本逐末，永遠難以徹底治癒，其好轉也只是暫時的。

慢性咽喉炎的治療有虛有實，這一點必須要分清。虛者脾氣不升，肺氣不足，咽喉失潤，可以運用甘桔湯加減；實者胃氣上逆，咽喉腫癢，淋巴濾泡增生。實中有單純實證，就需要通過降胃氣及利咽喉來治療；另有虛實夾雜證（所謂虛實夾雜者，胃氣上逆伴有腎中虛火上沖），治療時除了降胃氣、利咽喉，還得滋陰降火。

食道的疾病雖然複雜，但「降」這個思路是不變的，有痰處以化痰；有熱配

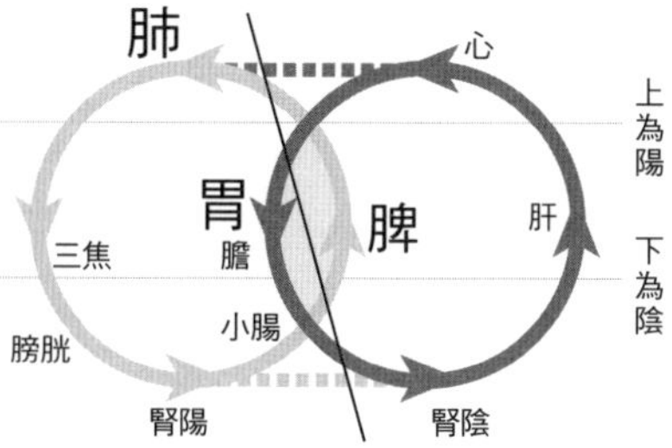

【咽喉炎及食道炎的思路】

以清火；陰虛者配以滋陰；血瘀者配以活血；氣滯者配以理氣；虛火上沖者，更應該降胃氣，以土伏火……。提到「以土伏火」，有些人可能不太理解，有必要在這裡闡述一下。這裡的「土」指的是脾胃，火指的是「腎火」。

冬天烤火的人都知道，在炭火上面撒上一層土，這樣炭火就不會太旺，熱量很柔和，燃燒的時間也會延長。人體腎陰虛時，腎火就會相對顯得過旺，虛火就會上沖，上沖的同時往往伴隨胃氣上逆，這時通過培補脾胃，胃土旺盛，其氣徐徐下降，相火也就不會上沖，此即為「以土伏火」之法。「以土伏火」的運用非常靈活，舉個例子來說明。

宮寒證的患者，每次來月經時都會痛經，伴隨月經量少，色黑，小腹發涼。這樣的患者可以通過艾條來熏烤小腹部，用艾火的熱量來散子宮內的寒邪，效果非常明顯。但患者往往烤完後，第二天早上會出現咽喉腫痛，為什麼呢？這樣的患者原本就是上熱下寒的體質，艾火熏烤後，更容易形成虛火上沖。治療時，只需要在烤完小腹後，用艾條再烤烤足三里，補補胃氣，這樣胃氣就會下行，胃氣下行，虛火也就不會上沖了，第二天也就不會出現咽喉腫痛，這也是「以土伏火」的運用。喝藥補脾胃，可以「以土伏火」，艾條烤足三里也可以「以土伏火」，同樣針刺足三里，也能達到「以土伏火」的效果，所有這些「術」都是表象，關鍵的理還是「降胃氣」。

臨床上經常見到患者胃氣夾痰上逆，而人體又反覆吞咽降氣降痰，這樣痰氣鬱阻在咽喉、食道，上而不得，下而不能，患者就會自覺胸中悶痛；如果再遇上思慮過度，出現氣鬱、氣結，患者就很容易形成「梅核氣」，重者甚至可致食道癌。明白這些，再看看半夏厚朴湯的組方及適應證，思維就會更加清晰了。組方用半夏、厚朴、生薑降逆下氣；茯苓配半夏，利飲行痰；紫蘇芳香，宣通鬱氣。氣鬱舒散，胃氣調和，痰涎消除，其病自癒。

曾經見到食道癌患者，口吐黏痰如絲，胸中滿悶如死，雖處於癌症晚期，採用降氣化痰法，病情也有所緩解，只可惜痰氣交阻日久，早已化為頑痰，阻塞經絡，加上正氣被化療所傷，病情已難復春，若早期採用降氣化痰之法，病情也不至於發展至此。

臨床治療8 膽囊炎

前面談完了口、咽喉、食道、胃的相關疾病，下面我們來談談膽的相關疾病。學中醫的都知道，中醫的五臟六腑除了包含西醫所說的「實質性的臟器」外，還包含這些臟腑的一切功能。這句話的理解有些費勁，學中醫的人有時候容易將中醫所說的功能搞混，學西醫的來理解這些就更加費勁了，更不用說不是學醫的。

為了說清楚這個問題，我們舉個例子。比如膽火過重的病人會出現口苦，西醫檢查膽囊超音波結果又是正常的。大多數中醫就會說你這是膽火重。細心點的中醫會講：膽囊沒問題，是膽囊的功能出了問題，導致膽經不通暢，膽氣鬱積化火。這樣來解釋，讓人又會產生疑問，「膽氣是什麼東西？」越解釋越糊塗，這樣西醫就會認為中醫不科學，認為是在搗漿糊！

我曾經給一個搞技術的高級工程師看病，我剛開始切脈，他就一副不屑的樣子說：「你們中醫切脈完全就是騙人的，就這麼一段血管，你能摸出病來？笑話！」

我笑了笑：「你們搞技術的，檢查設備哪裡出了問題，難道一定要將設備拆開了一樣樣檢查，才知道問題之所在？高明的修理工，聽聽聲音，用萬用電錶在設備的一些地方測一測，就知道哪裡出了毛病！中醫的切脈不就相當於你們手中的萬用電錶？只是你沒有系統學習瞭解中醫罷了！」

他笑了笑：「我看中醫看了上十年，沒有哪個中醫能連續回答上我的五個問題，所以我不信中醫！」「那我們今天來試試，你有問題儘管提！」我也不服輸。

切完脈，我告訴他：「你的膽囊壁毛糙，按照西醫說法，你患的是慢性膽囊炎；按照中醫診斷，你患的是脅痛，平時經常口苦，右脅和背部經常不舒服！」病人的第一個問題來了：「膽囊在右側肝臟的下面，膽囊壁毛糙為什麼會出現背部不舒服？」

我笑著說：「人體有十二條經脈，各自連接著臟腑，當臟腑出現問題時，經脈中經氣的運行就會出現異常。比如你的左關脈象鬱澀，反映足少陽膽經不暢，這就好比用萬用電錶測量發現短路了一樣。而膽經的循行以身體的兩側為主，同時繞行至背部肩胛骨附近，所以慢性膽囊炎的病人，膽經經氣不暢，容易出現兩側脅痛，背部也容易出現疼痛，經氣鬱而不暢，容易上火，所以出現口苦……。」我指著電腦中的足少陽膽經循行圖給這位高級工程師講解，患者滿意地點了點頭。

但是接著第二個問題又來了：「你們中醫經常說上火，人體內的火是什麼東西？為什麼會上火？」我想看到這個問題時，學西醫的也一定想知道答案，學中醫的想要描述清楚「火是什麼東西」，也很困難。

是啊！人體內的火究竟是什麼東西？為什麼所有的中醫書籍中，均提到「火」這個概念；既然這麼多的火，那它是啥樣？痰可以吐出來看到！濕可以理解為水液積蓄過多。那火為什麼沒有具體的描述？人體所謂的上火，與自然界的火有何差異，具體我們應該怎樣來理解人體的火？

我給這位高級工程師講：「你們搞電氣化工程，電線短路了，會發出電火花！電燈泡中的燈絲也是在短路的狀態下，發出光的！在自然界中，『火』是物質燃燒過程中散發出光和熱的現象，是能量釋放的一種方式。我們在生活中，經常運用到火，比如做飯、點香菸、烤東西等。火的本質，是能量的一種釋放方式。比如木材燃燒，由碳與氧分子結合，燃燒後轉變成二氧化碳，同時以火的形式釋放能量；燈泡將電能以火光的形式釋放出來；人體攝入碳水化合物，在體內分解，同時釋放能量，維持機體的生命活動。中醫所說的『上火』，是人體內營養物質在體內異常分布，積蓄在人體一些部位，其能量最終以特定的形式釋放出來，釋放的病理表現形式，概括為『上火』。火是人體精微所化，是營養物質積蓄、浪費的結果！你的膽經不暢通，氣血鬱積在膽經循行的部位，所以出現上火了……。」

老工程師若有所思地點了點頭，接著第三個問題來了：「既然是氣血的聚集，異常堆積應該都屬於實證，為什麼又有虛火、實火之分呢？難道氣血堆積到這裡，不是實證，還是虛證？」一個搞電氣化的工程師，能夠如此深入地思考中醫，我感到非常高興。

我接著解釋道：「如果我們單純地分析火，均屬於實證。因為火就是氣血的堆積，眼睛所見的的確是實證，但我們看問題要全面，不能一葉障目，不見泰山，中醫講治病必求於本。如果從治療的角度，分析火的形成原因，則可以分為虛火和實火！比如：夏天，如果全國各地大面積種植西瓜，大家都有西瓜吃，種植的西瓜吃不完，最終堆積腐爛，這樣的浪費屬於生產種植過剩，屬於『實』。但如果種植不是過剩，而是因交通不便，西瓜不能從種植地運送到全國其他地方，種植西瓜的地方吃不完，沒種植的地方沒有吃的，吃不完的地方腐爛、浪費，屬於『實證』，但從全國來講，這是『虛證』。人體上火的虛實如果這樣來理解，就好理解了。如果營養過剩，天天吃牛羊肉，吃高熱量食物，營養在體內利用不了，儲存又來不及，最終以『上火』的形式釋放，這就是『實火』。如果人體的營養物質因為許多原因，不能被合理利用，一些地方缺乏，一些地方堆積，以『上火』的形式釋放出來，這就是『虛火』。『實火』的病機很簡單，火發出來，浪費掉這些營養物質，身體建立新的平衡，上火自然就好了。『虛火』的病機較為複雜，根本原因沒解決，病情就不會徹底好轉……。」

老工程師若有所思，沒再繼續問下去了，只是說：「你開方下藥吧，我看了十年的中醫，這可是第一次吃中藥！」於是我寫下了如下處方：

柴胡十五克、黃芩十五克、枳實二〇克、竹茹二十五克、川楝子十五克、延胡索二〇克、防風十五克、伸筋草二〇克、生雞內金二〇克、玄參二〇克、生牡蠣二〇克、生甘草十克，三劑，水煎服，日一劑，分三次飯後服。

借用醫病指南針，我們簡單地對處方分析一下：柴胡疏肝，從左側升發人體清陽；黃芩清膽火；枳實、竹茹降膽氣；川楝子、延胡索為經典配伍，能瀉肝膽之實火，行經絡之鬱氣；防風配小伸筋草，防風引藥入背，小伸筋草解筋肉之痙攣，兩者相伍，能治慢性膽囊炎所致背痛；雞內金能消膽囊內壁之毛糙；玄參配牡蠣，兩者入腎，能補養因肝膽火重而損傷的腎陰；甘草調和藥性。通方疏肝利膽為主，兼顧疏理膽經之瘀滯，化解膽囊內壁之毛糙，標本兼治。

在這個處方中，也體現一個「降」的思路，即降膽氣。枳實配竹茹，非此二味，則膽氣不降。如果從治療八法的角度來看，這個降法其實就是和法的體現。

膽氣不降，向上反流入胃，形成膽汁反流性胃炎，即中醫辨證的膽火犯胃；再向上逆，膽火犯膈擾心，形成「膽火擾心」之變證。膽氣之降，依附於胃

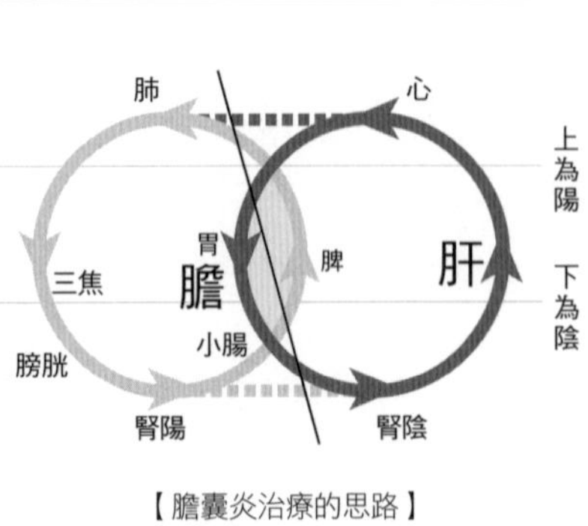

【膽囊炎治療的思路】

氣，胃氣下降，則膽氣也隨之下行；胃氣上逆，則膽氣也為之上逆。胃以降為和，膽氣也是以降為和。

故，凡膽之病變，通達一個降字，則大法已明。六腑以通為用，膽府也是以通為用。膽府不通，膽氣鬱積，膽汁長期積蓄，化為砂石。膽結石的治療，通過降膽氣、清膽火、養肝陰，則砂石可化，大可不必受手術之刑。

「膽主決斷」，臨證之時，凡將一個問題反覆詢問四五遍的患者，其決斷之力必不強，此類病人，膽府必然長期瘀滯，膽火必然較重。觀病人之言行，就可以對病機作出初步判斷。中醫四診之望聞問切，聞者聞氣味、聽聲音，臨證時聽患者說話之聲，觀其逢事優柔寡斷之性，即可為其病機下一初步診斷：膽氣鬱結。

診病如同破案，患者的一言一行，皆能反映其內心狀況，反映五臟之虛實盈虧。例如肺火亢盛之人，做事情較有魄力，這是因為肺主魄。但因為肺屬金，金能克木，肺火旺則肝氣受到克制，而肝又主謀略，所以此類人，魄力有餘，謀略不足！五臟內在的虛實盈虧，表現在人的性格上各不相同，中醫有望而知之謂之神，觀察患者的一言一行，從中得出五臟的虛實狀況，就能擬定出相應的治療方案，中醫達到如此境界，能不謂之神嗎？

前面講的這位高級工程師服完三劑藥後，背痛大為好轉，繼續服用三劑，背痛完全消失。此後他自己也開始讀一些中醫方面的書籍，借用他的話來說：「不是中醫不行，是使用這項技術的醫師沒有鑽研透這門高深的技術！」

我時常想，一個搞電氣化的工程師都能對中醫「火的實質」提出質疑，那些高校任教的教授們為什麼不能將中醫的理論進行系統、清晰的闡述？是中醫太深奧？還是我們搞中醫的沒有深入地思考？滿足於幾個有效的驗方就能成為中醫師？能看好幾個常見病就被稱為神醫？

我時常有一種感覺，中醫這門技術的潛力非常之大，它就好像是一把「屠龍刀」，而我們大多學中醫的人，不會使用這把屠龍刀，有的用來殺雞，有的用來殺豬，有的甚至用來挖泥土……口中還不停地抱怨，這玩意殺雞沒有菜刀順手，殺豬沒有頂紅刀的長短合適，挖泥土還沒有鍬好使！該扔掉！該廢掉！

小提示

中醫目前的發展處於一種特殊時期，那些整天叫囂廢除中醫的人，抱怨中醫無效的人，其實更應該做的工作是靜下心來沈思，是自己沒有入中醫之門？還是真的中醫這把屠龍刀太鈍了？

臨床治療9 小腸相關疾病

上面講了膽囊的疾病，我們再來看看小腸的疾患，從上到下談六腑，容易加深印象。談小腸的疾患時，我們先來看看小腸功能，可以概括為兩點：第一是受盛化物，第二是泌別清濁。

◎**受盛化物**。小腸主受盛化物是小腸主受盛和主化物的合稱。受盛，接受，以器盛物之意；化物指的是變化、消化、化生之謂。小腸的受盛化物功能主要表現在兩個方面：一是小腸盛受了由胃腑下移而來的初步消化成的食糜，起到容器的作用，即受盛作用；二指經胃初步消化的食糜，在小腸內必須停留一定的時間，由小腸對其進一步消化和吸收，將水穀化為可以被機體利用的營養物質，精微由此而出，糟粕由此下輸於大腸，即「化物」作用。

◎**泌別清濁**。泌即分泌，別即分別，清即精微物質，濁即代謝產物。小腸主泌別清濁，是指小腸對盛受的胃初步消化的食糜，在進一步消化的同時，並隨之進行分別水穀精微和代謝產物的過程。其中分清，就是將飲食物中的精華部分，包括飲食化生的津液和食物化生的精微，進行吸收，再通過脾之升清散精的作用，上輸心肺，輸布全身，供給營養。而別濁，則體現為兩個方面：其一，是將飲食物的殘渣糟粕，通過闌門傳送到大腸，形成糞便，經肛門排出體外；其二，是將剩餘的水分經腎臟氣化作用滲入膀胱，形成尿液，經尿道排出體外。

《諸病源候論．諸淋候》中寫道：「膀胱與腎為表裡，俱主水，水入小腸，下於胞，行於陰，為溲便。」因為小腸在泌別清濁過程中，參與了人體的水液代謝，故有「小腸主液」之說。張景岳在《類經．臟象類》中寫道：「小腸居胃之下，受盛胃中水穀而分清濁，水液由此而滲入前，糟粕由此而歸於後，脾氣化而上升，小腸化而下降，故曰化物出焉。」

小腸分清別濁的功能正常，則水液和糟粕各走其道而二便正常。若小腸功能失調，清濁不分，水液歸於糟粕，即可出現水穀混雜，便溏泄瀉等。因「小腸主液」，故小腸分清別濁功能失常不僅影響大便，而且也影響小便，表現為小便短少。所以泄瀉初期常用「利小便即所以實大便」的方法治療。

臨床中，凡小腸吸收功能較差的患者，多身體消瘦，面色黃白，飲食稍稍不注意即出現腹痛腹瀉，歷代醫家的治療大多認為患者脾胃虛弱，從調理脾胃入手進行調治。其實不然，小腸之功能但從脾胃入手，往往收效不佳。胃的主要功能是腐熟水穀，小腸的功能是受盛化物和泌別清濁，脾的功能是主運化。小腸功能體現在胃與脾之間，沒有小腸受盛化物，則胃中之食糜無以下傳；沒有小

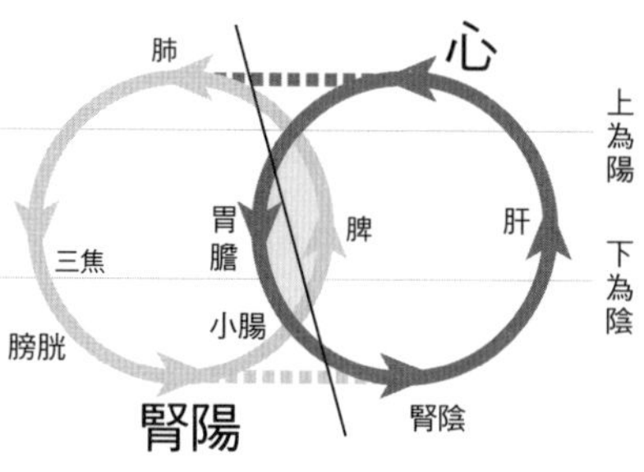

【小腸相關疾病治療的思路】

腸的泌別清濁，則脾之所運無物可以體現。小腸就好像一座橋梁，溝通胃與脾的橋梁！

看看醫病指南針就知道，胃腐熟水穀之熱來源於心，心寒則胃之腐熟功能減弱，心熱則胃之腐熟功能增強；胃弱須調心，心屬火，胃屬土，火能生土。脾之運化功能依附於腎陽，腎陽虛，則脾陽虛，運化功能減退。腎火旺盛，則脾之功能健全。脾虛調理腎陽，腎陽主火，脾屬土，也是火生土之意。因此小腸之功能體現在胃與脾之中，實則體現在心與腎之中也！調理心腎才能調理脾胃，調理心腎也就能調理小腸！

西醫對肝、心、脾、肺、腎五臟均有研究，對膽、大腸、胃、膀胱四腑也均有研究，並均有可以測定之儀器。但針對小腸和三焦則無確定之儀器，三焦因其實質的爭議尚可理解，但小腸這一重要的臟器因無特定儀器檢查，導致小腸的很多疾病沒能及時檢查而發生誤診。

或許有人說，可以做小腸鏡檢查，的確可以。但因此設備價格昂貴，操作困難，在全國能做此檢查的醫院寥寥無幾，小腸之病果真無足輕重？《脈經》中寫道：「左手關前寸口陽絕者，無小腸脈也。苦臍痹，小腹中有疝瘕。左手關前寸口陽實者，小腸實也。苦心下急痹，小腸有熱，小便赤黃。」

左寸浮取無脈，為之陽絕，即無小腸脈，小腸有疝瘕，借用西醫的話來說，是小腸內有息肉，小腸外壁有淋巴結腫大。患者表現為苦臍痹，也就是患者肚臍周圍疼痛。這種病例在臨床上很容易碰到，西醫沒法每個患者都進行小

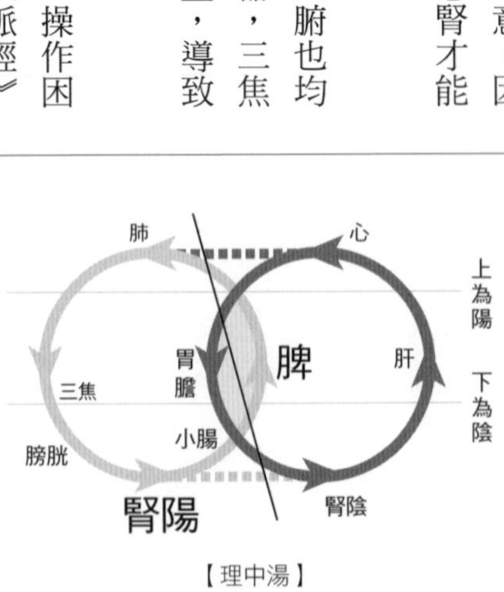

【理中湯】
（溫腎健脾）

腸鏡檢查，只能通過超音波觀察，結果發現小腸外腸繫膜上淋巴結腫大，最後採取抗生素治療。其實這些病例在《脈經》上已經說得很清楚了。這樣的病人小腸有寒，小腸經不通，除了臍周作痛外，部分患者還表現為背痛。

為什麼呢？看看手太陽小腸經的循行途徑就知道了。左寸浮取脈實，為小腸實，小腸有熱，小便黃。這樣的脈象非常常見，患者除了小便黃、臍周痛，還表現為心煩、失眠、多夢。為什麼呢？心與小腸相表裡，小腸熱則心火亢盛，自然出現心煩失眠了。

小腸的疾病，調理心腎是關鍵。小腸有寒者，溫腎健脾則腸寒可除；小腸有熱者，清心瀉火，通利小便則腸熱可除。寒熱平衡，則小腸功能自健也！溫腎健脾可以採用理中湯，清心瀉火可以運用導赤散，所以小腸的疾患用此兩方作為基礎方，隨症加減，未有不癒者。

臨床中小兒出現臍周疼痛，在排除蟲邪作祟的前提下，一般都是小腸受寒所致，外用可以採用丁桂兒臍貼，或者白胡椒粉貼肚臍，或者艾灸神闕穴，均可以起效。內服可以服用理中湯，如果湯藥無法下嚥，可以服用理中丸，如果丸藥也不吃，可以採用小茴香五至十克煎水內服，如果小茴香也不願意喝，可以採用艾葉一〇〇克，煎水後泡腳，微微出汗即可……。

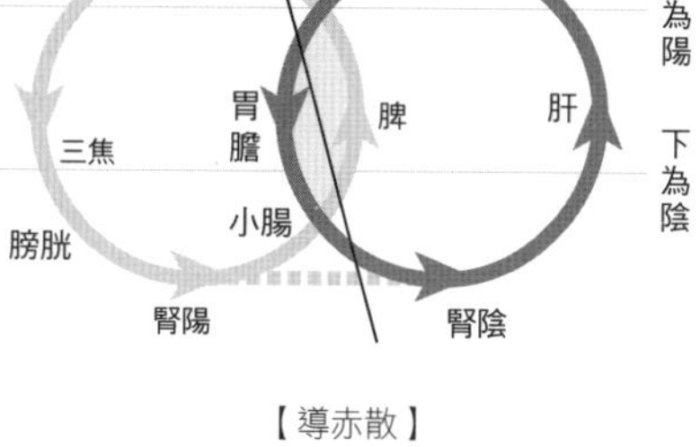

【導赤散】
（清心瀉火）

小提示

上述所有這些治療方法，其實歸根結柢就是一個目的——散小腸之寒邪。方法雖多，但目的一致，正如前面所說：理為第一，術則千萬！

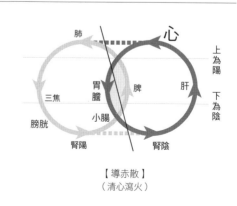

臨床治療10 疳積

臨床中有一些患兒，長期飲食不規律，經常食用垃圾食品，形成小腸上半部分及胃中熱邪偏重，這樣患兒就會心情煩躁，喜食冷飲。長期寒熱交替地吃喝，最終形成小腸上半部分有熱，下半部分有寒，形成疳積。最終導致消化不良，營養吸收出現障礙，患兒以腹瀉或便秘、嘔吐、腹脹、消瘦為主要症狀，大多醫家認為是脾胃受損所致。

胃受損則不飢，不欲食，但疳積患兒有明顯飢餓感；脾受損則食不知味，但此類患兒對香、辣、酸、甜等刺激性食物非常偏愛。其實真正原因還是小腸受盛化物、泌別清濁的功能出現障礙，調理小腸的功能是治療疳積的關鍵。

清小腸之積熱少不了連翹、胡黃連；消小腸之寒少不了肉豆蔻；除寒熱之積是治療的關鍵，其餘隨證治之，食滯用三仙、氣虛則補氣、陰虛則養陰、血虛則養血……能把握這些關鍵，自然無難治之疳積了。小腸之病治療不難，難的是想到是小腸之病！臨床上因小腸疾患出現的併發症，很難想到是小腸的問題，我們來看看肩背部疼痛的治療。

臨床治療11 肩背部疼痛

現在肩背部疼痛困擾著許多人，理療、針灸、貼膏藥、按摩等諸多方法，很難徹底治好，稍不注意，又發作了！如果你遇到此類患者，或者你自己也患

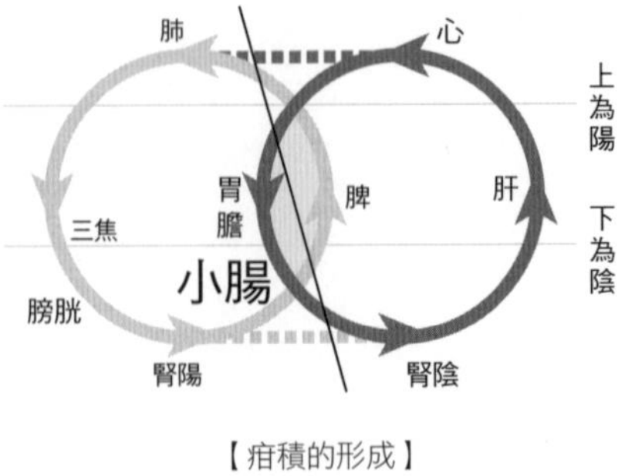

【疳積的形成】

有此類疾患，不妨按照下面的思路來分析疾患。

「不通則痛」、「不榮則痛」，這是中醫對於痛證的最簡單、最直接，也是最準確的描述。肩周炎其實與這兩句話有很深刻的關係。現代人大多喜歡貪涼飲冷，時間長後，容易形成腸道寒濕偏重。中醫對寒邪特性的描述是「寒性收引」，腸道寒邪過重，可以導致血管、經絡收縮，影響氣血的運行。而手太陽小腸經正好從肩周經過，小腸經在肩背部繞一圈再上頭，小腸寒濕過重，導致這條經脈不暢通（此為內因），如果肩背部再受風寒襲擊（此為外因），就會進一步加重，經脈不通暢，肩背部就會出現疼痛。

這只是初期，患者肩關節雖然疼痛，但能活動自如，如果病情遷延，局部長期經脈不暢，會導致肌肉沾黏，最終形成肩周炎（肩凝證），關節活動就會受限……對於肩背部疼痛的認識，局部的疼痛只是表象，內在的經絡氣血不足、寒邪偏重、經絡不通暢才是關鍵。臨證時如果認識到了這個疾病與小腸有關，治療就好辦了。

- 從飲食上避免貪涼飲冷，多吃溫性的食物。已發病的患者，可以用艾葉八克、生薑三〇克煎水後，加紅糖適量內服，服用一周左右，將腸道寒濕除掉。
- 可以在第五掌骨尺側與背側相交部位，尋找壓痛點，進行按摩和揉捏，可以起到疏通手太陽小腸經的作用，一般揉、按、捏半小時，肩背部疼痛就會明顯好轉。

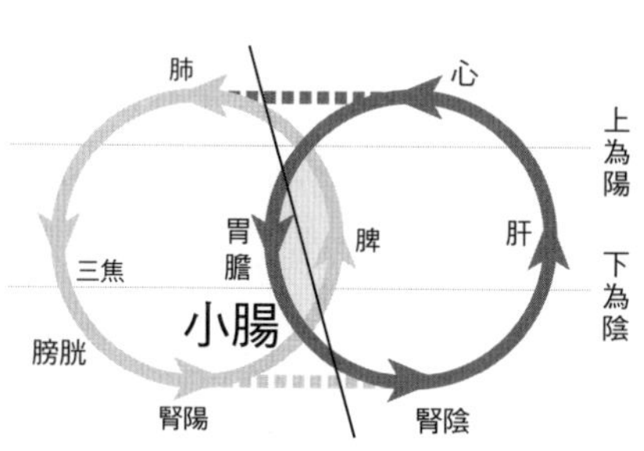

【肩背疼痛的形成】

・如果已經出現關節活動受限時，要加強鍛鍊，將沾黏的肌肉拉開，才是徹底治癒的前提。

另外腸道寒濕重的人群，睡覺時一定要注意肩背部的保暖，如果不小心受涼，引起肩周、肩背部疼痛，及時按照上面的方法按摩，服用一劑麻黃湯或者服用兩片ＡＰＣ（胃病患者不宜）發汗，散經絡中的寒邪，就可以及時治癒了！

從上面有關小腸疾病的論述中，我們可以看出，當一個臟腑出現病變時，其疾病的表現形式主要體現在幾個方面：

・臟腑本身的功能受到影響。

・臟腑所屬經絡病變，導致經絡循行經過的部位出現異常。

・與其相表裡的臟腑病變。

上述三類是最常見，也是首先出現的疾病表現形式。隨著疾病的深入，疾病在人體也會發生傳變，不會固守於某一臟某一經。如肝病傳心，為母病及子；肝病傳腎，為子盜母氣；肝病傳脾，為肝乘脾；肝病傳肺，為肝侮肺。一臟得病，最終五臟受損，所以中醫看病，看的是整體，不能孤立地研究一個臟器，一條經絡，只有全面地把握，才能對五臟之盈虧虛實有整體的概念，用藥才會有所取捨，有所顧忌，才會精益求精。

小提示

臨床看病時，切忌只考慮患者所述病變之臟腑，不按照五行之生克乘侮來分析疾病之傳變。用藥如果沒有顧忌其他臟腑，常常這個病好了，另外一個病又出來了，有的甚至此病未癒，他病更加。因此，看病時心中不明五行之生克乘侮，就容易顧頭不顧臀，顧此失彼，手忙腳亂，難入佳境！

談完了小腸，接下來我們看看便秘的治療。便秘看似小病，其實要想治得得心應手，也不是容易的事情。便秘最直接的表現形式就是大便乾燥，我們再繼續尋根求源，大便乾燥是因為大腸津液虧虛，可見於三種情況：

- 腸道本身津液就不足。多見於老年陰虛患者和血虛患者，可以採用增液湯，增水行舟；血虛便秘患者在辨證基礎上重用當歸、火麻仁養血潤燥即可。
- 腸道熱邪過重，消灼津液。這類患者常常是因為肺火過重引起的，肺與大腸相表裡，肺火亢盛，無以排泄，常常借大腸來泄肺熱，因此此類患者清肺火即可見效，本人通常採用桑葉泡茶飲，效果較佳。
- 腸道蠕動過慢，糟粕在大腸停留時間過長。可見於幾種情況，一種是脾鬱證，這樣的患者在右關可以切到鬱塞如豆的脈象，針對脾鬱進行治療，會收到很好的療效。另一種情況是腸道有寒，腸壁氣血循環很差，導致腸道得不到氣血滋養，腸道蠕動無力。溫散腸道寒邪才是治療的關鍵，半硫丸主之。第三種情況是氣虛，腸道無力推動大便下行，通過補氣後，便秘就可緩解。

臨床治療13 痔瘡

痔瘡是直腸末端及肛門黏膜下靜脈叢發生曲張而形成的一個或多個柔軟靜脈團，又名痔、痔核、痔病、痔疾，包括內痔、外痔、混合痔。臨床上經常遇到這樣的情況，患者告訴我，吃花椒、辣椒後痔瘡又發了！初次聽到這句話時我

小提示

便秘的治療，始終要明白：「增水才能行舟，有力才能行船。」因此，改善腸道津液狀況，恢復腸道蠕動能力，才是治療便秘的關鍵。切不可見秘就用大黃，如此下去，最終導致腸麻痹，形似癱瘓之證，腸道縱有津液，也是枉然。

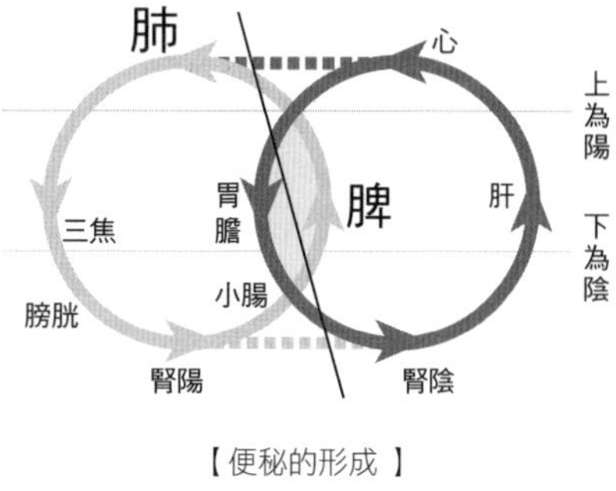

【便秘的形成】

沒在意，聽多了就會有疑問，為什麼花椒、辣椒會加重痔瘡？

我們分析一下：花椒、辣椒均屬於辛辣之味，從五行來講，辛味屬金，歸於肺。過食辛辣之物，會導致肺金過亢，肺與大腸相表裡，肺中熱毒必須借助大腸才能排泄。因此過食辛辣之物，會導致大腸熱毒過重。但大腸熱毒過重不等於痔瘡啊，因為我們正常人吃辣椒後，排便時也會感到肛門灼熱，但為什麼不發痔瘡？

前面講過牙痛的病機，大家可能還記得牙痛的病機是寒包火，因為有寒邪在外包裹，所以胃火上攻時火鬱而發不出來，導致牙齦腫起，出現疼痛。其實痔瘡也是一樣的道理，如果腸道沒有寒邪，腸壁氣血流暢，自然不會出現痔瘡，痔瘡之所以突出來，就是因為腸道內壁有寒，熱毒在排泄過程中受阻，形成寒包火的病機，就如同吹氣球一樣，就形成了包塊。

談到這裡，我們對於痔瘡的治療就明朗了，涼血、消腫、散瘀，可以讓痔瘡消退，但不能阻止其復發。臨床上很多痔瘡患者，服用槐角丸治療數年，在進食花椒、辣椒等辛辣之物後，仍然發病；一些患者通過做手術，將突出的痔核切掉，部分患者仍然再次復發，為什麼？

這是因為腸道有寒啊！寒邪不消散，痔瘡就會復發；沒有痔瘡的患者，只要腸道有寒，也會有患痔瘡的可能。本人曾經用理中丸加槐角丸治療，取得了很好的療效，而且患者多年未再復發。這裡的理中丸就是為散腸道寒邪而設立的，只有寒邪散盡了，寒包火的病機才能扭轉過來，才能從根本上治療痔瘡。當然對於內痔比較重的患者，內痔脫出肛門無法回納到直腸內，採用手術加藥物調理，就是最佳的選擇了。

至於中氣不足，導致臟器下垂，直腸黏膜、靜脈血管也常常出現下垂的症狀，此時補中益氣才是治療的根本；腸道濕熱為患，則需要清利濕熱。另外長期血栓性外痔，除了寒包火的病機，還有血瘀的病機存在，行氣活血，是必不可少的。痔瘡的產生是因為寒包火，而治療時除了針對寒熱錯雜之外，靈活變通，把握好「隨證治之」非常重要。不光痔瘡如此，其他任何疾病也是如此。

前面講了消化系統一些疾病的治療思路，知道了這些疾病都存在一個共同性，就是「以降為和」，這就是「生理之道」，順之則生，逆之則病。下面我們再來看一些其他疾病的治療之道。

小提示
疾病雖然千差萬別，但把握疾病之「道」，是治療一切疾病的核心。證候雖然錯綜複雜，但只要把握好疾病之道，用藥時隨證加減即可，正如《傷寒論》中所言，觀其脈證，知犯何逆，隨證治之。

臨床治療14 肝臟疏泄失常與腎結石的形成

腎結石的病人很多，見多了，我們自然就會想想其中的發病病機，為什麼許多病人反覆長結石？對結石的形成，大多認為是「煉液成砂」，而這其中的「煉」字如何解釋呢？「煉」得有火，腎臟本主水，相火藏於水中，相火煉液成砂似乎說不過去；況且現代人腎陽虛者十之八九，而且患腎結石的病人，也常常見到腎陽虛，腎火煉液成砂似乎不太可能！

臨床中通過反覆觀察，發現腎結石的患者都有一個共同的脈象：即左關鬱塞。也就是說，腎結石的患者，基本上都有肝氣鬱結、肝膽火重的內因存在，這是經過反覆臨床驗證的。

再繼續分析：肝主疏泄，凡一身之中，當疏而未疏，當通而又不暢的情況，均應從肝入手進行調理。腎結石的產生，有外因，也有內因。外因飲水過少，或者飲用硬度較高的水，這樣導致尿液中礦物質濃度過高。

如果能將這些礦物質濃度過高的尿液及時排出體外，則不會形成結石。而許多患者肝氣鬱結，導致體內尿液疏泄功能受到影響，高濃度的尿液殘留於腎中，形成砂石，此內因之一。內因之二，肝鬱化火，肝火又傷及腎水，形成煉液成砂，進一步導致結石的形成。

明白了這些道理，就不難明白為什麼一些病人反覆長結石，西醫稱之為「結石體質」，其實根本原因在於肝膽疏泄失常，氣鬱化火所致！也明白了為什麼「三金排石湯」效果很是一般。治療結石，當從如下幾個方面入手：

- **疏理肝氣**：疏通腎中高濃度的尿液，減少尿液殘留，可以選用柴胡、鬱金等。
- **清肝火、養肝陰**：除掉「煉液成砂」中的煉字，從根本上解決問題，減少復發，虎杖配白芍就能很好地解決問題。
- **養腎水**：稀釋尿液，沖刷結石，選用生地、山藥。
- **融石**：使結石由大變小，由小變無，可選用金錢草、生雞內金、海金沙、魚腦石、秋石。
- **補氣**：增加尿液排泄力道，促進結石排出，可選用黃耆。
- **擴張輸尿管**：利於結石從體內排出體外，選用大劑量枳殼（三〇克以上）。
- **養腎精**：修復結石對腎臟的損害，減輕腰痠腰痛等臨床症狀，可選用菟絲子、杜仲。
- **活血化瘀**：對於體內長期有結石，或者出現結石黏附在輸尿管壁的患者，需要選擇活血化瘀的藥物。可以選用穿山甲、琥珀、赤芍、桃仁等。

考慮到了上面的八個方面，則治療腎結石就很容易了。對於反覆發作的患者，運用好了前三點，腎結石也就不容易復發了。

【病例】

劉某，男，湖北十堰人

症狀：腰部痠痛一個月，加重三天。

患者一個月來出現腰部痠痛，呈持續性，休息後緩解，勞累或飲酒後加重，三天前疼痛加重，伴噁心，頭部出冷汗，在當地三甲醫院行雙腎超音波，雙腎多發結石，最大六毫米×七毫米，給以解痙止痛藥對症處理後，疼痛緩解，今攜帶超音波結果前來就診。就診時訴腰部痠痛，其他未訴異常，腎區叩擊痛（＋），舌尖紅，苔薄黃，左關鬱澀，雙尺沈緊。

診斷：石淋。

分析：患者平素心情急躁，肝氣鬱結化火，傷及腎水，煉液成砂，形成砂石沈積，砂石傷及腎臟，故出現腰部痠痛。

治療：滋水清肝，消石通淋。

方藥：自擬排石湯。

用藥：菟絲子二十五克、杜仲三〇克、川斷二〇克、虎杖二十五克、鬱金二〇克、生地三〇克、玄參三〇克、琥珀十五克、金錢草二〇克、生雞內金三〇克、海金沙十五克、石韋十五克、魚腦石十克、枳殼四〇克，五劑，水煎內服，日一劑。

結果：通方布局，似同排兵布陣，有守有攻，結石自無藏身之處。患者服藥第四天，自小便中尿出細小砂石十餘枚，最大五毫米×五毫米，表面疏鬆多孔。腰部已不痠痛，五天後複查超音波，雙腎無結石回聲。囑平時清

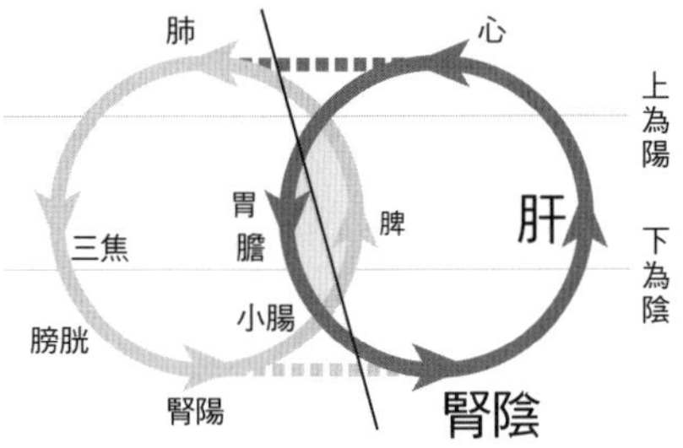

【病例腰部疼痛的思路】

淡飲食，用虎杖泡茶飲。

菟絲子、杜仲、川斷補養腎精，修復結石對腎臟的損傷；虎杖、鬱金清泄膽火，疏理肝氣，釜底抽薪，從源頭上抑制結石產生；生地、玄參、琥珀補腎、化瘀、利水，增加尿液量，沖刷結石，促進排出；金錢草、生雞內金、海金沙、石韋、魚腦石消磨結石，使大變小，小變無；枳殼量大，舒張輸尿管，利於結石排出。

臨床治療15 性功能減退

性，形聲字，從心，生聲。臨床上經常遇到性功能減退的病人。對於此病的治療，大多醫家認為是腎虛，反覆補腎，效果卻一般。其實性欲的問題，從中醫的角度來分析，涉及心、肝、腎三個臟器，三個臟器的功能一個也不能差。為了說明這個問題，我們首先談欲，很多人不是性能力差，而是欲望差，沒有欲望，這是為什麼？

有句話叫「溫飽思淫欲」，淫欲是思出來的。「思春」之詞，頗合乎其理。現代人工作壓力較大，思慮過多，暗耗心血，導致心血不足。每天下班回家，人已疲憊萬分，還有一大堆瑣碎的家務，哪有心思思「欲」。臨床上大凡性欲淡漠之人，心脈均較弱，補充心血，溫養心臟即可以提高欲望。反思「威而鋼」的研發過程，其原本就是治療心臟病的藥物，結果出現了壯陽的效果，也正好與「心主欲」相符！

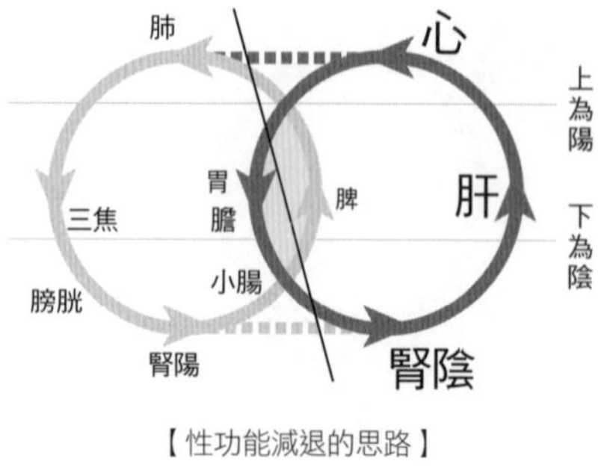

【性功能減退的思路】

因此對於心血不足、心陽不振的病人，藥物治療是一個方面；適當地放鬆心情，調節情緒，勞逸結合，提高生活品味，對性欲的恢復很有必要。或許有人問，小孩子經常陰莖勃起，難道是思春了，是心的作用，欲望的作用？心動是性衝動的前提，但思春不等於陰莖勃起，陰莖勃起也不等於就思春了。陰莖能否正常勃起，硬度是否高，這與肝有關……。

有思能否有持，這就得靠肝了！這裡的持不是堅持，是把握之意，意思是說，有了性欲的衝動，能否將欲望由思想向器官轉換。有些人有欲望，但無法勃起，出現陽痿或勃起無力。這取決於肝！肝主筋，陰莖為肝筋所主。同時「肝藏血」，肝臟對血液的調節，也是陰莖勃起的關鍵。

臨床中可以觀察到，凡重度脂肪肝、肝硬化、酒精性肝炎等肝血不足之人，縱然心血足，有欲望，但不能「持」，也無法正常勃起。小孩子因為肝常有餘，肝血足，所以稍稍受到異物摩擦，就容易勃起，這是肝氣足的表現，與性欲無關。

有持能否「強」，與腎有密切關係。腎為作強之官，腎虛的病人，往往每次同房時間短，完事後出現腰痠，體力恢復比較慢，一個月難得同房一次，同完房後還感到腰痠背痛，四肢無力，這是腎臟精血不足的緣故，精液常規檢查可以發現精子數量減少或活力較差，這樣的人需要補養腎精！

心肝腎如同性之三部曲！心氣至則「思」，肝氣至則「持」，腎氣至則「強」！心為性欲之「苗」，肝為性欲之「莖」，腎為性欲之「根」；性者，人之本能也。臨證當識此，否則妄用補火壯陽之品枯竭肝腎之陰，性命憂也。

臨床治療16 小兒腹瀉

臨床上遇到很多小兒腹瀉的患者，處理不當，最後拖延成慢性腸炎。其實只要把握好了小兒的生理特點，很多時候是可以及時治癒的。

小於六個月以下的嬰兒，大便次數多，只要食欲好，生長發育正常，稱為生理性腹瀉，民間稱為沒有聚肚，一般在添加輔食後，大便次數轉為正常，對於這種情況，可以不用治療。

大便稀溏，夾有乳片或未消化的食物，氣味酸臭，食少或拒食，鬧夜，指紋紫色，為傷食所致。處理建議：如果伴有發燒，可以採用二丑細粉拌糖吃，腹瀉後，燒自然退下。如果不伴有發熱，可以服用「複方雞內金散」或「媽咪愛」或「王氏保赤丸」，五歲以上的兒童可以服用「保和丸」。

大便稀溏，夾雜泡沫，氣味不甚，為感受風寒所致。化驗檢查，可有輪狀病毒感染。治療建議：

・外貼「丁桂兒臍貼」。
・內服「午時茶沖劑」。
・在藿香正氣散處方的基礎上加石榴皮，煎水泡腳。

採用上述三種辦法，即可癒。

大便稀水樣，如蛋花，或有黏液，瀉下急迫，大便次數多，伴發熱，化驗：白細胞（＋＋）以上。建議採用：

・內服「硫酸慶大黴素顆粒」。
・外用葛根芩連湯泡腳。

久瀉脾虛，大便稀溏，食後作瀉，色淡不臭，面色萎黃，肌肉消瘦。治療建議：

• 嬰兒健脾散沖服。

• 思密達沖服。

• 平時採用山藥加大米煮稀飯吃。

瀉下傷陰，質稀如水，皮膚乾燥，眼眶凹陷，啼哭無淚，精神委靡。治療建議：

• 靜脈給藥，補充電解質；或者口服補液鹽。

• 內服：連梅湯。處方：黃連六克、烏梅（去核）九克、麥冬九克、生地九克、阿膠六克。

暴瀉不止，便稀如水，面色蒼白，四肢厥冷，冷汗自出，急煎服參附龍牡湯，配合靜脈給藥，補充電解質，抗感染治療。

臨床治療17 哮喘

哮喘緩解期，患者呼吸如同常人，只是活動劇烈後會感到呼吸困難，氣喘不足以息。發作時常伴有咳嗽、喘息、呼吸困難、胸悶、咳痰等，典型的表現是發作性伴有哮鳴音的呼氣性呼吸困難。嚴重者被迫採取坐位或呈端坐呼吸，乾咳或咯大量白色泡沫痰，甚至出現紫紺等。

哮喘發病原因是因為肺有宿痰，當遇到外界刺激後，引動宿痰，阻塞氣道，故而發病，緩解期的治療以清理肺中宿痰為主。肺主氣，不得容有些許雜質，宿痰停肺，自然會傷及肺氣，導致肺氣不足，抵抗力較差。借用醫病指南針來看，肺的陽氣來源於心，沒有心火的溫煦，肺中寒痰自無消融之日。

治肺的關鍵，其實是治心，補充心陽，肺中寒痰自散；健脾即是培土，培土可以生金，因此肺氣不足，可以通過健脾來治療。但寒痰未消，尚不可健脾，否則反而加重肺中痰涎。現在流行冬病夏治，其實就是借夏至之炎熱，來散肺中之寒痰。夏季屬火，心臟也屬火，明白此理，則一年四季都可以通過補心火來治療哮喘，不必受夏至所限。

採用肉桂粉拌稀飯吃，治療過幾例哮喘，均獲得良好效果。原因為何？肉桂溫通心脈，補火助陽。對於發作期的治療，首先應當條暢胸中氣機，氣機條暢則呼吸順暢，所引動之痰涎也會借胃氣徐徐下行，這時降胃氣就可以促進痰涎排除，同時配以化痰之品，自然起效迅捷。但臨證之時，往往來不及煎服中藥，可以運用針灸，利用經絡來治療，效果同樣神奇。舉個哮喘急性發作時的治療案例，供大家參考。

二〇一〇年四月十日下午六時十分，患者林某因哮喘發作呼吸困難過來就診，自述吸氣、呼氣均感困難，氣鬱在胸中，上下不得，稍稍活動就加重。就診時患者肺部滿布哮鳴音，伴口唇紫紺，舌質淡，苔薄白。切脈：右寸關之間鬱滑，左右寸脈虛細若絕……。

考慮患者胸部痰氣鬱阻，氣機升降不利，急當疏通胸部氣機，湯藥已來不及。於是立即針刺左右少商穴來泄鬱積之肺氣，各擠出紫黑色瘀血幾滴，同時針刺雙側內關穴條暢心胸氣機，用瀉法運針十分鐘後，患者呼吸順暢，哮鳴音減輕，切脈時左右寸部脈象有根！隨後用長針刺雙側足三里，加艾絨於針尾端點

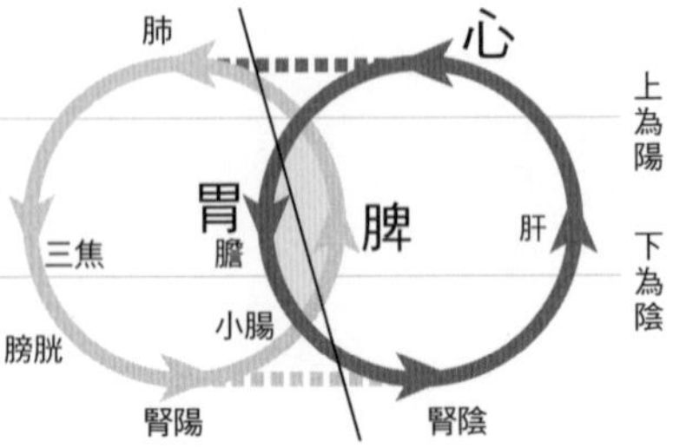

【哮喘治療的思路】

燃，針灸並施，同時針刺雙側豐隆穴，到六時四十分左右取針，患者呼吸順暢，聽診肺部無哮鳴音，患者起身活動自如，倍感輕鬆，隨後開小青龍湯加枳殼、桔梗，三劑。

在整個治療過程中，聽診患者肺部，初始滿肺哮鳴音，經針灸後雙肺呼吸音清晰，通過泄肺氣、調氣機、降胃氣、化痰涎，取得很好的療效。患者服用中藥三劑後，諸症消失，切脈時唯左寸沈細，建議患者服用肉桂粥，調理善後。肉桂粥的做法：肉桂細粉三至五克，白米粥一碗，紅糖適量，調勻後服用即可。

一個複雜的哮喘患者，通過醫病指南針，我們清晰地知道了治療思路。臨床中不要被疾病的名稱嚇倒，要學會理智地分析，分析透徹了，很多所謂的疑難雜症都可以應手而癒。

臨床治療18 皮膚病

有句俗話，叫「治病不治皮」，意思是說治病最好別治療皮膚病，因為皮膚病不容易治癒，而且復發率很高，為什麼呢？大多數皮膚病都有兩個共同特點：

- 吃「發物」容易發病。
- 服用「激素」可以迅速緩解。

想想上面這兩點，再想想「肺主皮毛」，最後再看看醫病指南針，就會明白不少。

通過臨床中觀察，激素的作用類似於中藥潛陽的作用，對於虛火上沖的病人，使用激素後，上沖的虛火可以很快緩解。比如常見的虛火上沖所致的扁桃體腫大，患者使用激素後，可以很快見效。

再想想臨床中遇到的慢性濕疹患者，就會明白濕邪積聚在皮下，與「肺主皮毛」有關；而肺的失調，與腎陽虛、水濕之邪上逆有關。激素的作用就是引火歸元，導濕下行；而「發物」的作用就是宣發濕邪上行，使皮下濕邪增加。

因此對於皮膚的濕性病變，治療重點在於調理肺腎，增強肺的斂降功能，這樣濕邪就會經小便排出體外；對於皮膚的乾燥性病變，需要調理肺脾兩臟，增強脾臟向肺的輸送功能，這樣皮膚才能滋潤而有光澤。

另外濕性皮膚病，長期遷延不癒，濕邪化為痰飲，可以壅塞腠理，這樣患者會表現皮損增厚，表面乾燥，但皮下痰濕較重。治療時當由裡向外，先調理肺腎，再調理脾肺。

同時皮膚病治療應綜合考慮，癢甚者當祛風，血虛者當養血，血瘀者當活血，血熱者當涼血……。萬般變化，不離其本。何為其本？臟腑失調為本，臨證時抓住其本，然後隨證治之，則皮膚病也不難。為了說明問題，舉個皮膚乾燥症的例子。

【病例】

上官某，男，三十六歲，湖北十堰人

症狀：自覺皮膚乾燥三個月，加重七天。

患者三個月前無明顯誘因自覺皮膚乾燥，洗澡後，感覺皮膚乾燥不適，用水

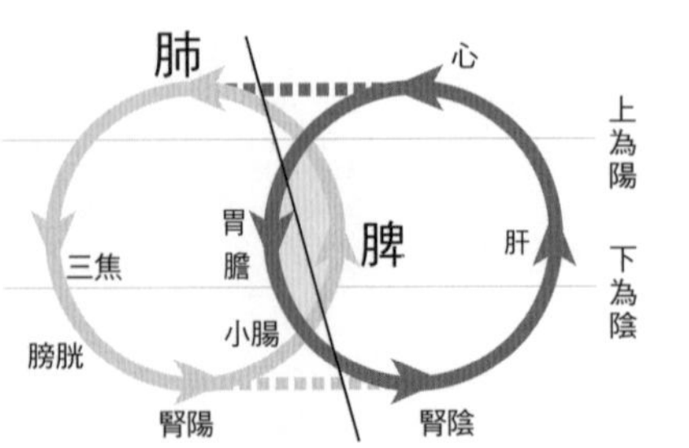

【乾性皮膚病的思路】

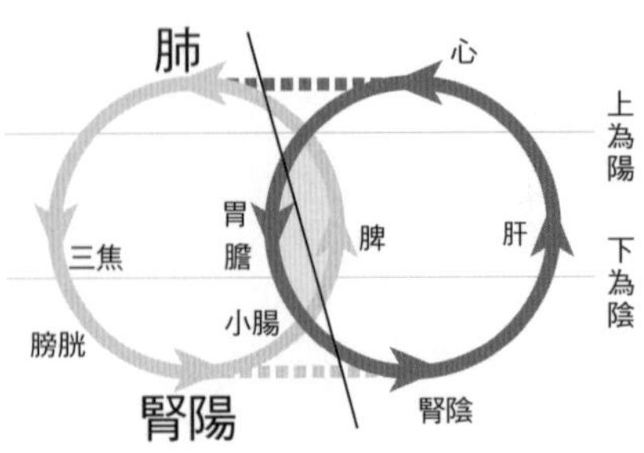

【濕性皮膚病的思路】

濕潤皮膚，稍稍舒緩。平時天氣炎熱時也很少出汗，伴勞累時氣短。七天前病情加重，感覺皮膚乾燥如裂，吹電扇稍舒，但吹風後皮膚瘙癢。曾在醫院診治，診斷為皮膚過敏，注射抗過敏藥無效，遂來尋求中醫治療。就診時病史同上，皮膚顏色、光滑度均正常，無脫皮、脫屑，伴氣短，咽喉乾燥。舌質淡，苔薄白。切脈：右寸虛細若無，右關細軟。

診斷：皮膚乾燥症（脾肺氣虛）。

分析：患者病情以自覺皮膚乾燥為主要表現，但肉眼觀察皮膚顏色、光滑度均正常，無脫皮、脫屑等表現，似乎難以入手。通過切脈，病機非常簡單。肺主皮毛，患者右寸虛細若無，表明肺氣不足，無法滋養皮膚，皮膚失養，故自覺乾燥。目前病情尚輕，久必脫屑。虛則補其母，健脾則肺氣足，當以培土生金法治之。

治法：健脾益氣，養肺潤膚。

方藥：四君子合玉屏風加減。

用藥：黨參二十五克、白朮二〇克、百合三〇克、天冬二〇克、黃耆二〇克、知母十五克、升麻八克、石斛十五克、防風十五克、當歸二〇克、生麻黃五克、生甘草十克，五劑，水煎內服，日一劑。

結果：患者服用一劑後，明顯感覺皮膚乾燥感減輕，氣短、咽喉乾燥亦減輕，五劑後病若失。

小提示

皮膚病容易復發的原因，總結起來就三點：第一，衛氣不足，易感外邪。患者大多脾肺氣虛，疾病治癒後，外邪再次入體，疾病再次發作。第二，臟腑功能失調。多見於肺的宣發肅降失調，濕邪自內而生，皮下濕邪來源不絕。第三，伏藏於臟腑之邪未清。只治其表，未治其本，再次發作，自然而然。想通了上面這三點，則皮膚病的復發機率也會大大降低了！

❶ 淚水太多，或淚水排流不暢，導致眼睛淚水過多，淚汪汪，甚至流到臉頰，稱為「溢淚症」。

❷ 眼瞼的小開口，稱為淚小點。眼淚由淚小點經淚小管流入淚囊，再經過鼻淚管流到鼻腔。

❸生發是生息化育和滋長的意思。

❹Betocloc抗心律失常藥、抗高血壓藥。

❺Famotidine為一種「H2受體阻斷劑」類藥物，具有抑制胃酸分泌的作用。因此常用於治療消化性潰瘍病（PUD）和胃食道逆流病（GERD）。

❻Amoxicillin為一種「盤尼西林」類的抗生素。

❼「奇恆之府」名出〈素問・五臟別論〉：「腦、髓、骨、脈、膽、女子胞，此六者，地氣之所生也，皆藏於陰而象於地，故藏而不瀉，名曰奇恆之府。」又，「奇恆」指奇病。〈素問・玉版論要〉：奇恆者，言奇病也。

思路 11

醫案51例

——51個疑難病例如何藥到病除

學習醫案，是提高臨床水準的重要途徑，那麼如何來讀醫案、學習醫案呢？看醫案就好似看一場電影，一場戰爭片，電影中敵我雙方所處地勢如何？雙方兵力如何？我方是如何排兵布陣的？運用了哪些戰略戰術？最終如何形成敵退我勝的結局？

學習醫案時，必須要明白作者的辨證思路，處方思路，看懂了醫案中每一味藥物的作用點，如何在起作用，這非常重要。歷代名家留下了許多的經典醫案，如果你能讀懂一個醫家的醫案，說明你的思想已經和這位醫家相通了，你就有可能達到或甚至超越這位醫家；如果不明白醫案中為什麼用這些藥物，遇到病人時，只是照抄其方，或效或不效，說明你還沒有讀透這位醫家的思想。

這些話聽起來好像很難，好像要達到此境界非常困難，其實只要深入學習，靜心參悟，是能夠達到的。在前面的課程中，我們穿插講解了一些案例，為了讓大家對中醫臨床有更加清晰的認識，下面我將列舉五十一個具有代表性的個人醫案，通過這些醫案，進一步加深對「人體臟腑陰陽氣血循環圖」的理解。

請大家讀醫案時，不要死記醫案中用的是什麼方、什麼藥，一定要明白醫案所傳達的醫理，透過醫案理解「人體臟腑陰陽氣血循環圖」，這才是學習下列醫案的真正目的。

為了便於大家的理解，五十一例醫案採用由易到難的順序，希望大家在讀醫案時也是按照此順序來閱讀。

醫案1 重感冒

【病例】

張某，男，五十二歲

症狀：頭疼、發熱、周身痠痛一周。

患者二〇〇八年十二月到北京出差，下火車後正逢下雪，氣溫零下幾度，到達賓館即開始發熱，體溫三十八度，休息一晚，體溫未降，出現頭疼、周身痠痛，遂到北京某醫院就診，打點滴一次，開雙黃連口服液，未見任何改善。三天後體溫上升至三十九度，遂同家人聯繫，請求家人前去護理。考慮路途遙遠，其家屬請教於我，分析情況後，告之飯後服用APC兩片，發熱退後儘早回家治療，第四天家屬告知體溫已降，但周身痠疼，已買好返程火車票，得病第七天前來就診。就診時面色灰暗，舌質淡，舌苔灰白而滑，兩尺沈緊而弦數，體溫三十八・八度，周身骨節疼痛。

診斷：傷寒。

處方：麻黃附子細辛湯加減。

用藥：生麻黃十五克、附子三〇克（先煎一小時），細辛十二克、桂枝十五克、黃耆二〇克、羌活頭十五克、北防風二〇克、生薑二〇克、大棗十枚，兩劑。

結果：服完一劑，周身得汗，倍感輕鬆，兩劑終而病若失。

說明：患者平素腎陽虛衰，長途火車，腎虧加重，下車後未避風寒，寒邪自膀胱經，由表入裡，直入少陰腎經。腎主骨，寒性收引，故骨節疼痛。附子、細辛入腎經，長驅直入，直搜腎經之寒，借麻黃之力發於表，從汗而解；桂枝解肌，散肌肉之寒；羌頭為羌活之頭，祛風力強，配防風逐體內之風；黃耆扶正，同時能加強防風驅風之力；薑、棗調和營衛；藥少而面全，量足而效專。

按：借用醫病指南針我們可以看出，患者原有腎陽虧虛之正氣不足，復因長途跋涉而損傷正氣。經云：「正氣存內，邪不可干。」下車後正逢下雪，氣溫較低，寒邪自膀胱經而入，未能經三焦入肺進行表散，也未能被腎陽溫化，反而深入少陰腎經。用麻黃附子細辛湯即可化解，不可因表象為發熱，反處以雙黃連口服液等清熱解毒類藥物，否則寒邪將會繼續深入，停留於少陰、厥陰之中，變生他證。

醫案 2 迎風流淚

【病例】

張某，男，七十二歲，湖北十堰人，退休職工

症狀：雙眼迎風流淚一年餘。

患者平素性格剛強，遇事不順心即怒氣衝天，一年前與人爭吵後，即感雙眼流淚，遇風加重，每

日擦淚用餐巾紙兩包，醫院眼科檢查鼻淚管通暢。就診時中氣十足，雙眼圈發暗，雙眼不紅不腫。切脈：左尺沈細而軟，左關鬱澀，左寸上延至魚際；右尺沈而有力，右寸關浮緩。舌質暗紅，苔薄黃。

診斷：迎風流淚（肝腎陰虛）。

分析：腎主封藏，患者年老體衰，腎精虧虛，封藏不足，加上心情急躁，肝氣升發太過，下焦寒水隨肝氣升騰，上升至頭面；肝開竅於目，故雙眼流淚。肝陽亢盛，傷及肝腎之陰，形成虛陽化風上擾，遭遇外風，則內外交感，病情加重，當培補下焦，同時清利上升之水濕。

用藥：製首烏三〇克、枸杞子三〇克、龜板二〇克、磁石二〇克、天麻二〇克、鉤藤十五克、白芍三〇克、當歸十五克、熟地二〇克、黑豆二〇克、菊花二〇克、蒲公英三〇克、車前子二〇克、生甘草十克，五劑，水煎內服，日一劑。

結果：患者服用兩劑後，電話告知，雙眼已不流淚，興奮之情無以言表。囑繼續服完，鞏固療效。二診：左尺沈而有力，左關仍鬱澀。上方加橘葉十五克、生麥芽二〇克、薄荷十克，五劑。三診：病若失，心情平和。囑戒焦躁，服明目地黃丸兩瓶鞏固療效。

說明：製首烏、枸杞子、熟地補養腎陰，配以黑豆，滋陰而不留邪；龜板配磁石，育陰潛陽；天麻配鉤藤，平肝息風；當歸配白芍，養血柔肝；菊花配蒲公英，清肝經風熱而明目；車前子利肝經水濕而止流淚。車前子歸肝、腎、肺、小腸經，通過利肝經水濕，起到明目作用，凡雙眼發黏、發糊、流淚者用此藥常獲奇效，雙眼乾澀者不宜使用。

按：對於蒲公英治療眼疾，很多人無法理解，《醫學衷中參西錄》中有詳細描述，原文如下：「蒲公英湯：治眼疾腫疼，或胬肉❶遮睛，或赤脈絡目，或目睛脹疼，或目疼連腦，或羞明多淚，一切虛火實熱之證。鮮蒲公英四兩，根葉莖花皆用，花開殘者去之，如無鮮者可用乾者二兩代之。上一味煎湯兩大碗，溫服一碗。餘一碗乘熱熏洗（按：目疼連腦者，宜用鮮蒲公英二兩，加懷牛膝一兩煎湯飲之）。此方得之於某人，言其母嘗患眼疾，疼痛異常，經延醫調治，數月不癒；有高姓媪，告以此方，一次即癒。愚自得此方後，屢試皆效。夫蒲公英遍地皆有，仲春生苗，季春開花色正黃，至初冬其花猶有開者，狀類小菊，其葉似大薊，田家採取生啖，以當菜蔬。其功長於治瘡，能消散癰疔毒火，然不知其能治眼疾也。使人皆知其治眼疾，如此神效，天下無瞽目之人矣。」

醫案3 球結膜下出血

【病例】

陳某，女，五十三歲，湖北十堰人

症狀：左眼結膜下出血十五天，加重兩天。

患者十五天前晨起時發現結膜下出血，不伴疼痛、流淚，不伴視力下降、前黑影，至本市三甲醫院眼科就診，診斷為「急性球結膜下出血」，給以抗生素及丹參點滴一周，出血症狀稍好轉，積血顏色轉暗。兩天前吃火鍋後，上症加重，結膜下大片鮮紅色出血，經治療基本無效，後來我處就診。就診時患者精神緊張，左眼白睛外側出血明顯，上半部分為鮮紅色，下半部分呈暗紅色，舌尖紅，苔薄黃，左關鬱澀，右寸浮滑。

診斷：白睛溢血（肝火犯肺，熱傷血絡）。

分析：更年期女性，平素心情焦躁，肝火較盛，加之正值秋令，內有鬱木之火，反侮肺經；外有秋燥之邪，傷及肺液。燥火隨肺氣宣發，白睛血絡受熱所迫，破而出血，當清肝肺之火，以達釜底抽薪之效。

用藥：霜桑葉六〇克、生麻黃三克，三劑。

結果：服一劑後，白睛上半部新鮮出血漸吸收，下半部顏色變淺，三劑後，出血全部吸收。囑清淡飲食，忌辛辣，同時保持心情愉快，囑梔子泡水代茶飲一周，鞏固療效。

說明：霜桑葉疏散風熱，清肺潤燥，平抑肝陽，清肝明目，與病機絲絲相扣。用生麻黃作用有二：其一，肺受肝木所侮，通過生麻黃使肺氣宣發，金自能克木，肝火不清而自消；其二，大劑量桑葉配少量麻黃，麻黃性溫，能防桑葉性涼留瘀之弊，且利於陳舊性出血的吸收。

按：「球結膜下出血」又稱「白睛溢血」，不同於急性結膜炎。急性結膜炎俗稱「紅眼病」，多發於春季，為季節性傳染病。而「白睛溢血」沒有傳染性，屬於內熱迫血妄行所致。紅眼病在此方基礎上加蒲公英、薄荷即可取效。

醫案4 腸痙攣

【病例】

劉某，女，十二歲

症狀：腹痛三天。

三天前吃生冷食物後出現腹部疼痛，位於中腹部，呈陣發性，隱痛。不伴畏寒、發熱，不伴噁心、嘔吐、腹瀉，在當地三甲醫院行腹部超音波檢查顯示腹腔淋巴結稍大，給以抗生素治療（具體不詳），症狀緩解不明顯，至我處就診。查體：臍周深壓有痛感。舌質淡苔白，右關尺沈緊。

診斷：腹痛（寒邪內阻）。

治療：溫經散寒，緩急止痛。

處方：理中湯合芍藥甘草湯加減。

用藥：白朮十八克、乾薑十克、附子十克（先煎一小時）、黨參十五克、白芍二〇克、炙甘草二〇克、艾葉五克、小茴香十克，兩劑，水煎內服，日一劑。

結果：一劑症狀減輕，兩劑病若失。

按：此病看似簡單，但也是臨床上經常遇到的病例，很多患兒飲冷過度，腸道寒邪偏重，出現腹部隱隱作痛，至醫院檢查，結果常常是腸繫膜淋巴結腫大，或者查不出原因，治療上給以點滴抗生素，不僅不能解決問題，反而進一步加重體內的寒邪，原本一個很簡單的病，遷延十餘天不癒。若發病初期，能夠識得此因，服用附子理中丸，一般兩三次即可化解，何須大費周折，執迷於抗生素治療，反而延誤病情。

醫案5 痱子

【病例】

張某，男，四歲，湖北十堰人

症狀：頭部、頸部、前胸遍布紅色丘疹一周。

患兒一周來，頭面、頸項、前胸皮膚發生密集如粟米樣紅色丘疹，父母購六神花露水給患兒洗澡後，情況稍好，因未治癒，前來就診。就診時見患兒體質偏胖，心情煩躁，頭面、頸項、前胸遍布紅色丘疹伴抓痕，部分已破潰感染，舌質淡，苔白滑，切脈：右寸關浮滑。

分析：天氣炎熱，暑濕蘊蒸，兼貪涼飲冷，傷及脾肺，暑濕既不能隨脾運化，又不能隨汗液排出，在肺為濕，在胃為飲，鬱而不宣，發為丘疹。

診斷：痱子（暑濕蘊結）。

用藥：內服：藿香正氣膠囊，每次一粒，每日兩次。外用：蒼朮三〇克、陳皮三〇克、厚朴三〇克、白芷四十五克、茯苓五〇克、大腹皮四十五克、半夏二〇克、甘草二〇克、藿香四十五克、紫蘇葉三〇克，一劑。上藥加水煎成二〇〇〇毫升，分四次，每日兩次，每次五〇〇毫升擦洗患處。

結果：患者外用兩次後，丘疹基本消除，三天後複診，疹已全消。囑內服藿香正氣膠囊五天，鞏固療效。

按：對於夏日生「痱子」，可以理解為皮膚中「暑毒」，用藿香正氣散的目的，就是解皮膚之「暑毒」，如此來理解此醫案，就比較簡單了。

醫案 6　鼻癢

【病例】

陳某，男，十二歲，湖北十堰人

症狀：自覺鼻翼兩側發癢一月餘。

患者一個月前無明顯誘因出現鼻翼兩側發癢，用手指搓後稍舒，每日反覆搓擦，導致鼻翼兩側發紅，到醫院就診，也未能明確診斷。就診時症狀同前，無嗜食異物病史，鼻翼兩側皮膚潮紅。舌質紅，苔薄黃。切脈：右寸浮數，餘正常。

診斷：鼻瘡（風熱客肺）。

用藥：青黛五克、黃柏細粉五克、生石膏細粉十克、滑石粉十克，上四味，混勻，麻油調勻外塗，每日兩次。

結果：外用一天後減輕，三天治癒。

按：此方名青黛散，第一次遇到此病例，心中茫然，直覺從肺入手，但此小疾內服中藥不一定很快起效，憶秦伯未醫案中用過此方治療此類病，於是照方配藥，起效如神，真乃良方，特此記之，供同行參閱。如果病情較重，可以配上澤瀉散（澤瀉、鬱金、梔子、甘草）內服。

醫案7 清晨腰痛

【病例】

張某，男，四十二歲，湖北十堰人

症狀：清晨腰痛十五天。

患者十五天來，無明顯誘因出現清晨起床前五點左右腰痛，呈痠痛、僵痛，持續性，疼痛無法忍受；起床後活動腰部，病情慢慢緩解。在醫院就診，懷疑腰椎間盤突出，行CT檢查，結果正常。就診時症狀如前，伴乏力，舌質淡，苔薄白。切脈：左寸細弱，左尺鬱滑，右尺沈細。

診斷：腰痛（陽虛水停）。

分析：四診合參，患者腎陽虛衰，下焦水濕，無以溫化，寒濕內停，白天活動，氣血循環稍強，濕性趨下，故只覺雙下肢乏力；夜晚臥床，氣血循環減弱，水濕停於腰部，故腰部痠痛、僵痛，當以溫陽利水兼補養腎精治之。

用藥：附子三〇克（先煎）、乾薑十五克、白朮二十五克、杜仲二〇克、寄生三〇克、黑豆三〇克、澤瀉二〇克、桂枝十五克、菟絲子二十五克、狗脊十五克、黃耆三〇克、通草十克、炙甘草十克，三劑，水煎內服，日一劑。

結果：患者服用三劑，病若失，囑服天麻丸一周鞏固療效。

按：讀此醫案時，一定要明白「濕性趨下」的意義，這才是治療此類疾病的關鍵。

醫案8 嬰幼兒腹瀉

【病例】

房某，女，兩歲，湖北十堰人

症狀：腹瀉一周。

患兒一周前受涼後出現腹瀉，每日大便七、八次，呈稀水樣，夾雜未消化食物殘渣，餵服藿香正氣水，患兒哭鬧，難以下嚥；採用丁桂兒臍貼，療效不顯；服用思密達後，瀉稍止轉為發燒。遂到醫院治療，燒退而瀉仍作。就診時正好腹瀉一次，大便淡綠色，呈水樣，夾雜未消化食物。苔薄白，雙側食指指紋呈青色。

診斷：外感腹瀉。

分析：嬰幼兒腹瀉多為外感，隨後出現消化功能減退，導致飲食停滯，如不能及時治癒，日久傷及脾胃，形成脾虛泄瀉。外感腹瀉採用藿香正氣水效果較好，但內服患兒無法接受，嬰幼兒皮膚薄，藥物泡腳吸收好，正好彌補這一缺陷。

用藥：蒼朮二〇克、藿香二〇克、佩蘭十五克、葛根二〇克、黃芩十克、黃連十克、乾薑十二克、蘇葉二〇克、苦參十克、炒內金三〇克、白朮二〇克、石榴皮二十五克、車前子二〇克、艾葉十五克。上方加水二〇〇〇毫升，煎成九〇〇毫升。每次取三〇〇毫升，加開水七〇〇毫升，稀釋成一〇〇〇毫升，晾溫後給患兒泡腳，每次泡十五至二〇分鐘，每日兩次。

結果：患兒泡一次後，當天大便僅兩次，連用三天，恢復正常。

按：在理解醫案處方思路的同時，別忘了「泡腳」這一外用方法，它是解決嬰幼兒服藥困難的好方法。臨床中活用此法，不僅對於腹瀉有效，對於嬰幼兒外感，也有很好的療效。

要深入學習、理解和運用外治法，可以參閱《理瀹駢文》，此書原名《外治醫說》，為清代吳尚先所撰，是我國第一部外治療法的專著。作者以畢生的精力對外治療法進行了深入研究，他認為「醫理藥性無二」，「外治之理，即內治之理；外治之藥，亦即內治之藥，所異者法耳」。

醫案9 腰肌勞損

腰肌勞損是以腰部隱痛反覆發作，勞累後加重，休息後緩解等為主要表現的疾病。其主要症狀為腰或腰骶部疼痛，反覆發作，疼痛可隨氣候變化或勞累程度而變化，時輕時重，纏綿不癒。這種病例在農村以及城市農民工中發病率很高，其發病多與勞累過度、腰部扭傷、居住環境潮濕有關。本病治療方法以補腎活血、散寒止痛為主，一般效果都很好。本人單用肉桂治療腰肌勞損數例，收到滿意的效果。

【病例】

柯某，男，四十二歲

症狀：腰部反覆隱痛兩年。

患者兩年來，腰部隱痛反覆發作，勞累或天氣變化時加重，休息後緩解，曾在醫院進行相關檢查，未見腰椎間盤突出。服用壯腰健腎丸後病情減輕，但未徹底治癒。就診時面色黧黑，舌質暗淡，有瘀點，舌根部苔白厚。

診斷：腰痛（寒濕腰痛，血瘀腰痛）。

用藥：肉桂一五〇克，研成極細粉，每次五克，白酒五〇毫升沖服，每日三次。

結果：患者服用三天後，腰痛大為減輕，一五〇克肉桂粉尚未服完，病已康復。

按：肉桂色赤，入心經，走血分；其性熱，助血行，逐瘀湯之意；其味先甘後辛，甘入脾胃，開胃健脾，從土治水，即腎著湯之意；藥雖僅一味，卻包含「身痛逐瘀湯合腎著湯」之意，故而對於寒濕夾血瘀所致腰肌勞損，確有療效。

醫案10 乳腺增生症

【病例】

張某，女，三十六歲，湖北省十堰市人

症狀：雙側乳房脹痛兩年。

患者兩年來反覆發作雙側乳房脹痛，周期性加重，以月經來潮前一周疼痛最明顯，呈跳痛性質，伴失眠多夢。疼痛劇烈時可向腋部、肩背部、上肢等處放射，經期後稍緩解，心情抑鬱時症狀加重。經乳腺透照等檢查，確診為「乳腺增生症」，服用乳癖消二周，症狀緩解不明顯。平素睡眠差。於二〇〇八年七月來我處就診。就診時體形偏瘦，精神煩躁，雙側乳房無紅腫、溢乳，觸痛明顯，可及條索狀包塊，舌質紅，舌苔薄黃，右關鬱緩，左關鬱澀，左尺沈細無力。

診斷：乳癖（肝胃氣滯）。

分析：年輕女性，平素好強，稍有不順即怒火中燒，鬱怒傷肝，木傷則不能疏土，久之脾胃氣機鬱滯。乳頭屬肝，乳房屬胃，肝胃氣滯不疏，氣血周流失度，蘊結於乳房胃絡，乳絡經脈阻塞不通，不通則痛，故而乳房疼痛。而肝鬱化火，傷及腎水，火無水制，其炎更盛。

治法：滋水涵木，疏肝和胃。

處方：自擬消癖湯。

用藥：熟地二十五克、懷山藥二〇克、生牡蠣二〇克、玄參三〇克、柴胡十二克、枳殼十二克、香附子十二克、夏枯草三〇克、三棱二〇克、莪朮二〇克、元胡二〇克、當歸十五克、王不留行十五克、絲瓜絡十五克、陳皮十二克、梔子十二克、淡豆豉二〇克、炙甘草十克，五劑，水煎內服，日一劑。

結果：二診：患者服用上方後，脹痛減輕，心情較前平和，睡眠明顯改善，守方五劑。三診：乳房疼痛症狀消失，條索狀包塊縮小，患者訴藥苦難服，遂以上方三劑加棗仁六〇克，製丸內服，以圖善後，半年後隨訪，上症未再發。

按：民間有一驗方，用白鴨毛些許，放入砂鍋中，小火焙焦，待鴨毛融化成黑色膠狀物，與等量血竭混勻，共研成細粉，每次一克，開水沖服，每日兩次，三天為一療程。大多數患者只需服用一療程，一周後乳腺增生即可消散，嚴重患者服用兩個療程。此方多次使用，療效神奇異常，唯服用後可導致閉經，年輕女性不可使用，絕經前後的乳癖患者，可以使用此法。

醫案11 閉經

【病例】

劉某，女，三〇歲，湖北十堰人

症狀：月經不規律一年，閉經四個月。

患者月經初潮十二歲，每次月經四至五天，從二〇〇八年六月開始出現月經推後，每月延後七到十天，後發展至兩月一次，最近一百二十餘天月經未至，伴頭重腳輕，乳房脹痛，腰膝痠軟，在醫院行子宮及附件超音波檢查，子宮內膜〇・七公分，醫院建議服用黃體酮六天，六天後月經仍未至。經朋友介紹於二〇〇九年七月前來就診，診見面部色素沈著，兩顴呈暗黑色斑塊，舌尖紅，伴紫色瘀點，齒痕舌，苔薄白，舌根白膩。切脈：左右脈象均有上越之勢，兩尺沈細而軟。

診斷：閉經。

分析：閉經的治療首先分清虛實，虛證見於：腎虛、脾虛、血虛，上述虛證均可以影響到經水的充盈（即西醫所說的子宮內膜的發育）。如果經水充盈不夠，自然不能按時而下。實證即是脈道不通，經水當下而出現鬱塞，欲下而不能，實證有氣滯、有血瘀、有寒凝、有痰濕。明白此理，則閉經不難治療。

本例患者左右脈象均有上越之勢（即氣血並走於上），乃下焦虧虛太過，不能涵陽所致。女性經前當氣血下行，經水才至。而患者氣血上行，下趨無源，故月經欲至而未至，久而成瘀，形成虛實夾雜之病機。

治療：引血下行，破血通經。

用藥：川牛膝三〇克、桃仁十五克、赤芍十五克、三棱二〇克、醋莪朮二〇克、益母草二〇克、歸尾十五克、川芎十五克、紅花十克、黃耆三〇克、枇杷葉三〇克、熟地二十五克，三劑，水煎內服，日一劑。囑每天練習「金雞獨立」三次，每次每隻腳五分鐘。

結果：患者服用一劑後來月經，呈紫黑色血塊，繼續用藥，四天後乾淨。囑繼續每天練習金雞獨立，同時月經乾淨後服用烏雞白鳳丸十天，三個月後隨訪，每月月經已按時而下。

按「金雞獨立」能夠引領氣血下行，這樣可以起到培補下焦的作用。如果你想體會「金雞獨立」是如何引領氣血下行的，最好自己先練習試試。有了感受，就有了信心，就會向合適的病人介紹此法。

醫案12 痛經

【病例】

女，二十二歲，湖北十堰人

症狀：經期小腹疼痛八年。

患者自十四歲初潮，八年來每次經期小腹疼痛，疼痛呈持續性，時重時輕，月經持續五天左右。

月經乾淨後，疼痛消失，伴小腹發涼，熱水袋捂後疼痛減輕，痛甚時臉色泛青色，噁心，吃大劑量止痛藥後緩解。在三甲醫院治療，懷疑子宮內膜異位症，做相關檢查，結果不支持。二○○八年三月來我處就診。就診時月經剛淨，患者身體消瘦，面色偏白，自述除痛經外，冬天手腳發涼，大便五、六天一次，乾結，無其他不適，舌質淡，舌根白厚。切脈：六脈細弱，右尺沈緊。

診斷：痛經（寒凝胞宮，氣滯血瘀）。

分析：痛經治療從兩個方面考慮：①不榮則痛。②不通則痛。不通主要因血瘀所致，而血瘀有肝氣鬱結，也有寒凝胞宮。此例病例從臨床症狀來看，屬於寒凝胞宮，前中醫所開之方，均以桃紅四物湯加減，認為瘀血去，痛自消，不知寒邪伏於胞宮，一日不除，永為禍根。寒有體虛外感，也有自內而生。患者自幼身體欠佳，冬日手足冰涼，皆為腎陽不足所致，便秘為冷秘，並非腸道有火。腎火旺，則腸道陰邪自散，大便自然通暢。

治療：溫腎暖宮，活血通脈。

用藥：附子二○克（先煎）、肉桂八克（後下）、乾薑十五克、艾葉十克、小茴二○克、紫石英三○克（先煎）、香附子十二克、延胡索二○克、歸尾十五克、川芎十五克、黃耆三○克、雞血藤二○克、肉蓯蓉十五克、甘草十克，七劑，水煎內服，一劑。另每餐用湯藥送服黃豆大小一粒硫黃。

結果：患者服藥七天後，大便兩日一次，小腹有發熱感。停藥後十八天來月經，小腹輕微疼痛，量大，色黑，成塊狀。經盡後，出現腰痠。服烏雞白鳳丸加桂附地黃丸十五天鞏固療效。囑平時儘量少吃涼性食物，經期勿接觸冷水。三個月後複診，訴三次月經均已正常。

按：關於硫黃的服用方法，可以參閱《醫學衷中參西錄》，此法運用好，可以解決不少疑難雜症。另《串雅》中介紹用牽牛子配硫黃治療寒濕腰痛，其效如神，有心人可以依法配製。

醫案13 崩漏

【病例】

蕭某，女，三十六歲，湖北十堰人

症狀：經行十五天，加重兩天。

患者半月前來月經，第一天顏色暗紅，隨後一周顏色鮮紅，量大，第八天開始量少，色紅，瀝瀝拉拉，至第十五天仍未乾淨，第十六天，突然量大，吃雲南白藥膠囊，未見效，遂到醫院清宮，同時給予抗炎治療。就診時已是第十九天，仍有少量出血，面色㿠白❹，舌質淡，苔薄黃。切脈：右寸浮實，左寸細弱。

診斷：崩漏（血熱證）。

分析：右寸主肺，右寸浮實，反映肺火亢盛。肺朝百脈，肺火重則百脈皆受其熏爍，形成血熱證，血熱則迫血妄行，故而下血不止。治漏三步：塞流、澄源、復舊。塞流時不可盲目止澀，當標本兼顧，病因不去，難達其效，清肺火、涼血止血為首務。

治療：清肺涼血，養血止血。

用藥：焦大黃三〇克、焦梔子二〇克、熟地二〇克、當歸十克、茜草十克、海螵蛸二十五克、炒白芍二十五克、炙甘草十克，三劑，水煎內服，日一劑。

結果：患者服藥三天後，出血止，隨後以四物湯加黃芩、桑葉調治十天。半年後隨訪，月經規律，未再出現崩漏之證。

說明：重用焦大黃，既能清肺火，又能止血；焦梔子，既能清熱涼血，又能止血化瘀；兩藥相伍，則肺火得清，血熱得涼，漏下得止；熟地、白芍、當歸養血補血；茜草配海螵蛸，仿「四烏賊骨——藘茹❸丸」之意，止血而不留瘀，祛瘀而不傷正。

按：崩漏的治療要注意兩點，其一為：治漏三步「塞流」、「澄源」、「復舊」；其二為：止血而不留瘀，祛瘀而不傷正。能把握好以上兩點，則崩漏的治療無足為慮也。

醫案14 卵巢囊腫

【病例】

劉某，女，三十八歲

症狀：左下腹疼痛一個月。

患者一個月來無明顯誘因出現左下腹疼痛，在醫院行超音波檢查，左側附件囊腫，大小四・二公分×三・八公分，建議抗生素治療。病人經朋友介紹前來尋求中醫診治。就診時左下腹隱痛，壓痛明顯，舌質暗淡，左關尺間鬱塞如豆。

診斷：積證。

治療：疏肝理氣，活血化瘀，利水消腫。

處方：逍遙散合桂枝茯苓丸合五苓散。

用藥：柴胡十克、當歸尾十五克、白芍十五克、赤芍三〇克、生牡蠣二〇克、桂枝十克、茯苓二〇克、豬苓十五克、澤瀉十五克、白朮十五克、桃仁十五克、三稜十五克、莪朮十五克、粉丹皮十八克、延胡索十五克、炙甘草十克，五劑，水煎內服，日一劑。

結果：患者服用五劑後，左側小腹隱痛消失，守方繼續服用五劑後，患者自行複查超音波，囊腫消失。

說明：卵巢囊腫其實質為水液在卵巢的異常積蓄，對於此病的治療，西醫沒有療效較好的治療方案，中醫可將其定義為水液代謝的異常，由此入手，往往能收奇效。因為病變部位為卵巢，肝經所循行之處，用逍遙丸疏肝健脾；水液被包裹，形成積證，用桂枝茯苓丸消積；囊腫為水液的積聚，用五苓散來溫陽利水。

按：對於「卵巢囊腫」及「盆腔積水」的治療，一定不要受到西醫的束縛，當成所謂「炎症」，妄用清熱解毒的藥物，這樣只會使疾病越來越重。

醫案15 產後缺乳

【病例】

宋某，女，二十五歲，湖北十堰人

症狀：產後乳汁缺少五天。

患者五天前自然順產一男嬰，母子正常。產後第二天出現乳房脹痛，乳汁難以排出，請按摩師進行乳房按摩，按摩後用吸奶器每次只能吸十五毫升黏稠乳汁，經按摩三天未能明顯改善。第四天家人用黃豆燉豬蹄下奶，服後脹痛甚，奶水仍不暢，於第五天上午請本人會診，症狀同前。患者心情煩躁，乳房脹大，痛甚，皮膚略紅。舌質淡，苔薄白，脈弦數，左關鬱澀。

診斷：產後缺乳證。

分析：乳汁乃氣血所化生，乳頭屬肝，乳房屬胃。陽明胃經為多氣多血之經，胃經氣血經乳絡化為乳汁，自乳頭排出，如脾胃氣血虧虛，則乳汁來源匱乏，乳汁雖通而少；如果肝氣鬱結太過，乳頭乳管不暢，則乳汁排出受阻。此病首辨虛實，虛則補氣血，實則通絡。不可犯虛虛實實之戒。然臨床也有虛實夾雜為患，此例屬實證。

治法：疏肝理氣，通絡下乳。

用藥：柴胡十二克、白芍二十五克、歸尾十五克、玄參三〇克、王不留二〇克、路路通十五克、通草十克、甲珠十克、枳殼十五克、蒲公英二〇克，兩劑，水煎內服，日一劑。

結果：患者服藥兩劑後，乳汁如泉。

按：用蒲公英、玄參目的是防止乳汁鬱積日久，化為乳癰。

醫案16 漏脂性脫髮

【病例】

男，二十二歲，湖北竹山人

症狀：頭皮漏脂、脫髮六年。

患者六年來反覆出現頭皮漏脂伴脫髮，最後發展到毛髮完全脫落。採用中藥外洗、冷凍療法、章光一〇一生髮水外塗等多種治療方法，均無顯效。二〇〇七年六月來我處就診，診見患者心情抑鬱，頭皮油膩發亮，角質層增厚，毛髮完全脫落。舌質膩，右寸浮滑，右尺沈細，左關鬱滑。

診斷：漏脂性脫髮（肺失肅降）。

治法：斂降肺氣，滋腎健脾，疏肝解鬱。

用藥：葶藶子二十五克、桑葉二十五克、杏仁三〇克、生桑白皮十五克、茯苓二十五克、黃芩二〇克、芡實二十五克、淫羊藿三〇克、製首烏二十五克、柴胡十二克、枳實十五克、鬱金二十五克、香附子十八克、白芍三〇克、炙甘草十克，十劑，水煎服，日一劑。另荷葉適量煎水外洗，日一次。忌食辛辣，並忌用刺激性洗髮水。

結果：患者服用十劑後，頭皮恢復正常，不再出油。角質層恢復如常，遍生細小毛髮。因經濟困難，未能堅持服用湯劑，改為內服養血生髮膠囊，堅持荷葉外洗。兩月後，諸症消失，恢復如常人。

說明：此病病機為肺失肅降。飲食入胃，化為水穀精微，由脾上輸於肺，肺具宣發和肅降作用，將營養精微中清的部分向上、向外宣發，滋養皮膚和毛髮，將濁的部分向下肅降滋養臟腑。若肅降不足，宣發太過，則水穀精微中濁的部分向上宣發於頭面，故頭面出油，油脂阻塞毛囊，毛髮失養而脫落。葶藶子清泄肺氣，桑白皮、桑葉、黃芩清泄肺熱，杏仁苦降斂肺。從三個不同角度，一清、一泄、一斂，修復肺的肅降功能。茯苓健脾祛濕，芡實收斂下焦，淫羊藿、製首烏補腎陰腎陽，柴胡、枳實、鬱金、香附子、白芍解肝氣之鬱結。合諸藥之力，斂上焦，疏中焦，培下焦，從而達到治癒之功效。

按：此例的治療，關鍵是修復肺的斂降功能。

醫案17 白癜風

【病例】

聞某，女，三十八歲，湖北省十堰人

症狀：發現右眉尾部白斑三個月。

患者近半年來因家庭原因心情鬱鬱不歡。三個月前無意中發現右眉尾部出現白斑，色淡，大小約一公分×四公分，不伴局部痛癢等不適，未予重視。後白斑漸加重，一個月後色如白紙，患者眉毛也漸變白，並出現全身多處膚色變淡，到醫院行相關檢查，考慮為「白癜風」，給予相關治療（具體不詳），病情未得到控制。二〇〇七年十月，到我處就診。就診時，心情煩躁，噯氣頻作，食欲欠佳，睡眠差，全身多處皮膚顏色變淡，右眉尾部可見一枚白斑，色如枯骨，大小〇・九公分×四・三公分，舌質紅，苔薄黃。切脈：左關鬱澀而實，左尺沈細，右關虛細。

診斷：白癜風（肝鬱氣滯，脾腎兩虛）。

治法：疏肝理氣活血，健脾滋腎養肝。

用藥：柴胡十克、當歸十克、黨參十二克、茯苓十二克、白朮十克、白芍十五克、枳殼十五克、桃仁十五克、紅花八克、川芎十二克、旱蓮草二〇克、製首烏二〇克、烏梅二〇克、補骨脂二〇克、刺蒺藜十五克、茺蔚子十五克，十劑，水煎內服，日一劑。

外用：生薑切片沾補骨脂酊，外擦患處，日兩次，以皮膚發紅，局部不破為度。囑保持心情愉快，清淡飲食。

複診：斑塊較前縮小四分之一，中央可見島狀色素沈著。患者情緒較前明顯好轉。上方守方服用三〇劑，白斑消失。三個月後因心情波動，病情有再發之勢，急以上方五劑量，製丸內服，鞏固療效，觀察至今，未復發。

按：此病與心情抑鬱、肝氣鬱結有直接關係。雖「旱蓮草、製首烏、烏梅、補骨脂」四味為治療此疾確有療效之藥物，但若不兼顧調理肝脾腎三臟，則很難治癒。醫者單純使用局部外用藥物，捨本逐末，則失之準繩。另心理調整，也是治病的關鍵。

醫案18 脂肪瘤

【病例】

張某，男，三十八歲，湖北十堰人

症狀：遍身漸起包塊兩年。

患者兩年來，身上各處陸續出現包塊，小如蠶豆，大如雞蛋，多達上百枚，僅脊背部就有三十餘枚。到醫院就診，診斷為脂肪瘤，告知除手術切除外，別無良策。最近因額頭、鼻尖出現小包塊，擔心毀容，急來求診。就診時症狀同前，伴四肢痠楚疼痛，飲食可，舌質淡，苔膩。切脈：六脈鬱滑。反覆詢問，患者有嗜食魚頭的愛好。

診斷：脂肪瘤（痰濕閉阻經絡）。

治法：燥濕祛痰，通經活絡，消腫散結。

用藥：法半夏一〇〇克、陳皮十五克、蒼朮八〇克、厚朴六〇克、茯苓八〇克、天南星十五克、白芥子十五克、萊菔子八〇克、浙貝八〇克、豬牙皂六〇克、生牡蠣六〇克、紅藤十五克、酒大黃六〇克、桂枝三〇克、黨參五〇克、冰片十五克。上十六味，共為末，製丸，內服，每次十克，每日三次。共服一個月，忌魚、麵食。多食海帶。

複診：患者服用一個月後，面部包塊消失，未再長出新的包塊，身上包塊消失過半，大的變為鵪鶉蛋大小。並述服藥期間，每日大便均有黏滯物夾在大便間，黏於便池，沖刷困難。方已對症，守方再進，原方去黨參加人參五〇克、白朮五〇克，再進一料。

結果：半年後遇到，告知病已癒，未再發作。飲食習慣已改，現很少吃魚。

按：此證的辨析，當從痰阻經絡入手。

醫案19 瘙癢

【病例】

袁某，男，四〇歲

症狀：全身瘙癢三年。

患者三年來皮膚日夜瘙癢，吃蝦、蔥、蒜等發物後加重。瘙癢時用手撓，皮膚立即出現白色及淡紅色條狀隆起。三年前曾在醫院做過敏原測定，對二十多種物質過敏，在醫院行脫敏療法治療兩個月，病情稍稍緩解，此後每天服用抗過敏藥一粒，三年來未曾停藥。

二〇一〇年五月經朋友介紹過來就診。就診時病史同上，因就診當天服用過抗過敏藥物，就診時未見抓痕，舌質淡，兩側見齒痕，舌根部苔白，六脈浮弦緊滑，沈取有力。患者身高一六五公分左右，體重七十五公斤，血壓一三〇至七十五毫米汞柱，有過敏性鼻炎病史。

分析：常人脈象，一般五臟各有盛衰，六部脈象必然各有虛實，找其鬱結之處，即可明瞭邪克何臟。此患者六脈浮弦緊滑，沈取有力，體形偏胖，舌質齒痕，舌根苔白。六脈皆浮，乃衛氣充於表，與風邪相爭；脈見滑利，為痰濕作祟；脈見弦緊，為寒邪束縛經脈所致。

大凡脈沈，其病必深，患者脈象沈取有力，為病邪由表入裡，已有伏藏。觀其舌象，可知脾腎陽虛；正虛於此，邪方可入……。三年來病人服用過祛風解表之劑，之所以未能徹底治癒，因其伏藏之邪未除，此乃瘙癢之根源。祛風解表猶如揚湯止沸，可以緩解一時；激素加抗過敏，猶如掩耳盜鈴，將邪氣向內層層逼入；如此治療，何有盡時？此病人歷時三年未癒，治療當分三步。

第一步，解表散寒除濕，調和營衛，祛風止癢——治其標。

第二步，解表清裡——治其本。

第三步，溫補脾腎，益氣固表——扶其正。

用藥：桂枝十五克、赤芍二〇克、生薑十克、大棗五枚（切開）　苦杏仁二〇克、白蔻仁十二克、薏米仁二十五克、蟬蛻十五克、石菖蒲十五克、生甘草十二克、浮萍三〇克、荊芥穗十二克，三劑，水煎服，日一劑。

說明：桂枝、赤芍、生薑、大棗取桂枝湯之意，調和營衛，用赤芍代替白芍，取其流通血脈之意。苦杏仁、白蔻仁、薏米仁、蟬蛻取三仁湯之意，苦杏仁從上焦斂肺氣，白蔻仁疏中焦，薏米仁從下焦利濕邪，一斂、一疏、一利，將人體濕邪從上向下逐，蟬蛻以皮治皮，引藥入皮，配合三仁，利皮下之濕邪。

菖蒲，《本經》謂：「主風寒濕痹，咳逆上氣，開心孔，補五臟，通九竅，明耳目，出音聲。」竊以為，此物入心經，開心竅，散心經之風。臨床中，凡癢勝者，必心煩悶。經云：「諸痛癢瘡皆屬於心。」此乃風邪入心經，非此物不能除。浮萍者，浮於水面而生，善祛水濕所夾之風邪，凡風濕鬱於肌表，皆可佐以用之。荊芥穗，散寒祛風，解表而已。甘草調和藥性。

結果：二診：上方服用三劑，患者反映每日小便量多，服完三劑，自覺周身輕鬆，皮膚瘙癢大減，癢時抓痕很淺，可以耐受。切脈時六脈浮滑，沈取有力。守方三劑。三診：服用三劑後，周身偶爾作癢，程度很輕，自述服中藥之日始，抗過敏西藥未再服用，目前自覺良好。切脈時六脈稍浮，沈取滑而有力，當採用解表清裡法。

用藥：生首烏三〇克、大黃二〇克、苦參十二克、胡麻仁二〇克、威靈仙十五克、石菖蒲十五克、荊芥穗十克、蟬蛻十五克、浮萍二〇克、防風二〇克、黃耆二〇克、生甘草十二克，三劑，水煎內服，日一劑。

結果；四診：病人服用上方三劑後，每日腹瀉兩至三次，大便黏膩，便尾有泡沫狀黏液，三天後自覺身體安泰，神清氣爽，瘙癢未再發作。切脈時六脈不浮不沈，唯右尺細軟，齒痕舌，舌根苔白依舊，脾腎陽虛存在。

用藥：附子二〇克（先煎一小時）、白朮二〇克、茯苓二〇克、黃耆三〇克、防風二〇克、菖蒲十五克、苦參十二克、生甘草十二克。

結果：上方連用六劑後停藥，一月後電話隨訪，未再復發。患者有意進食曾經過敏的食物，也未發作。

說明：《奇效良方》中有一首詩：「威靈甘草石菖蒲，苦參胡麻何首烏；藥末二錢酒一碗，渾身瘙癢一時無。」本人運用此方治療頑固性皮膚瘙癢症，收效甚佳。方中重用生何首烏，既能祛風止癢，又能排毒通便，使伏藏之風、痰、濕自大便而出。

醫案20 黃褐斑（氣血虧虛）

【病例】

蕭某，女，四十三歲

症狀：兩顴皮膚發暗一年，加重一個月。

患者一年來兩顴皮膚發暗，形成斑塊，使用多種祛斑產品無效，最近一個月，因生意操勞，皮膚顏色加重，前來就診。就診時面色皖白，兩顴暗黃色，嘴唇顏色偏白，月經量少，每次三天。舌質淡，齒痕舌，苔薄白，舌尖有瘀點。脈象：左右寸口細弱，左關鬱澀。血壓九十五至六〇毫米汞柱。

診斷：黃褐斑（氣血虧虛）。

病機：「心主血脈，其華在面」，心血不足，鼓動無力，血行緩慢，不僅面部皮膚得不到滋養，而且面部代謝產物無法清除，自然出現皮膚色素沈著，面部出現斑塊，心情受到抑鬱，進一步加重病情。

治法：益氣養血，活血化瘀，疏肝解鬱。

用藥：人參二十五克、黃耆二〇克、當歸十五克、丹參二〇克、菖蒲十五克、遠志十克、桂枝十五克、柴胡十二克、白芍三〇克、赤芍三〇克、雞血藤二十五克、玫瑰花十五克、香附子十五克、鬱金十五克、製首烏二〇克、炙甘草十五克，五劑，水煎內服，日一劑。同時用西洋參五〇克，煎水一〇〇毫升，備用。每早洗臉後，用手搓面部一百下，皮膚發熱發燙為度，搓完後，用西洋參水抹於皮膚上。

結果：一周後複診，面色有光澤，斑已變淺。守方十劑，前後大約二十天，患者面如桃花。

醫案21 黃褐斑（腎斑）

【病例】

李某，男，三十六歲，湖北十堰人，長途汽車司機

症狀：兩顴皮膚發暗兩年，加重三個月。

患者兩年來兩顴皮膚發暗，形成斑塊，曾在當地中醫院服中藥一個月。近三個月，熬夜後皮膚顏色加重，前來就診。就診時面色灰暗，兩顴黃黑色，伴心悸、腰痠，性欲減退。舌質淡，苔薄白，舌根苔白厚。脈象：左寸細弱，左右尺部沈細。

診斷：黃褐斑（腎斑）。

分析：男性長斑少見，此例患者從事長途貨運多年，生活長期不規律，有時同完房後連夜開車趕路，腎精虧耗太過；「腎主封藏」，腎虧至極，封藏失司，寒水上泛；若心火亢盛，可以溫化寒水，自然無礙；若心火不足，寒水上泛，則易出現心悸，面色變黑。此類病人，往往熬夜後，一夜之間面色由黃轉黑，如不及時治療，可轉為虛勞。

治法：補腎填精，溫經化斑。

用藥：製附子三〇克（先煎一小時）、肉桂十克、菟絲子三〇克、肉蓯蓉二〇克、巴戟天十五克、人參十五克、熟地二〇克、山茱萸十五克、淮山藥二〇克、枸杞子二〇克、丹參二十五克、桂枝二〇克、菖蒲十五克、遼五味十克、生牡蠣二〇克、炙甘草十克，七劑，水煎內服，日一劑。

結果：一周後複診，面色稍有光澤，斑中有島狀色素脫落，腰已不痠，心悸未再發；上方加減服用一個月後面色恢復正常。

按：黃褐斑的治療，一定不要忘了「心主血脈，其華在面」，以心臟為中心，調理肝腎，調理氣血，則可以使面色恢復正常。切不可隨意下「內分泌失調」的診斷，毫無意義，對疾病沒有任何指導性。

醫案22 日曬瘡

【病例】

周某，女，湖北十堰人

醫案23 丹毒

【病例】

症狀：雙前臂出現紅斑、丘疹伴刺痛三年。

患者三年前夏天，外出太陽曝曬後雙前臂出現紅斑、丘疹伴刺痛，穿長袖衣服，避免日光照射可以緩解，稍經太陽照射立即加重，立秋天氣變涼後自行緩解，年年如此。二〇〇八年初夏前來就診。就診時雙前臂症狀同前，皮膚因長期時好時壞，變得粗糙，伴心情煩躁。舌尖紅，苔薄黃。

切脈：左右寸部浮實，關尺細數。

診斷：日曬瘡。

分析：陰虛血熱為內因，日光曝曬為外因，內外相合，熱蘊肌膚，化為熱毒而致病。

治療：養陰涼血。

處方：犀角地黃湯加減。

用藥：水牛角三〇克、赤芍十五克、丹皮十五克、生地二〇克、紫草十五克、地膚子十五克、白芷十二克、天冬十五克、麥冬十五克、甘草十克，七劑，水煎服，每日一劑。外用：解毒療瘡，五黃散。藥方：薑黃二〇克、雄黃二〇克、藤黃二〇克、硫黃二〇克、生大黃二〇克，此五味，共為極細粉末，菜油調後外塗患處，每日一次，每次持續二至五小時。

結果：患者外塗藥加內服三天後，患處皮膚已不癢，丘疹消退，連用七天皮膚恢復正常，整個夏天未再復發。

按：此病可以理解為皮膚暑毒過重，遇「光」引發，成為瘡疾。

周某，男，五十二歲，湖北十堰人

症狀：右小腿外側紅腫熱痛一周。

患者一周前右小腿外側紅腫熱痛，面積大小六公分×十五公分，呈跳痛，局部皮膚隆起，自購抗生素服用三天無效，後到單位衛生所治療，診斷為丹毒，給予青黴素類抗生素點滴三天，病情好轉，包塊縮小至五公分×八公分左右，仍紅腫熱痛。經人介紹到我處治療。就診時局部皮膚紅腫，中央暗紅色，用手壓之發硬，無波動感，體溫正常，舌質紅絳，苔薄黃，脈浮數而澀。

診斷：丹毒（瘀熱互結）。

治療：內服：清熱涼血解毒。

用藥：蒲公英三〇克、地丁三〇克、連翹三〇克、板藍根二〇克、白芷二〇克、水牛角絲二〇克、紫草二〇克、丹皮十五克、苦參十五克、玄參二〇克、川牛膝十五克、生甘草十五克，五劑，水煎內服，日一劑。

外用：活血化瘀消癰。

用藥：乳香三〇克、沒藥三〇克、冰片二克。上三味，共研成粉，加白酒適量，調成黏稠狀，外敷，隔日一次（此為海浮散加冰片而成，善治各類瘡疾）。

結果：患者敷用一次，內服藥服一劑後，疼痛明顯減輕，腫塊縮小。外用三次，內服五劑，病治癒。

按：通過此案例，可以明白丹毒的治療，活血化瘀才是根本大法。中醫的清熱解毒，西醫的抗生素治療，都只能治標，不能治本，容易復發。配合運用活血化瘀的方法，才能從根本上治癒此疾。

醫案24 慢性濕疹

【病例】

黃某，男，五十五歲

症狀：間斷性雙足背瘙癢、破潰、密生細小水泡伴腫脹一年，復發並加重一周。患者一年來雙足背瘙癢、破潰、密生細小水泡伴腫脹，期間在醫院住院治療數次，每次經治療後，病情能夠緩解，但都不能徹底。一周前無明顯誘因復發，瘙癢難忍，撓癢後皮膚立即破潰、脫皮，患者深感恐慌，特來就診。就診時症狀如上，雙腳腫脹，皮膚下面密生細小水泡，皮膚多處破潰，潰處流淡黃色水液。齒痕舌，舌根苔黃白而膩。切脈：雙尺鬱滑，雙寸細軟。

分析：患者舌質齒痕，為脾虛之徵。皮膚破潰處流黃水，舌根苔黃白而膩，均為濕熱下注之表現。然濕熱之形成，責之於脾虛，清陽不升，土陷水中，與濕相和，化為濕熱。治療當以升陽除濕，清熱解毒。然脾虛又因腎陽不足所致，用藥不可過於寒涼，當兼顧腎陽之虛衰。

診斷：浸淫瘡。

用藥：冬瓜子二〇克、土茯苓三〇克、薏米仁二十五克、蒼朮二〇克、黃柏十五克、苦參十二克、金銀花十克、生牡蠣三〇克、薄荷十五克、當歸二〇克、全蟲八克、菖蒲十五克、艾葉十五克、蛇床子十五克，三劑，水煎內服，日一劑。外用蛋黃油外塗，一日兩次。

結果：用藥三天後，雙足腫已消退，皮膚已不癢，皮下細小水泡消失，皮膚破潰處尚未完全癒合。繼續用藥三天，鞏固療效。一周後電話回訪，已癒。

按：此案例可以學到幾點：①濕熱證的治療，以利濕升陽為關鍵。②清熱解毒與苦溫燥濕相結合，陰陽搭配用藥，是治療濕熱證的另一個思路。③蛋黃油外塗對於很多皮膚病均有捷效。

醫案25 頸椎病

【病例】

劉某，男，三十二歲，會計，湖北十堰人

症狀：頸項僵痛一年餘，加重一個月。

患者一年來頸項僵痛，頭暈，伏案工作時間稍長即感疼痛加重，每日工作時，得用左手拍打方舒，伴腰膝痠軟，記憶力減退。頸部CT：頸椎三至五椎間盤輕度膨出。一個月前因受涼後，上症加重，貼膏藥無效。二○○八年二月前來就診。就診時身體消瘦，精神尚可，面色㿠白，自述頸強，疼痛，活動時關節有聲，腰膝痠軟，雙下肢乏力，舌質淡，舌尖見瘀點，苔白滑，左寸細軟，左關鬱澀，左尺沈細，右寸浮緊，右尺沈細。

診斷：頸強痛（肝腎虧虛，風寒外束）。

分析：患者素體肝腎虧虛，腎主骨、肝主筋，肝腎虧虛則筋骨委軟，頸部關節鬆弛，活動度加大，加之從事會計工作，每日電腦前伏案數小時。內有不足之證，外有伏案之因，故病情有增無減。近一月因受涼感冒，風寒外襲膀胱經，寒性收引，故出現頸項僵痛，經脈收引，氣血不能上輸於腦，故頭暈。

治法：急則治其標（祛風散寒，活血通絡），緩則治其本（培補肝腎，調養氣血，強筋健骨）。首先採用薑油刮痧，疏通頸後部及背部膀胱經，十分鐘後，皮膚出現大片紫暗瘀點，患者自感周身輕鬆，頸部可以活動自如。

用藥：葛根三○克、炙麻黃十克、黃耆三○克、防風二○克、薑黃十五克、小伸筋草三○克、歸尾十五克、丹參十五克、乳香十五克、沒藥十五克、羌活十克、延胡索二○克、威靈仙二○克、甘草十克，兩劑，水煎內服，日一劑。

說明：葛根、威靈仙為解除頸部肌肉之僵硬要藥；羌活、伸筋草、麻黃散風寒；黃耆補正氣，防外邪去而復返；歸尾、丹參、乳香、沒藥為靈效活絡丹（張錫純方）；防風、薑黃引藥入頸、背。

結果：複診，頸部活動自如，已不疼痛，但活動時仍有骨摩擦音，伴腰膝痠軟。

用藥：菟絲子三〇克、補骨脂二〇克、枸杞子三〇克、北五味子十克、黃耆三〇克、當歸十五克、葛根三〇克、骨碎補三〇克、狗脊十五克、懷牛膝二〇克、小伸筋草二〇克、炙甘草十克、鬱金二〇克、製首烏三〇克、黑豆二〇克，五劑，水煎內服，日一劑。

結果：複診，五劑服完後，腰腿有力，頸部已舒，患者要求繼續鞏固，原方五劑，加鹿角膠一二〇克，共成細粉，水泛為丸，每次九克，每日三次，連續服用兩個月，三個月後電話隨訪，已康復，自覺良好。

說明：用菟絲子、補骨脂、枸杞子、北五味子、骨碎補、製首烏，取五子衍宗丸之意，補養腎精，益精填髓；黃耆配當歸，補養氣血；葛根緩解頸部肌肉僵硬；狗脊引藥入督脈；懷牛膝滋補肝腎；黑豆、小伸筋草，除濕舒筋；鬱金為解鬱金品，為左關鬱澀所設。

按：頸椎、腰椎的病變，要考慮「腎主骨」、「肝主筋」，從肝腎立論是治療頸椎病的關鍵。緩解頸部僵硬的症狀，則需要理解「諸痙項強，皆屬於濕」，從濕論治，是緩解症狀的關鍵。

醫案26 肩背痛

【病例】

李某，七〇歲，湖北十堰人

症狀：左肩背痛三個月，加重一周。

患者於三個月前無明顯誘因出現左肩背疼痛，呈脹痛、隱痛，不向他處放射，伴胸悶，不伴胸痛，不伴腹脹、腹痛，自服芬必得後症狀可稍緩解，但停藥後，疼痛如故。一周前因吹空調誘發，疼痛性質同前，程度加重，呈持續性。至醫院就診，行心電圖示正常，肩胛部彩色超音波示血管狹窄，未行診治。患者既往有慢性腸炎病史，大便日十餘次，無心臟病病史。經人介紹至我處就診。就診時左肩背部皮溫較低，左臂外展、上舉活動不受限，舌質淡，苔白膩。診脈：左寸浮細緊，左關尺弦；右寸細若絕，關尺間鬱緩。

分析：患者既往有慢性腸炎病史，雙手寸脈均細若絕，《脈經》云：「左手寸脈陽絕者，小腸有癥瘕；右手寸脈陽絕者，大腸有癥瘕。」結合患者病史及脈象，考慮患者腸道（大腸及小腸）當有息肉，腸道氣機不暢，導致手太陽小腸經氣血不足，經氣流行緩慢。左肩背部正是小腸經循行所過，故時有隱痛脹痛，復受風寒，寒性收引，經脈閉阻，故局部皮膚發涼，疼痛加重。彩色超音波所示血管狹窄，為血脈受寒收縮所致，並非本病之源。

治法：調理腸道為本，外散風寒為標，活血化瘀，散寒止痛為急。

用藥：當歸十五克、丹參二〇克、乳香十五克、沒藥十五克、防風十五克、薑黃十五克、炙馬錢子三克、大蜈蚣兩條、黃耆三〇克、大血藤三〇克、炙甘草十五克、小伸筋草二〇克，三劑，水煎兩小時，分三次內服，日一劑。

結果：複診，三劑後，疼痛即止，但肩背部仍有隱隱不適，當治其本。

用藥：黃耆三〇克、當歸十五克、丹參十五克、乳香十五克、沒藥十五克、三棱二〇克、莪朮二〇克、鱉甲三〇克、大血藤四〇克、敗醬草三〇克、艾葉十克、乾薑十五克、苦參二〇克、桂圓肉二〇克、生牡蠣二〇克、三七十五克、木香十五克、白芍二十五克、生甘草十克，十劑，水煎內服，日一劑。

結果：服完後再複診，肩背痛若失，大便日兩次，上方五劑製丸藥，鞏固療效。隨訪三個月，上症未再發，慢性腸炎已癒。

說明：上方用大血藤、敗醬草、苦參，清理腸道內皺摺處的熱毒；用乾薑、艾葉，散腸腔內寒邪；用三七，疏通腸壁血脈；用桂圓，厚腸壁；用木香，理腸道之氣鬱；用白芍、甘草，調和氣血。如此配伍，寒熱搭配，攻補兼施，腸道功能自然能夠修復。我用此法治療不少慢性腸炎患者，其關鍵是把握好寒熱搭配，切忌一派寒涼！

按：此案例之肩背痛，由於手太陽小腸經不暢所致，而小腸經不暢則因慢性腸炎引起，觀察臨床中患慢性腸炎的病人，肩背痛部略受風寒，即感疼痛不適，病因如此。對於慢性腸炎的治療，切不可因為「炎」字，從火、從熱立論，小腸上部承受胃下傳之熱量多，下部則承受腎所輻射之熱量多，大凡腎陽虛的病人，必然有脾陽虛，也必然存在腸道寒邪偏重，因此小腸看似與心相表裡，屬陽，其實大多存在寒熱錯雜的病機。治療慢性腸炎採用清熱解毒的辦法，很難有好的療效，遣方用藥，當寒熱搭配，攻補兼施，才有可能徹底治好慢性腸炎。

醫案27 肩周炎

【病例】

李某，女，五十二歲

症狀：右肩疼痛，活動受限四個月。

患者四個月前右肩夜臥受涼後出現疼痛，持續性隱痛、脹痛，外展、抬舉、背伸均受限。得病一個月後採用針灸治療一周，病情稍好轉，兩天後又加重；貼麝香追風膏、萬通筋骨貼無效，自行採用單方、偏方治療亦無效，每晚吃止痛藥後方可入睡。舌質淡，苔薄白，脈沈緊而弦。

診斷：肩凝症（風寒閉阻經絡、氣血運行阻滯）。

治法：溫經散寒，活血通絡。①採用薑油刮痧法，隔日一次，疏通肩背部經絡，連續五次。同時加強肩關節活動。②自製肩凝散內服。

用藥：丹參五克、當歸五克、乳香五克、沒藥五克、穿山甲五克、延胡索五克、川芎五克、羌活五克、細辛五克、生麻黃五克、威靈仙五克、製馬錢子二克、桑枝三克、桂枝三克，按上述比例，將藥材共為細粉，黃酒沖服，每次五克，每日三次，十天一療程。

結果：患者服用一療程後，疼痛消失，活動輕度受限，特定角度仍有疼痛，後繼續治療一療程而痊癒。

說明：本案所運用之方，專為肩周炎設計，療效頗佳，臨床運用數年，治癒患者數十人。方以張錫純的靈效活絡丹（丹參、當歸、乳香、沒藥）為基礎方，活血通絡；配羌活、細辛、麻黃、威靈仙，祛風散寒止痛；穿山甲、川芎、延胡索，行氣活血止痛；馬錢子為止痹痛之良藥；桂枝、桑枝引藥入上肢。通方共十四味藥，共奏祛風散寒、舒筋活血、通絡止痛之功。

按：肩周炎多為手三陽經受寒，導致局部經絡氣血不暢，治療時以止痛為標，活血、散寒、通絡為本，對於已經出現肌肉沾黏的患者，應當加強鍛鍊，促進功能的恢復。

附薑油製法：麻油二五〇克，生薑一〇〇〇克。將麻油放入鍋中燒開，然後將生薑切成片，分次放入油中，炸枯後將枯薑片撈出，放入新薑片炸，直到所有薑片全部炸枯，油冷後加冰片細粉一克，裝瓶備用。

薑油功效：溫經散寒通絡，主要用於受寒引起的身體局部疼痛，在刮痧時使用。

醫案28 口腔潰瘍

【病例】

鄭某，男，五十二歲，醫學院職工

症狀：口腔內膜破潰、疼痛十餘年。

患者十餘年前無明顯誘因出現口腔潰瘍，當時面積三毫米×三毫米左右，單發，未引起重視。採用口腔潰瘍貼外用，病情好轉，未繼續治療；再次加重後，口服華素片❹、西瓜霜、北豆根片❺等未能治癒，後發展到十毫米×十一毫米大小，擔心癌變，在醫學院附屬醫院住院，接受系統治療一個月，潰瘍面積稍小，未能徹底治癒。就診時潰瘍面積十毫米×十二毫米左右，單發，疼痛難忍，時用涼水漱口，伴口臭，大便乾結，牙齦紅腫，舌尖紅，舌根白膩，齒痕舌，脈象左右寸口浮弦，右尺沈緊。

診斷：口瘡（虛火上炎）。

治法：潛陽封髓，養陰清熱。

用藥：黃柏二〇克、砂仁十五克　炙甘草三〇克、龜板二〇克、附子二〇克（先煎）、麥冬三〇克、天冬二〇克、地骨皮二十五克、苦杏仁二十五克、肉桂十克、鎖陽三〇克、玄參二〇克、生地二〇克、浮萍十五克、生甘草十五克，五劑，水內服，日一劑。

另：蒲公英三〇克、忍冬藤三〇克、野菊花三〇克、黃柏二〇克，加水煎成三〇〇毫升，每天含漱十餘次。

結果：二診：服藥五天後，疼痛明顯緩解，大便從第三天開始每日一次，潰瘍面積有縮小之勢。效不更方，守方七劑，漱口藥繼續使用。三診：潰瘍癒合，未訴不適，內服藥再進三劑，每劑服兩天，鞏固療效。囑忌食過辛、過辣、過鹹食物。半年後，帶女兒（患唇繭）前來就診，問及潰瘍病情，稱未再復發。

按：口腔潰瘍有虛有實，有腎陽虛衰，虛火上炎，上熱下寒者；有脾土下陷，清陽不升者；有中焦鬱塞，氣機不暢，鬱而化火者；有心火獨盛，舌面生瘡者，臨證時當結合脈象，辨析患者體內氣血狀況，有一點是肯定存在的，即「鬱」。有的鬱在上焦，有的鬱在中焦，有的鬱在下焦，有鬱就會化火，因此針對鬱的位置不同，採取相應的辦法，條暢人體氣機，則潰瘍才能徹底治癒。

本案例是因為下焦虧虛，形成上熱下寒，陽氣鬱在上焦化火所致，漱口可以直接將口腔內的熱毒清理，起效迅捷。但上焦鬱火，必須從下焦虧虛入手，所以通過內服湯藥，培下清上，從源頭來治療。

醫案29 疤痕

【病例】

劉某，女，三十五歲，湖北十堰人

症狀：面部外傷後遺留疤痕兩個月。

患者兩個月前因與人爭執，無意中被對方將面部抓傷，經治療後，左下頜關節附近留下長三公分、寬〇・五公分疤痕，自用疤痕靈無效，醫院建議雷射治療，患者心存畏懼，前來就診。就診時疤痕成褐色，患者使用遮瑕霜後仍十分明顯，舌脈正常。

診斷：疤痕（毒瘀互結）。

治療：攻毒逐瘀，消疤祛痕。

用藥：五倍子三〇克（研成極細粉）、蜈蚣粉一克。上藥共混勻，加醋適量調勻，加入蜂蜜適量，調勻成膏。通常加蜂蜜後，膏會變得較稀薄一些，放置二十四小時後，膏由褐色轉為黑色，方可使用。將上藥塗患處，先塗疤痕周邊，待疤痕縮小後，再塗中央，每日一次，每次二至十小時，以不癢為度。

結果：患者使用三天，疤痕縮小近一半，一周後疤痕消失。

按：此法對燙傷及燒傷留下的疤痕均有效，對輕度燙傷癒後形成的色素沈著也有很好的療效。如果瘢痕形成瘤狀，此方需加威靈仙煎膏。

醫案30 慢性鼻炎

【病例】

李某，男，十六歲，初三學生

症狀：鼻流濁涕一年，加重三個月。

患者一年前感冒後，開始出現鼻流濁涕，服用感冒藥和抗生素後病情緩解，但常有鼻不通氣，三個月後到醫院就診，診斷為慢性鼻炎，口服鼻竇炎口服液、千柏鼻炎片等無效。近三個月，病情加重，鼻流濁涕，伴腥臭味，頭暈、記憶力減退，嚴重影響學習。經朋友介紹，前來就診。患者體質偏胖，雙側鼻孔通氣不暢，所流鼻涕黃綠色，伴腥臭味，鼻翼兩旁按壓痛，心情抑鬱，舌質暗，苔薄黃。切脈：左右寸部細數，左右關部鬱澀，左尺沈細而數。

診斷：鼻淵（寒伏化火、蝕骨化膿）。

分析：患者體質偏胖，從小嗜食肥甘，痰濁內生，肝膽疏泄失常，加上外感風寒，寒邪伏於少陽經，既不得外出，又不能內傳，伏寒化火，循經上傳。經云：膽火上移於腦，則為鼻漏。初期若服小柴胡湯即可和解少陽，上傳後用小柴胡湯配藿膽丸即可。病情遷延數月，加之天氣炎熱，內外交感，上傳之火化毒蝕骨，寒邪未盡，毒火又炙。當按內生瘡癰治療。

處方：小柴胡湯合仙方活命飲加減。

用藥：柴胡十二克、黃芩二〇克、半夏十二克、金銀花十五克、防風二〇克、白芷四〇克、歸尾十五克、生甘草二〇克、花粉十五克、乳香十五克、沒藥十五克、甲珠十克、天丁十克、浙貝三〇克、赤芍二〇克、通草十二克、黃耆三〇克、貫眾十五克，五劑，水煎服，日一劑，同時送服藿膽丸。

結果：複診：患者服用五天後，病情明顯緩解，鼻涕由稠轉稀，呼吸暢通，原方加玄參三〇克、生牡蠣三〇克，再服五劑。三診：鼻涕明顯減少，頭不昏，精神好，上方再進五劑，症狀消失。囑少食油膩食物，均衡飲食。

按：〈素問·氣厥論〉曰：「膽移熱於腦，則辛頞❻鼻淵。鼻淵者，濁涕下不止也。」《內經》裡的文字，需要反覆研讀。

醫案31 慢性膀胱炎

【病例】

陳某，女，四十二歲

症狀：尿頻八年。

患者八年來尿頻，白天二十餘次，夜晚十餘次，無法正常工作和休息。八年間，多次在醫院連續使用抗生素半個月，症狀控制後，稍勞作即發，苦不堪言，自認已屬絕症。二〇〇八年十二月，經別人介紹前來就診。就診時身體胖瘦適中，慢性病容，雙下肢無水腫，舌質淡，苔薄白，左寸浮滑，右關浮緩，右尺沈細。

診斷：勞淋。

治法：健脾益腎。

用藥：淮山藥三〇克、茯苓二〇克、澤瀉十克、熟地二〇克、山茱萸十克、巴戟天十五克、菟絲子二〇克、杜仲二〇克、懷牛膝十五克、五味子八克、肉蓯蓉十克、赤石脂十二克、棗仁二〇克、梔子十二克、苦參八克，五劑，水煎內服，日一劑。

結果：二診：患者服完五劑後，病情好轉，自述病情好轉大半，心情非常舒暢。方已切中，守方再進，五劑。三診：病若失，白天兩到三次，晚上夜尿一次。再開三劑，每劑服用兩天，鞏固療效。囑飲食清淡，勞逸結合，不適隨診。

按：此案例屬於慢性病，按勞淋論治。對於發病急的淋證，治療時需明白，淋證為膀胱熱邪過盛所致，而膀胱之熱來源於三焦，三焦之熱則來源於肺，借用醫病指南針可以很清楚地明白這一點，運用清熱利濕通淋藥物時，適當佐以清肺火的藥，常常收到很好的療效，這就是為什麼淋證用「大黃」能取效的原因。

醫案32 面癱

【病例】

李某，男，三十五歲，湖北十堰人

症狀：口眼歪斜三天。

患者三天前晨起洗臉漱口時，發現左側面頰動作不靈、嘴巴歪斜向右側，伴有口水自左側淌下。三甲醫院診斷「面神經炎」，入院治療三天，病情好轉不明顯，經朋友介紹前來就診。就診時查體：患者體質偏胖，左側眼裂擴大、鼻唇溝平坦、口角下垂，左側不能做皺額、閉目、鼓氣和噘嘴動作，舌質淡，苔白膩，切脈：雙寸浮滑，左關實，右關浮鬱。有抽菸史十餘年。

分析：患者體質偏胖，長期吸菸，痰濕較重。時值春令，肝氣升騰，肝風夾痰上升，阻滯經絡，氣血鬱塞不通，故而出現口眼歪斜，當從息風化痰通絡治療。

診斷：中風，中經絡（風阻痰絡）。

治療：息風化痰通絡。

用藥：外用：皂莢五〇克研成細粉，加甘油調製得乾濕合適，用紗布捲成條，塞左側鼻孔，每日一次，每次二至五小時（以不能忍受為度）。內服方：白僵蠶二〇克、白附子十克、天麻三〇克、鉤藤十五克、竹茹二十五克、全蟲十克、蜈蚣兩條、白芥子十五克、萊菔子二〇克、生枇杷葉三〇克，三劑，水煎內服，日一劑。

結果：患者服用一劑，外用藥用一次後，症狀明顯緩解，三天後複診，已痊癒。囑一個月內清淡飲食，忌吃魚類。

按：皂莢細粉加甘油的目的是防止對鼻腔刺激太過，沒有甘油時可以用開塞露，患者用後會打「噴嚏」，此屬於正常反應。

醫案33 左胸發熱

【病例】

翁某，男，五十二歲，湖北十堰人

症狀：左胸反覆發熱半年。

患者半年前略感風寒，服感冒藥後好轉，一周後出現左胸發熱，用手扣之發燙，左右兩側胸部，體溫相差近兩度，醫院X光攝影未見異常，心電圖未見異常，採用抗生素點滴治療一周好轉，停藥一天又發作；服用清熱解毒中藥，好轉，停藥一天也發作。後請一中醫治療，採用滋陰降火法，療效不顯，反而加重，夜臥難寐，遂來我處求診。

病史同前，左側胸部右手摸之發熱發燙，皮膚顏色發紅，伴左側胸悶。患者身體素質尚可，說話中氣十足，無咳嗽、咳痰，舌質紫暗，苔薄黃。切脈：左右寸口浮實而鬱，關尺浮數。

診斷：左胸發熱。

分析：風寒外襲肺經，寒邪鬱滯經絡，未能隨汗外散，鬱而化熱，冒用抗生素，加重寒涼，後又用苦寒清熱，經絡鬱塞更甚。時至半年，久病多瘀，當從「瘀」論治，或可起效。積寒日久，復被心火熏烤，已化為熱毒，無咳嗽、咳痰等症，病在經，而不在臟，肺經與大腸經相連，治療當以活血化瘀、通腑泄熱。

用藥：酒大黃四〇克、丹參二〇克、當歸二〇克、乳香十五克、沒藥十五克、紫草二〇克、丹皮二〇克、白茅根三〇克、紅藤三〇克、生甘草十克，三劑。

結果：患者服一劑後出現腹瀉，瀉下黑色黏稠大便，日四次，左胸發熱大減；服完三劑後，大便轉為黃色，從二診服藥開始左胸恢復正常。三個月後隨訪，未再發作。

方解：重用大黃為君，通腑泄熱；丹參、當歸、乳香、沒藥，化經絡之瘀滯；紫草配丹皮，涼血解毒；紅藤既能清熱解毒，又能活血通絡，敗毒散瘀；白茅根色白入肺，涼血化瘀；甘草調和藥性。

醫案34 糖尿病

【病例】

任某，女，六十五歲，湖北十堰人

症狀：多飲、多尿半年，發現血糖增高一周。

患者半年來，出現多飲，喝水連連不解，每日飲水四公升左右（兩開水瓶），伴多尿，身體未見明顯消瘦，無發熱，無咳嗽、咳痰，無潮熱盜汗，一周前體檢，查空腹血糖八・五毫摩爾／升。不願意口服降糖藥，到我處要求中醫治療。就診時除上述症狀外，伴下肢無力，口唇紫暗，舌質淡，舌根白膩而滑。切脈：右尺沈遲而滑，左尺細弱。

診斷：消渴（腎陽虛）。

分析：腎陽為人身立根之陽氣，腎陽不足，不能溫暖下焦，下焦水濕不能化氣升騰，上焦不能如霧，故口感喜飲，飲水連連不解。下焦陽氣不足，臟腑得不到溫養，機能減退，對腸道吸收的營養不能加以利用和進行儲存，留存血液中，導致臨床生化指標增高。溫補腎陽，自能解決上述問題。

處方：桂附地黃丸加減。

用藥：附子二〇克（先煎）、肉桂八克（後下）、乾薑十五克、淮山藥二〇克、葛根二〇克、山茱萸十二克、澤瀉十克、茯苓二〇克、生白朮十五克、紅景天二〇克、三七十五克、甘草八克，五劑，水煎內服，日一劑。

結果：患者服用五劑後口渴明顯好轉，口唇顏色好轉，檢測血糖六．二毫摩爾／升。上方守方五劑後，空腹測血糖四．六毫摩爾／升，囑服桂附地黃丸十五天善後。三個月後複查空腹血糖五．六毫摩爾／升。

方解：附子、肉桂、乾薑溫暖下焦，化水為氣，借白朮健脾，將氣輸於上焦，則口不乾；淮山藥、葛根既能防溫藥躁性太過，又能生津止渴；體內長期陰邪為患，化為濁邪，澤瀉、茯苓利濕祛濁；配山茱萸收斂正氣，邪去而正存；紅景天、三七化瘀通絡；甘草調和藥性。

按：消渴的治療，根本在於腎，不從腎入手，則無法治癒消渴。這句話的理解可以參閱前面的「醫理」課程。

醫案35 頭大面赤

【病例】

劉某，男，五十二歲，湖北十堰人

症狀：自覺頭脹大，發現面發赤三天。

患者三天前與家人爭執後感覺頭脹大，面發熱，對鏡子照時發現滿面通紅，當時未在意，下午發現頭脹痛加重，擔心腦血管意外，急忙到當地醫院檢查，頭顱CT結果正常，醫院治療兩天（具體用藥不詳），未見明顯療效，三天後前來我處就診。就診時面色潮紅，頭汗多，心情緊張，其他未訴不適。詢問既往有腰痛病史，最近勞累後時有發作，呈痠痛，隱痛。舌尖紅，舌根苔白。切脈：左右寸關均有上越之勢，左右尺部沈細。測血壓一三〇至八十五毫米汞柱。

診斷：逆證（氣血上逆）。

分析：患者平素腰部痠痛，反映下焦虧虛。時值春令，陽氣升騰，加之與人爭執，肝氣升騰太過，陰不涵陽，導致氣血並走於上，故出現頭脹、面赤。平時血壓正常，下焦虧虛不甚，虛陽似有返驅下焦之勢。否則定成「大厥」（中風）。告知病情雖重，但根基尚可，三天可癒。

治療：育陰潛陽。

用藥：附子三〇克（先煎）、龜板二〇克（先煎）、磁石五〇克（先煎）、鉤藤十五克（後下）、砂仁十五克（後下）、檳榔二〇克、鎖陽三〇克、車前子十五克、懷牛膝三〇克、炙甘草十克。

結果：患者服用一劑後，頭脹減輕，面已不紅，三劑病若失。囑平時多用骨頭熬湯喝，培補下焦。

方解：附子為君，溫補腎陽；龜板配磁石，育陰潛陽；鉤藤平肝潛陽；砂仁配鎖陽，補養腎陰，補而不滯；檳榔下氣利水，車前子利濕消腫，有此兩味，則頭面之水濕得以消退；懷牛膝引血下行；甘草調和藥性。通方培下利上，引血下行，故而起效迅捷。

按：此案例的病機為「氣血並走於上」，其脈象為「上越之脈」。讀此醫案時，可以結合前面的「四診」課程，細心體會。若能領會，則臨證時可以依據脈象，清楚地判斷出病機。

醫案36 發熱

【病例】

張某，男，七十八歲，退休教師

症狀：發熱一個月。

患者一個月前出現發熱，以下午為甚，每天下午體溫升至三七・五度左右，晚上十二點以後自退，伴咽乾、口苦，四肢無力，咳白色黏痰。到當地三甲醫院住院治療，X光片發現胸腔少量積水，懷疑為結核性胸膜炎，因年事已高，不敢用抗癆藥治療。抗感染治療一個月，咳嗽咳痰控制，胸腔積水減少，但每天低燒未能解決，建議中醫治療。二〇〇八年七月上門會診，患者臥床，身體消瘦，雙下肢肌力Ⅲ+級，上肢肌力Ⅳ級，五點測體溫三七・五度，時有咳嗽，舌質鮮紅，苔薄黃，舌根白膩。切脈：左關如豆，鬱實而數，右寸浮實而滑，右關細軟，右尺沈細。反覆詢問病史，得知患者獨子做生意虧損十餘萬元，患者半年來心情抑鬱，發病前又曾感冒過，自購感冒藥服用，病情好轉，隨後出現每日低燒。

診斷：傷寒（少陽證）。

分析：患者長期心情抑鬱，肝氣鬱結，復受風寒，外邪自太陽而入，未能及時發汗，傳入少陽經，加之肝膽氣結，邪氣既不能內傳，又無法外解，停留於少陽，久而影響脾之健運，出現四肢乏力，水濕內停，化為痰飲。病情原本簡單，但拖延一月，導致肝、肺、脾、腎均受其累。先和解少陽，後調理脾腎。

治法：疏肝和胃，解表散邪。

處方：小柴胡湯合麻黃附子細辛湯加減。

用藥：柴胡十五克、枯芩十五克、附子二〇克（先煎一小時）、炙麻黃十克、玄參二〇克、生牡蠣二〇克、虎杖十八克、細辛五克、桑葉二〇克、生薑二〇克、大棗十枚，三劑，水煎服，日一劑。

結果：二診，患者服兩劑後，下午未再發熱，三天來每天拉稀便三次，口已不苦，未再咳嗽。四肢仍乏力。切脈：左關浮鬱，右關細軟，右尺沈細。當以疏肝解鬱，溫腎健脾。

用藥：柴胡十二克、當歸十五克、白芍二十五克、虎杖十五克、茯苓二〇克、白朮二〇克、乾薑十克、黨參二十五克、附子二〇克（先煎）、肉桂八克、淫羊藿三〇克、伸筋草三〇克，五劑，水煎內服，日一劑。

結果：三診，患者服藥期間未再出現發熱，飲食增加，四肢乏力好轉，逍遙丸加桂附地黃丸善後。

按：大凡肝膽氣結者，感冒後採用西藥或點滴抗生素都不容易治癒，此因寒邪伏藏少陽所致。病程日久，易生他病，如慢性鼻炎、不明原因發熱、口苦等。

醫案37 足跟痛

【病例】

周某，男，三十三歲，湖北十堰人

症狀：足跟疼痛兩月餘。

患者兩個月前無明顯誘因出現足跟痛，雙足均痛，疼痛呈持續性，隱痛，痠痛，站立時加重，夜臥減輕，伴腰痠。服用壯腰健腎丸未能減輕，採用足部按摩後稍舒，未訴其他不適，舌質淡，苔薄白。切脈：左右尺部沈細而澀。

診斷：足跟痛（腎精虧虛）。

治療：益精填髓。

用藥：豬腿骨五〇〇〇克、菟絲子六〇克、枸杞子六〇克、五味子六〇克、車前子五〇克、補骨脂六〇克、覆盆子六〇克、肉蓯蓉六〇克、黃柏三〇克。將豬腿骨打碎，加水七·五公斤，熬四小時後，棄骨留湯，小火收膏，最後濃縮成大約兩百毫升濃汁，將其餘八味藥材，研成極細粉，加入豬腿骨膏，揉和成團，製成小丸，曬乾，密封保存。每次十克，每日三次。

結果：患者服用一周後疼痛基本消失，服用不到一個月，病若失，腰痠也治癒。

按：足跟痛有因腎虛而起，也有因濕熱下注而起，也有因痰濕阻絡而起。因腎虛而起者，以益精填髓為主，雖為小疾，但需竣補，古方用虎骨，本人採用大劑量豬腿骨熬製配用，效果亦佳。

醫案38 乏力

【病例】

張某，男，四十三歲，湖北十堰人

症狀：四肢乏力，周身困頓一個月。

患者一個月前開始出現四肢乏力，周身困頓，在空調房間時感到頭腦清醒，平時心中煩熱，飲冷飲後稍舒。最近出現頭昏沈，四肢沈重無力，動則大汗淋漓，終日飲冷，仍覺心中煩躁，食欲不振，總有睡意，但入睡品質不高。自購藿香正氣水服後，病情稍緩解，但仍感四肢痠沈無力，頭腦昏沈，故來就診。就診時症狀如上，舌質胖，苔白膩。切脈：六脈沈滑，左寸及右尺細弱。

診斷：傷濕（心腎陽虛，寒濕困脾）。

分析：患者平素心腎陽虛，夏日炎熱，暑熱自肺而入，擾動胸膈，故心胸煩躁，飲冷後熱解心舒，但飲冷無度，加上心腎陽虛，無以溫化，傷及脾陽，脾失健運，寒濕內停。脾主四肢，四肢失養，故四肢困頓；脾主升清，清陽不升，故頭腦昏沈。

治療：溫養心腎，健脾祛濕。

用藥：人參二〇克、桂枝二〇克、生牡蠣二〇克、生龍骨二〇克、附子二十五克（先煎）、肉桂八克、乾薑十五克、白朮二十五克、茯苓三〇克、蒼朮十五克、豬苓十五克、澤瀉十克。

結果：一劑知，二劑輕，三劑癒。

按：夏日天氣炎熱，飲冷過度，損傷脾陽，運化失司，水濕內停，濕性重濁，人就會感到四肢困乏，沈重無力。通過溫補腎陽，燥濕健脾，往往起效迅捷。平素不愛服湯藥者，可以用蒼朮泡水當茶飲，也可以起到很好的療效。

醫案39 紅螞蟻咬傷

【病例】

鄭某，女，三十四歲，湖北十堰人

症狀：螞蟻咬傷後身上出現多處紅色丘疹三天。

三天來，患者身體多部位被紅色小螞蟻咬傷，咬後痛如針刺，癢甚，抓後立即出現紅色丘疹，外用風油精、清涼油無效。就診時身上共有四十餘處可見明顯抓痕。伴心情煩躁。

診斷：蟲傷。

治法：解毒殺蟲，祛風止癢。

用藥：蜈蚣四條（切碎）、雄黃五克、冰片八克，濃度百分之九十五的酒精一〇〇毫升。上述三藥加入酒精泡二十四小時，搖勻後使用。

結果：使用時用棉花棒蘸藥水擦在丘疹處，皮膚破潰的地方會有辣痛感，三分鐘癢止，十五分鐘後重複使用，如此連續四、五次，丘疹消退。

按：紅螞蟻咬傷，乃螞蟻體內毒素所致，如果同時多處咬傷，患者痛苦異常。蜈蚣為百蟲之王，採用蜈蚣為主藥配合雄黃，解毒殺蟲，冰片祛風止癢。另酒精加冰片可以促進藥物發揮作用，故能很快起效。

醫案40 性功能減退

【病例】

劉某，男，五〇歲，湖北十堰人

症狀：自覺性功能減退一年。

患者近一年來自覺性欲減退，達到近乎無欲的狀況，努力嘗試多次，也均不成功，在醫院全面體檢，血糖、血脂、血壓均正常，平時身體健康，在他處就診，認為精血不足，給以五子衍宗丸服用一月，療效不顯。經朋友介紹過來就診。就診時病情如上所述，舌質淡，苔薄白。切脈：左寸細軟，左尺沈細，右尺沈細。

診斷：陽痿（心氣不足，腎精虧虛）。

用藥：熟地一五〇克、淮山藥一二〇克、五味子一〇〇克、茯苓一五〇克、澤瀉八〇克、三棱一二〇克、莪朮一二〇克、枸杞子二〇〇克、菟絲子一二〇克、蛇床子八〇克、靈芝一〇〇克、柴胡八〇克、葛根二〇〇克、桂枝八〇克、菖蒲一〇〇克、鱉甲一五〇克、丹參二〇〇克、人參九〇克、淫羊藿三〇〇克、陽起石一〇〇克、當歸一〇〇克、甘草一〇〇克。上述淮山藥、茯苓、菖蒲、鱉甲、人參、陽起石共為細粉。剩餘十六味加水煎煮後濃縮，提取浸膏，與藥粉混合後製濃縮丸，黃豆大小。每次十粒，每日三次。

結果：患者服用一周後，自覺有性欲衝動，一月後回饋，效果非常之好。

按：對於性功能減退的治療，當從心肝腎入手，不可遇見性功能減退，立即盲目補腎，此中深意需細細體會。讀此案時，可以參閱前面談臨床課程「性功能減退的治療」。

醫案41 頑固性呃逆

【病例】

彭某，男，四十八歲

症狀：呃逆不止三年，再發加重五天。

患者三年前秋季受涼後出現呃逆，當時在陝西打工，經當地醫院治療一周無效，後在院外服用中藥十天治癒；第二年秋季復發，在醫院治療一周未能改善，後於我處給以診治，一周治癒。今年再次發作，發作時呃逆之聲不斷，大約每分鐘三十次左右，夜以繼日，非常難受。自購藿香正氣水服用後未能改善，經西醫治療四天無效（具體用藥不詳），發病五天後過來就診。就診時症狀如上，未訴其他不適，舌質淡紅，苔薄白。切脈：左右關尺浮鬱而滑。

診斷：呃逆。

分析：呃逆之證乃膈肌痙攣所致，膈肌痙攣，乃其抖動超過平常之動。經云：風盛則動。凡動之過者，皆宜從風而論。患者關尺浮鬱而滑，浮為風，滑為濕，鬱則反映病變部位在中下二焦，推而論之，患者夏傷於濕，積於腸間，濕阻氣機，胃氣不得下降，加之秋後復受風邪，故上逆為嗝，連連不斷為風盛之徵。治療以祛風除濕，降氣除嗝。風除則嗝止，濕去則胃和。

治法：祛風除濕，降逆除呃。

用藥：藿香三〇克、蒼朮二〇克、木瓜十五克、薏米仁三〇克、僵蠶十五克、肉桂八克（後下）、通草十五克、茯苓三〇克、白朮二〇克、北防風三〇克、甘草十五克、代赭石細粉二〇克（分三次沖服），三劑，水煎內服，日一劑。

結果：患者服用後，一劑輕，兩劑安，三劑病若失。

按：「風盛則動」，在臨床上細心觀察，你就會發現，「動處」常在，只是缺乏一雙慧眼。

醫案42 小兒營養不良

【病例】

周某，男，五歲，湖北十堰人

症狀：厭食、消瘦、多動兩年。

患兒兩年來，食欲減退，喜食零食，以辣條、泡麵等辛香甜辣味居多，每日正餐時無飢餓感。服用消食片、化積口服液等無數，未能改善食欲；服中藥則依從性差，難以下嚥。平素好動，手心腳心發熱，晚上入睡淺，睡後喜歡翻動，身體消瘦，體重明顯低於同年兒童。經人介紹前來就診。就診時病情同上，舌質紅，苔薄黃，切脈左關鬱澀，右關沈細而軟。

診斷：小兒疳積（肝鬱脾虛）。

分析：明代醫家萬全，其學術思想以「肝常有餘，脾常不足」最為突出，對後世探討小兒生理病理特點具有重要的指導意義。臨床上運用此理論，治療小兒營養不良，取得較好效果。此例患兒，正是肝氣有餘，鬱積化火，脾胃虛弱，食欲減退。

治療：滋水涵木，健脾開胃。

用藥：玄參六〇克、生牡蠣八〇克、菊花五〇克、製首烏五〇克、桑葚子六〇克、生麥芽八〇克、虎杖五〇克、西洋參六〇克、茯苓六〇克、白朮六〇克、炒內金八〇克、山楂一二〇克、炒麥芽六〇克、炒穀芽六〇克、連翹六〇克、枇杷葉六〇克、仙鶴草五〇克。上藥加水煎煮兩遍，合併煎水後濃縮至大約五百毫升，加入蜂蜜兩公斤，攪拌後小火煎熬三十分鐘，製成大約兩千毫升糖漿，冷卻後裝瓶，每次服用二〇毫升，每日三次。

結果：患兒服用一周後，飢餓明顯增強，每餐能正常進食。連用一月後，體重增加二・五公斤，飲食正常，多動症也大為好轉。

按：對於小兒慢性病的治療，在選擇劑型上需要多加考慮，只有服進去了，才有可能起效，這是關鍵，不然再神奇的配方也等於零。糖漿劑患兒易於服用，很多時候可以優先考慮。

醫案43 失音

【病例】

陳某，女，六十四歲，退休教師

症狀：反覆聲音嘶啞七年，加重一個月，失音四天。

患者七年來聲音略有嘶啞，咽喉輕度不適，一個月前因感冒後聲音嘶啞加重，經積極治療後感冒好轉（具體用藥不詳），但聲音嘶啞沒有好轉，到醫院行纖維喉鏡檢查，診斷為左聲帶息肉，後入院完善相關檢查，擇日手術。但因患者在醫院下樓時不慎扭傷腿部，遂放棄手術，出院後在家養傷。就診時腿部扭傷已恢復，聲音嘶啞加重到已無法出聲，自述咽喉乾燥，喝水連連不解。舌尖紅，舌根白，右脈上越之勢顯著，左關鬱塞。

診斷：失音。

治法：滋陰潛陽，開音散結。

用藥：蟬蛻二〇克、牛蒡子十五克、西青果❼十五克、馬勃十五克、木蝴蝶二〇克、枳實二〇克、白朮十五克、炙甘草三〇克、玄參二〇克、板藍根二〇克、連翹十五克、薄荷十克、枯芩十五克、磁石二〇克、艾葉十克，三劑，水煎服，日一劑，分三次飯後內服。

外用：大蒜拍碎後敷右腳湧泉穴，引火歸元。

結果：患者服用一劑，咽喉已不乾；兩劑服完，可以發聲，但稍嘶啞；服完三劑後，聲音接近正常。囑服用金嗓散結丸一周，鞏固療效。

按：此患者取效迅捷，與大蒜引虛火下行密不可分，當然中藥開音散結也功不可沒。內外結合，單方、驗方、經方，綜合運用，治療好病人的疾病，才是關鍵。不可人為給自己定位為經方派、時方派、草醫派……這無異於作繭自縛。

醫案44 頸汗證

【病例】

劉某，男，六歲

症狀：睡中頸部出汗如水一個月。

患者一個月來入睡後頸部出汗如水，白天正常，未見其他不適，在本地醫院就診，懷疑為植物神經功能紊亂，服用西藥無效。後經朋友介紹前來就診。就診時描述如上；反覆詢問，得知大便數日未解。切脈：左右寸口細弱，右尺沈細，舌質淡，舌根苔白厚。

診斷：汗證（盜汗）。

分析：汗為心液，凡汗證當從心入手，再綜合其他臟器進行分析，方能找到病之根源。該患兒舌根白厚，右尺沈細，反映腸道寒邪偏重；大便數日未解，示腸道氣機不暢。人體陽氣日行於外，夜行於內，患者體內寒邪阻滯，氣機不暢，入夜後陽氣在體內循環受阻。心肺與大小腸互為表裡，寒熱互爭，不能從下焦隨大便而解，必然從上焦而發。如果上焦再分陰陽，則頸部正好屬陰陽交接之處。故入夜頸部汗出如洗。腑氣通，則入夜寒熱交爭即可隨大便而解。

治療：益肺氣，養心陰，通腑氣，散腸寒。

用藥：黃耆二〇克、白朮十二克、防風十五克、棗仁十五克、柏子仁十五克、浮小麥二〇克、小茴十克、艾葉八克、桂枝五克、火麻仁二十五克，三劑，水煎內服，日一劑。

結果：三日後其父反應患兒服用一劑後，當天下午解大便一次，晚上出汗大為好轉，服兩劑後已不出汗。

按：此例不常見，但通過此例可以熟悉一些汗證的治療法則。讀此案時可以結合《中醫內科學》教材，順便系統學習汗證的治療。

醫案45 水腫

【病例】

余某，男，五十三歲

症狀：雙下肢水腫一年餘，伴腰痛一個月。

患者一年前出現雙下肢水腫，呈凹陷性，晨輕暮重，不伴惡寒發熱、無胸悶胸痛、無咳嗽咳痰等不適。在醫院做相關檢查，心、肺、腎均正常，服用利尿劑後稍好轉，停藥後加重。一個月前無明顯誘因出現腰痛，清晨明顯，起床活動後減輕。患病以來，精神欠佳，飲食尚可，睡眠可，大小便無異常，體力下降，體重無改變。

二〇〇九年四月經鄰居介紹前來就診，訴雙眼不舒，如被漿糊黏著。雙下肢凹陷性水腫，無靜脈曲張，皮膚溫度未見異常，舌質淡，舌中部、根部白膩，脈象虛弱，有上越之勢，左右尺部沈滑。

診斷：水腫（腎虛水泛，脾虛失運）。

治法：補腎健脾益氣，活血化瘀利水。

用藥：黃耆五〇克、益母草四〇克、川芎二〇克、製首烏四〇克、苦杏仁三〇克、白朮三〇克、白蔻仁十五克、薏米仁三〇克、蒼朮十八克、車前子二〇克、生牡蠣三〇克、青風藤二〇克、杜仲三〇克、懷牛膝二〇克、肉桂八克（後下）、淫羊藿三〇克、菊花二〇克、狗脊十五克、雞血藤二十五克、胡蘆巴二〇克、黑豆三〇克、蒲公英三〇克、甘草十克，三劑。

結果：患者服用三劑，水腫明顯減輕，守方三劑後複診，唯眼睛模糊未徹底緩解，其他症狀消失。原方加枸杞子二〇克，黑豆加至四〇克，服用三劑。一月後電話隨訪，未再復發。

方解：黃耆、益母草、川芎為治療慢性腎炎的經驗方，此方從西醫角度能改善腎小球的過濾功能，本人治療下肢水腫多用此方作為基礎方，且對下肢靜脈曲張也有較好療效。淫羊藿、胡蘆巴、肉桂溫腎陽，補腎火之虛衰；製首烏養腎陰之不足；白朮歸脾，將下焦水濕之氣上輸於肺；苦杏仁促進肺之收斂；蒼朮、白蔻運化中焦；薏米仁、益母草、車前子從下焦利小便，泄水濕。

上述溫腎陽、健脾氣、斂肺氣、運中焦、利水濕，從五個方面入手，全面促進機體對水濕的代謝。借懷牛膝、杜仲、狗脊之功，邀青風藤、雞血藤之力，既能去腰腿之水濕，又能補腎經之虧乏；黑豆、生牡蠣，一利一收，驅邪而正安，又可防首烏滋陰太過而留弊；菊花、蒲公英清肝膽之鬱火而明目，可療眼疾。

醫案46 肺實脾虛氣陷證

【病例】

李某，男，四〇歲

症狀：自感呼氣困難五年餘。

患者五年來，每天總感到出氣費力，稍幹粗活即呼氣困難，無咳嗽、咳痰，無咯血，無潮熱、盜汗。在多家醫院就治，心、肺功能均正常。吃補中益氣丸稍輕。二〇〇九年六月十三日抱著試試看心理前來就診。面色黧黑，說話前半句有力，後半句無力，牙齒黑黃，舌質粗糙，舌尖紅，舌中苔黃糙，舌根白膩，肺脈滑實有力，右關弱，右尺沈細，左寸浮細而軟，左關澀。

診斷：氣陷（肺實脾虛氣陷）。

分析：張錫純為治療大氣下陷之開山鼻祖，其升陷湯本人研究多年。此病人有大氣下陷的病機，但病機並非如此簡單。患者有抽菸史十年，每早咳黏痰一口，結合脈象，推斷病人肺中燥痰較多，脾氣升清受阻，肝氣又受鬱金所克，大氣有降無升。單純提氣，上焦不能如霧，反成膠黏之狀。

結合醫病指南針來看，患者呼氣困難，為胸中大氣下陷，大氣依附於肝脾的升發之力方能穩固，左寸浮細而軟，左關澀，反映肝氣鬱結，升發不夠，心臟氣血不足。肺脈滑實有力，右關弱，反應肺中有黏痰，脾之升清功能受阻。其主要症狀為呼氣困難，涉及肺、脾、肝三臟，治療當養肺陰，稀釋黏固之痰，同時配以清肺化痰之品，促進肺中痰液排除，脾的升清功能才得以恢復。同時配伍疏肝利膽之品，恢復肝臟的升發條達之性。肝、脾升舉之力健全，胸中大氣有所依附，呼氣自然順暢。

治療：養肺陰，清肺痰，補脾助運，疏肝利膽。

用藥：玄參三〇克、生牡蠣二〇克、百合二〇克、黃芩十五克、葶藶子三〇克、白朮二〇克、茯苓二〇克、蘆根二〇克、柴胡十五克、枳實十五克、萆薢十五克、寄生二十五克、竹茹十五克、鬱金二〇克、黃耆二十五克、川斷二〇克、白茅根二〇克、炙甘草十克，五劑，水煎內服，日一劑。

結果：患者服完兩劑，即感肺中輕鬆，出氣順暢，勞累後稍加重，五劑服完病情得到控制。五天後複診，原方加淫羊藿四〇克，再進五劑。二〇〇九年六月二十三日複診，出氣困難未再復發，囑戒菸，勿重體力勞作，繼續服藥三劑鞏固療效。

按：讀此醫案時，請參閱《醫學衷中參西錄》，熟讀大氣下陷相關課程，這是張錫純思想精華之所在。

醫案47 心悸

【病例】

張某，女，五十八歲

症狀：心慌、胸悶活動後加重一月餘。

患者一個月前無明顯誘因出現心慌、胸悶，活動後加重，伴乏力，大便時下墜感。當地醫院按肺心病給以治療兩周無效，後服用中藥五劑未能緩解，經親友介紹前來就診。就診時症狀同前，伴口泛黏痰。舌質淡，苔薄白。脈象：左寸虛細似絕，左關鬱滯，左尺細；右寸細，右關澀，關尺之間鬱滯，右尺細弱。

診斷：心悸。

分析：左關鬱滯，肝膽疏泄失常，氣機鬱滯，心為肝臟子臟，肝氣無以上達，故心氣不足。左寸虛細似絕，《脈經》云「左手寸脈陽絕者，小腹有疝瘕」，結合右關尺間鬱滯，確定小腸有慢性炎症，可能有息肉。心經下絡小腸，小腸經氣瘀塞，自然導致心氣不暢。

用藥：紅藤二〇克、敗醬草二〇克、乾薑十五克、木香二〇克、檳榔十五克、三七十五克、浙貝十五克、茯苓二〇克、車前子十二克、薑黃十五克、煅牡蠣三〇克、山茱萸十克、丹參三〇克、菖蒲十二克、製首烏二〇克、白朮十五克、火麻仁二〇克、生麥芽二〇克、黃耆二〇克，三劑，水煎內服，日一劑。

結果：患者服完三劑藥後，心悸大為好轉，乏力減輕，大便已無下墜感。守方加桂枝十克，繼續服用三劑。

複診時，病若失，但右關尺間鬱滯仍在。建議採用散劑消磨小腸疝瘕。

用藥：紅藤五〇克、敗醬草五〇克、三七五〇克、乾薑四〇克、浙貝五〇克、檳榔三〇克、白芍五〇克、生牡蠣五〇克、桂枝二〇克、菖蒲二〇克、丹參四〇克、人參四〇克，上藥共為末，每次五克，每日三次，飯前服用。

結果：半年後，告知半年來心悸未再復發，大便非常有規律。

按：借此醫案熟悉臟與腑之間的相互影響，拓寬思維，為許多疑難病提供新的治療思路，比如通過瀉大腸來治療肺氣鬱閉。

醫案48 放療性肺炎

【病例】

女，四十二歲

症狀：反覆咳嗽五個月。

患者於二〇〇八年六月確診為乳腺癌，手術後連續放射治療十次，出院後於二〇〇八年十二月出現咳嗽，每次咳嗽必打噴嚏伴惡寒、惡風。二〇〇九年一月至三月住院三個月，咳嗽不止。二〇〇九年五月前來就診。就診時咳嗽不止，伴不時打噴嚏，心情急躁，舌苔薄白，右脈寸、尺部沈滑，左關鬱澀。

診斷：咳嗽（正虛邪犯）。

分析：放射治療後陽氣受損，風寒外襲。

用藥：附子三〇克（先煎）、肉桂八克（後下）、乾薑十五克、芡實二〇克、桂枝十五克、虎杖三〇克、細辛十二克、北五味子十克、枳殼十五克、柴胡十克、熟地三〇克、黑豆二〇克、苦杏仁二〇克、當歸十五克、黃耆三〇克、炙甘草十五克，三劑。

方解：處方用附子、肉桂、桂枝、乾薑溫補心腎之陽，上焦君火旺盛，下焦相火不衰，則體內正氣自足；細辛配五味子，一散一收，調理肺氣；柴胡配枳殼疏理肝氣之鬱結；熟地配黑豆，補中有瀉，補養腎陰，寓陰中求陽之意；黃耆配當歸，補養氣血；苦杏仁配五味子，增強肺氣的斂降作用而止咳；虎杖清肝經之鬱火，兼有活血化瘀之功；甘草調和藥性。

結果：患者服後，咳嗽大大減輕，每日少發，複診時加化橘紅十五克，連服六劑。二〇〇九年六月告之病情好轉，只是吹冷氣時有些咳嗽。囑咐用黃耆、當歸、生薑燉鴿子，以食療培養陽氣。

按：結合醫病指南針我們可以看出，此例病案涉及心、肝、肺、腎四臟，病源於放射治療所致陽氣受損，為虛證。復因心情抑鬱，脈象顯示左關鬱澀，為肝氣鬱結，有化火之勢。雖然表象為咳嗽，實為陽氣虛損，肝氣鬱結之虛實夾雜證。故立法以溫補陽氣、補養氣血、疏理肝氣為主，斂肺止咳為輔，不治咳而咳止。中醫看病，不要被西醫的診斷所嚇倒，治療思路必須要依據中醫的辨證，西醫的診斷只作為參考，這樣才能敢於正視疾病。

醫案49 頑固性失眠

【病例】

李某，男，三十五歲

症狀：入睡困難伴心煩五年。

患者五年來每晚只能入睡三小時，有時整夜難眠，服用許多中藥無效，安定片最多吃到十五片才能入睡少許，伴心煩、脅痛、口苦，消瘦。就診時思維清晰，自述病情，身體消瘦，慢性病容，舌尖鮮紅伴瘀點，齒痕舌，左關鬱塞如豆，左寸上延魚際。

診斷：失眠（膽火擾心），脅痛。

用藥：黃連十克、黃芩二十五克、竹茹二十五克、枳實十五克、白芍三〇克、生內金三〇克、酸棗仁二十五克、柏子仁十五克、柴胡十克、車前子二〇克、玄參二〇克、生牡蠣二〇克、川芎二〇克、炙甘草十五克、川楝子十五克，五劑，水煎內服，日一劑。

結果：患者服完五劑，每晚不吃安定片可睡四小時，無夢，品質較高，脅已不痛，非常高興，自行做超音波確定有膽結石。守方繼服十劑，每晚可睡六小時左右。為鞏固療效，將上方開三劑，製成水泛丸，每次八克，每日三次，連續服用一月。兩個月後隨訪，自述其病已康復，膽結石已無。

說明：我們借用醫病指南針，來分析上面的處方。心藏神，心火亢盛則神不安，黃連、車前子清心火，利小便，導火自小便而出，配以酸棗仁、柏子仁養心安神；細觀心火亢盛之原由，源自於膽氣鬱結，化火擾心，清心火為治標，治膽才是本。黃芩、川楝子清膽火，竹茹、枳實降膽氣，一清一降，則膽氣通暢，膽火消除；肝膽互為表裡，膽氣不通，左輪不暢，自然肝氣鬱結不舒，用柴胡配白芍，疏肝養陰，則肝鬱得解；玄參配牡蠣，一補一斂，補養腎水，水足則火自弱；用川芎是因舌尖有瘀點，此物不僅可以活血，也可以改善腦部供血，可謂一物兩用。

或問：為何用大劑量的生內金？

答曰：患者左關鬱塞如豆，膽囊當有結石，用此化石而已。

本病病史較長，涉及心、肝、膽、腎陰，病變主要在醫病指南針中左輪，只要辨證準確，清補得當，並不難治。

醫案50 右胸疼痛

【病例】

周某，男，三〇歲，湖北十堰人

症狀：突發右胸疼痛一小時。

患者於晚八點左右出現右側胸痛，呈持續性悶痛、刺痛，疼痛無法忍受。在家吃速效救心丸無效，急在三甲醫院行X光、心電圖檢查，未見異常。急診科醫生懷疑為肋間神經痛，讓患者服用芬必得治療。患者自己略懂醫術，認為不是此病，急到我處就診。就診時面色蒼白，右手捂住右側胸口，無咳嗽、咳痰，無腹痛、瀉，無噁心、嘔吐，無腰痛。舌尖紅，苔薄黃。切脈：右寸浮實而鬱，左關鬱澀，左寸沈細。

診斷：經絡損傷（天氣炎熱，肺經受熱邪所傷，經氣外泄，局部鬱澀不通）。

治療：先用針刺雙側內關（疏理胸中之鬱氣）、雙側陽陵泉（條暢膽經）；三棱針刺右側少商穴瀉肺熱（擠出紫黑色瘀血）。經過三分鐘左右運針，患者疼痛緩解，面色好轉，左寸已不沈，咳嗽時仍有疼痛。

用藥：川芎細粉十克、延胡索細粉五克、川楝子細粉五克，上述二〇克藥粉用開水一次性沖服。

結果：服藥後觀察五分鐘，患者疼痛消失，右寸柔和，左關已無鬱澀感，左寸和緩有力，遂回家休息。

醫案51 撞傷岔氣

【病例】

李某，女，四〇歲

症狀：右胸撞傷，疼痛劇烈。

二〇〇七年十月，於工廠搬運重物時右胸部被撞，患者自感疼痛劇烈，深吸氣和輕微咳嗽即感疼痛，無咳血、無憋氣感，局部皮膚無瘀血腫脹，胸部X光照射顯示無異常。受傷後服中華跌打丸，噴雲南白藥噴霧劑，治療三天無效。舌質偏暗，舌苔薄白，脈弦。

診斷：經絡受損。

分析：外力所致經絡損傷，經氣外瀉，局部經氣瘀滯不通，故疼痛難忍。

治法：接經順氣，修復經絡。

用藥：川芎二〇克、元胡二十五克、通草十克、砂仁五克（打粉後下），三劑，日一劑，黃酒一〇〇克為引水煎內服，同時服用接經散五克，每日兩次。

結果：服藥一劑後疼痛大為減輕，可以咳嗽。三劑病若失。

說明：經絡是運行經氣的通道，血管是運行血液的通道，一氣一血，一陽一陰，構成人體兩套循環系統。血管破裂後，血液溢出管外，形成離經之血；經絡受損後，經氣外泄，成為離經之氣；離經之血，瘀積於局部，形成血瘀證，不通則痛；離經之氣鬱積在局部，形成氣鬱證，也會不通則痛。因此對於經絡受損，經氣外泄，出現局部疼痛，甚至轉移性、遊走性疼痛，治療時需要修復受損的經絡，同時引氣歸經（即引離經之氣回歸經絡）。

按：上述兩例皆經絡受損，臨床中只要細心體會，此類病人並不少見。運用接經散，大多病例均可以得到治療。

接經散組成及製法：

組方：紅藤三百克、香附子五〇克、三七粉五〇克、穿山甲五〇克、地龍五〇克。

製法：將紅藤用水二五〇〇毫升，煎兩小時，取大約一五〇〇毫升，小火濃縮成浸膏，另將香附子、三七粉、穿山甲、地龍共研成粉，與浸膏和勻，揉成麵團，攤成一公分厚餅，切成條，放烤箱中烘乾，用手掰開乾脆為度，放涼後用粉碎機碾成細粉，玻璃瓶裝後密封保存，也可以灌成膠囊，密封保存。

分析：接經散以紅藤為主藥，該藥具有疏通經絡的作用，對於各種外傷引起的經絡受損，均有很好的修復作用；地龍又名蚯蚓，將活蚯蚓斬成幾節，放入泥土中，一段時間後，每段均能各自成活，其自身修復之力相當頑強。因此運用此藥，經絡損傷可以很快修復，避免經氣繼續外泄；香附子為氣病之總司，穿山甲流通十二經脈，無所不達，兩藥相伍，能將遊行於十二經脈的離經之氣進行疏通，然後借砂仁引氣歸經，縱然不能完全歸經，用此二藥，也不會形成氣鬱證。

功效：接經順氣，修復經絡。

適應證：

- 凡造成經絡損傷的患者均可運用。如手術、外傷後服用可以加快傷口修復，減少後遺症。
- 凡經絡鬱塞的疾病均可運用。
- 凡經絡系統不通引起的各類疾患。

❶ 一種眼病，中醫指眼球結膜增生而突起的肉狀物，即翼狀胬肉。

❷ 㿠，音ㄏㄨㄤˋ，面部因氣血虛少而發白的病色。

❸ 茜草，〈素問〉名藘茹，又名茹藘，俗名血見愁。

❹ 華素片，通稱西地碘含片，主要成分為分子碘，每片含分子碘一．五毫克，輔料為蔗糖、西地腦、硬脂酸鎂、羥丙甲纖維素。

❺ 北豆根片，由北豆根中提取的生物鹼片。

❻ 頞，音ㄜˋ，鼻梁。

❼ 藏青果，別名西青果，大喬木，高達二十公尺。產於雲南西南部，廣東南部；印度，緬甸和馬來西亞。

思路 12

學習中醫的精神
——實踐與堅持

前面的章節，我詳細介紹了五十一個臨床案例，這些案例中，有病機比較簡單的，也有病機比較複雜的，通過對這些疾病的分析，我們對疾病的規律有了瞭解，對其治法也有了一定的認識。如果你是中醫愛好者，或者初學中醫的，你會發現，中醫方面的書籍很多，每個醫家都有自己的觀點，這些醫家之間有很多見解不統一，有的甚至相互矛盾，對於學中醫的你該這麼辦？

讓我們通過一個小的寓言故事來解決這個問題。

馬棚裡住著一匹老馬和一匹小馬。有一天，老馬對小馬說：「你已經長大了，能幫媽媽做點事嗎？」小馬連蹦帶跳地說：「怎麼不能？我很願意幫您做事。」

老馬高興地說：「那好啊！你把這半口袋麥子馱到磨坊去吧。」小馬馱起袋子，飛快地往磨坊跑去。跑著跑著，一條小河擋住了去路，河水嘩嘩地流著。小馬為難了，心想：我能不能過去呢？如果媽媽在身邊，問問她該怎麼辦，那多好啊！可是離家很遠了。小馬向四周望望，看見一頭老牛在河邊吃草，小馬「嗒嗒嗒」跑過去，問道：「牛伯伯，請您告訴我，這條河，我能趟❶過去嗎？」

老牛說：「水很淺，剛沒小腿，能趟過去。」小馬聽了老牛的話，立刻跑到河邊，準備過去。突然，從樹上跳下一隻松鼠，攔住他大叫：「小馬！別過河，別過河，你會淹死的！」小馬吃驚地問：「水很深嗎？」松鼠認真地說：「深得很哩！昨天，我的一個夥伴就是掉在這條河裡淹死的！」小馬連忙收住腳步，不知道怎麼辦才好。他嘆了口氣說：「唉！還是回家問問媽媽吧！」小馬甩甩尾巴，跑回家去。媽媽問他：「怎麼回來啦？」小馬難為情地說：「一條河擋住了去路，我……我過不去。」媽媽說：「那條河不是很淺嗎？」小馬說：「是呀！牛伯伯也這麼說。可是松鼠說河水很深，還淹死過他的夥伴呢！」媽媽說：「那麼河水到底是深還是淺呢？你仔細想過他們的話嗎？」小馬低下了頭，說：「沒……沒想過。」

媽媽親切地對小馬說：「孩子，光聽別人說，自己不動腦筋，不去試試，是不行的，河水是深是淺，你去試一試，就知道了。」小馬跑到河邊，剛剛抬起前蹄，松鼠又大叫起來：「怎麼？你不要命啦！」小馬說：「讓我試試吧！」他下了河，小心地趟到了對岸。原來河水既不像老牛說的那樣淺，也不像松鼠說的那樣深。

這則故事小時候就讀過，如今再次閱讀，感受更深！中醫用藥，一直被認為是不傳之祕，因為劑量不到，效果會大打折扣；劑量太大，往往會出現副作用。如何趟過「劑量」這條河，對於初學中醫者或用藥經驗不豐富的醫生來說，是一件很頭痛的事情。就像剛剛出門的小馬不敢過河一樣！

臨床上，有些醫家畏懼附子、畏懼麻黃，畏懼很多有毒副作用的藥物。每每用此類藥物，往往盡可能地小劑量用藥。而就這幾克的用量，有時還出現中毒、出現副作用。此後，「一朝被蛇咬，十年怕井繩」，可能終身不敢再用這類藥物。正是越出事，越小心，越小心，越不敢邁步，久而久之，甚至不敢再開方用藥了。就好比故事中的松鼠一樣，看見同伴被淹死，就再也不敢過河，甚至對別人過河也害怕！

而有經驗的醫家把握了疾病的規律，結合當地患者的體質和地域環境，用藥劑量很大，效果也很好，不僅避開了藥物的毒副作用，而且能夠達到很好的療效。就好比故事中的老牛，河水對於牠而言很淺！

在我們學習中醫的過程中，每個人都是從小馬走過來的。剛入行時就是真正的小馬，所有的經驗都是零，所有的知識往往來自於課本，缺少臨床的指導。完全不瞭解中藥劑量這條河，更不知道河水的深淺。這時候的我們需要松鼠的經驗，讓我們時刻小心；同時也需要老牛的閱歷，讓我們無畏無懼。我們身邊更需要一位「馬媽媽」，能時刻鼓勵我們，讓我們充滿信心，面對挑戰！在臨證的過程中做到膽大而心細。

慢慢的，我們經歷多了，閱歷豐富了，我們開始瞭解河水的深淺……。但在醫學領域，仍然有太多的未知，正如在地上畫一個圈，如果圈內是我們所知的，圈外是我們未知的世界，我們知道的越多，需要探索的也越多。我們不能因為在圈內自己已是老馬識途，而放棄了在未知的領域充當小馬……。

面對很多的疑難雜症，當我們還只是小馬時。我們需要小心謹慎，獨立探索，去思考，去實踐，去與疾病奮戰！只有這樣，醫學才能進步，中醫才能發展。

學習中醫，需要探索，需要不斷地嘗試，更需要一份持之以恆的精神。記得讀書時玩過一個遊戲，遊戲是這樣的：用細繩拴上一張硬紙片，掛在幾米遠的地方。參加遊戲者站在幾米外，用口吹氣，看誰能將紙片吹得飄起來！有很多同

小提示

如果你生病了，如果你正在學中醫，或者是中醫師，最好先用中藥試試，試試中醫的辨證論治，試試中藥起效是不是傳說中的很慢，親自趟趟中醫這條河，切身體會水的深淺，你才會有深刻的認識！原來河水既不像老牛說的那樣淺，也不像松鼠說的那樣深……。

學參與了這個遊戲，其中有善於長跑的體育生，也有善於唱歌的同學……大家都是鼓起腮幫子吹，結果紙片絲毫不動。於是大家得出結論，要吹動紙片不可能，因為人能吹的氣太少，不可能吹到那麼遠的地方。

這時老師叫班上個子最小的同學走過來，讓他吹氣。吹氣時不必用太大的氣力，但要對準紙片，連續不斷地吹！我們都以為小個子不可能將紙片吹動。但事實正好相反，小個子吹了十幾口氣後，紙片如被狂風颳到一般，飄蕩了起來！

大家都覺得不可思議，費那麼大的力氣都吹不動，為什麼小個子輕輕鬆鬆吹就行？老師說：「小個子雖然每一口吹出的氣不多，但他的方向一致，十幾口氣積累下來，就可以長驅直入了！不信你們再試試？」大家按照老師說的方法試驗，果然都能吹動紙片了！

有句諺語「一口氣吃不成一個胖子」，在這裡可真是一口氣吹不出幾米遠啊！生活中有很多事情，不是我們憋著一口氣就能幹成的，大多時候，需要的是方向不變，持之以恆地不懈努力！只有這樣，每一次的付出都會成為你後來成功時的力量。

不要擔心一次付出的力量不夠，也不要擔心路還有多遠，只要方向堅定，目標不變，再大的難題也是可以解決的！學習中醫也是如此！

小提示

有一句名言：「成功者方向不變，方法常變；失敗者方法不變，方向常變。」學習中醫，只要你方向堅定，持之以恆地努力，無論道路多麼曲折，總會有成功的一天。另外有一點需要記住，不是聰明的人來學中醫，就一定能成為好的中醫；只有細心的人、有醫德的人、不斷努力的人，才能成為好中醫。學醫不能投機取巧，需要腳踏實地一步一個腳印。

❶ 趟，從淺水裡走過去。

結語——課後的提醒

雖然在這本書中，我們學習中醫的課程即將結束，但學習中醫是永遠沒有終點的，正如思路1我們所說的，學習中醫就是感受我們身邊的世界，學習中醫就是內視我們自身的身體，從原始、從本質中感受世界，這就是我們要學習的東西。只要我們活在這個世上，身邊總有需要我們學習的東西，這是一種態度，一種對待自然、對待疾病謙虛的態度。

借用《大長今》中的一段臺詞，我們一同來分享「謙虛的態度」。

醫生之中，沒有名醫，只有對疾病謙虛的態度。不是聰明的人，就一定能做好大夫，大夫要沈穩。每一種藥材都有不同的效果，依據病情差異，用來治病，就是藥材，萬一診斷錯誤，使用不當，就成了毒藥。同樣的藥材，能救人一命，也能置人於死地，因此大夫絕不能無知，也不能有任何失誤。自滿會讓大夫倉促判斷病情，大夫的決定常常會左右一個人的生命。沒有名醫！要做一個對病症謙虛，完全清楚病症的大夫；要做一個對人謙虛，完全清楚人類的大夫；要做一個對自然謙虛，完全清楚自然的大夫——這就是謙虛的態度。

人類相對於大自然而言，實在是太渺小了。我們所知的世界非常有限，我們對醫學的認識也並不是完全充分的，因此在學習中醫的過程中，永遠不要自滿，永遠要以一種謙虛的態度來看待我們身邊的世界，永遠要保持一顆好奇之心去探索這個世界，只有這樣，我們智慧的源泉永遠不會乾枯！

當我們掌握一些規律性的東西之後，我們要不斷地向生活學習，從生活中感悟人生之道，感受中醫之道。正如我的另一本書《從生活小事認識人體的疾病》中所講到的，我們要從生活小事中感受中醫的真諦！其實只要我們用心感悟生活，我們可以從生活中學習到更多。

冬天毛巾濕透後掛起來，水自然而然向下流，上半部先乾了，下半部反而更濕；加上天氣冷的原因，時間長點，下半部就會慢慢結冰了……看到下半部結冰的濕毛巾，我們是否可以想到「濕性趨下」！

在臨床上常有病人說：「醫生啊！我每天上樓時兩腿好像灌了鉛，沈重無比，咋❶回事啊？」其實，人體如同這毛巾一樣，白天人站立的時間多，濕性趨下，所以下肢的濕邪就會偏重。體內濕邪稍重的人，會出現雙腿很累的感覺；如果濕邪較重的病人，表現就是「兩腿好像灌了鉛，沈重無比」……。如果氣溫較高，則毛巾下端也會及時乾燥，不會到夜晚還結冰！

在人體，如果腎陽足，沒有虧虛，或虧虛不重，則下半身濕邪會被腎陽蒸騰，化為氣而上升，在人體進行循環；如果腎陽虛衰，就好比這冬天掛濕毛巾一樣，濕邪盤踞下焦了！自然「兩腿好像灌了鉛，沈重無比」！夜晚臥床休息，最下端的地方就不是下肢了，應該是與床面接觸的部位。按照「濕性趨下」，應當與床接觸的部位會不舒服啊！

事實上當我們再詳細詢問患者時，我們會發現情況正是如此。這些患者常常在後半夜慢慢開始出現腰痛、背痛，凡是與床接觸的部位都感到很累很痛，早上五、六點痛醒，起床後活動活動就好了……。

其實這就是濕邪由白天積於雙下肢，晚上向接觸床面的部位轉移的結果。也是「濕性趨下」啊！看到「濕毛巾」，想到「濕性趨下」，想到「正氣不足」，想到「脾腎陽虛」……。這樣治起病來，就會更得心應手。

【病例】

范某，女，四〇歲，酒店配菜員

症狀：下肢沈重一周。

自覺雙下肢沈重一周，上午病情輕，下午較重，每晚下班回家，上樓梯時雙腿如同灌了鉛，沈重異常，也未見下肢浮腫，休息一晚後病情減輕。在當地三甲醫院就診，建議做頭顱CT，患者因嫌費用太貴，放棄檢查，尋求中醫治療。就診時病史及症狀同上，舌根白厚，脈象右尺沈遲而弱，左尺沈滑。結合濕毛巾的道理，處方如下：

用藥：烏附片二〇克（先煎一小時）、炒白朮二〇克、茯苓三〇克、乾薑二〇克、黑豆三〇克、甘草十克，三劑，水煎服，日一劑。

結果：實際的回饋也是讓人滿意的。患者服用兩天後，雙腿的沈重感消失了，隨後我讓病人再繼續服用三天，鞏固療效，平時間斷性服用桂附地黃丸，半年來，患者繼續從事以前工作，未再發病。

說明：腎居人體下部，腎火足了，就能將下肢的寒濕化為水氣，徐徐上升。這裡面的烏附片就是附子炮製而成，附子辛、甘，大熱，能夠回陽救逆，補火助陽，散寒止痛。《神農本草經》記載，附子主風寒咳逆邪氣，

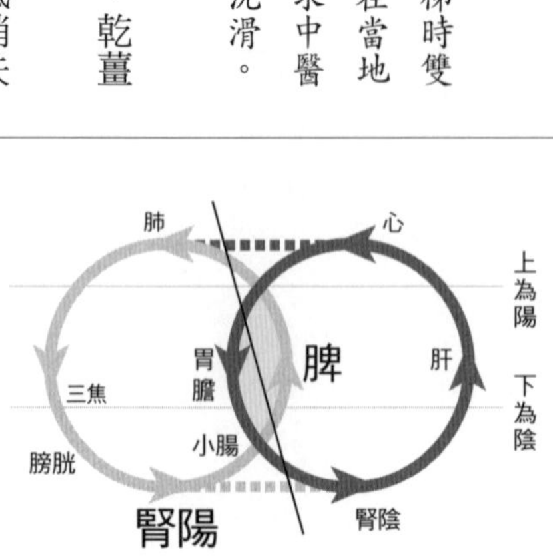

【病例下肢沈重的思路】

溫中，金瘡，破癥瘕積聚，血瘕，寒濕，拘攣膝痛，不能行步。附子是補腎火的良藥，用上它，人體腎陽就會旺盛，下肢的水濕就會被蒸騰，化為氣而上升，就好比將毛巾掛在暖和的地方，雖然還是有水向下流，但會被蒸發成水蒸氣，毛巾也會變乾。白朮、茯苓、乾薑是溫脾健脾的藥物，因為脾主濕，主運化。脾臟居人體中部，只有通過脾臟的傳輸，腎臟將水濕化為氣之後，水氣才能向上升，才能達到人體的上部。用黑豆的目的是因為黑豆能入腎，能夠除濕，可以直接將體內的濕邪通過小便排泄出來。

人體疾病的形成，都有其原因，是個量變到質變的過程，治療疾病的關鍵是要分析清楚原因，中醫談理、法、方、藥，理講的就是醫理、道理，理明白了，後面的法、方、藥都簡單了。而道理往往蘊含於生活中，只要我們在生活中做個有心人，不怕明不了理。

夏天吹空調時，冷熱上下對流，很快整個屋子都涼快了。我們是否也能夠想到人體也存在冷熱對流呢？在人體，心臟屬離卦，主火，就好比天上的太陽；腎臟屬坎卦，主水，為寒水之臟。心火通過胃氣的下降和肺氣的斂降，能夠下行入腎，我們下半身就會感到暖和；如果心火不能夠下移，我們人體下半身就會感到寒冷，吃涼東西就會不舒服，就會拉肚子，就會雙腿涼痛。女性朋友就會月經不調，就會痛經。

【病例】

劉某，女，三十五歲

症狀：痛經三年。

患者三年來，每次月經小腹部疼痛、發涼，疼痛厲害時面色蒼白，身體出冷汗，幾乎暈厥。服用桃仁、紅花、益母草、當歸、延胡索等活血化瘀之藥無數，服藥當月病情稍稍緩解，下次來月經依然疼痛。平時心情煩躁，焦躁不安，喜歡吃冷飲，自述吃冷飲後感覺心中稍稍平靜。

用藥與說明：在治療時採用附子、艾葉、小茴香、紫石英溫暖下焦，梔子、生地清理上焦，配以川牛膝引心火下行濟腎寒，柴胡升發肝氣，引腎水來濟心火；當歸尾、延胡索化瘀止痛。

結果：這樣調理一周，病就好得差不多了。

人體的疾病，在自然界中均能找到對應的治療法則。永遠要相信一句話，任何疾病的產生，在我們的生活中一定能找到對應的治療法則！要學習中醫，除了掌握了遣方用藥的規律、掌握疾病的傳變規律、掌握一些醫學道理之外，更重要的是要培養一種思維，一種「天人相應」的思維模式，一種「取象類比」的思維模式，這樣我們才能感受到古人的智慧，才有可能超越古人，中醫才能取得新的發展。中醫的境界沒有最高點，只有新的起點！

道可道，非常道！《醫問》雖然借用「人體臟腑陰陽氣血循環圖」闡述了一些醫學道理，但人為天地萬物之精靈，豈是通過一張圖能說得透徹的呢！醫道是說不完的，也是說不透徹的，這張圖它也只是一個起點，指明了人體氣血運行的總體規律，需要改進和完善的地方還很多。願天下所有愛好中醫者，一起努力，共為中醫復興與發展，做出更大的貢獻！

❶咋，方言，「怎」、「怎麼」的意思。

BE0002

醫問──中醫治病的12條思路

作　　者　余浩、鄭黎
文字編輯　王志攀
特約編輯　曾惠君
班面設計　舞陽美術・張淑珍
內頁插圖　張淑珍
封面設計　黃聖文

發 行 人　蘇拾平
總 編 輯　于芝峰
副總編輯　田哲榮
業務發行　王綬晨、邱紹溢
行銷企劃　陳詩婷

出　　版　橡實文化 ACORN Publishing
臺北市105松山區復興北路333號11樓之4
電話：（02）2718-2001　傳真：（02）2719-1308
E-mail信箱：acorn@andbooks.com.tw
網址：www.acornbooks.com.tw

發　　行　大雁出版基地
臺北市105松山區復興北路333號11樓之4
電話：（02）2718-2001　傳真：（02）2718-1258
讀者服務信箱：andbooks@andbooks.com.tw
劃撥帳號：19983379　戶名：大雁文化事業股份有限公司

印　　刷　中原造像股份有限公司
初版一刷　2013年4月
初版13刷　2021年8月
I S B N　978-986-6362-70-5（平裝）
定　　價　450元

本書由中國中醫藥出版社正式授權出版

國家圖書館出版品預行編目資料

醫問：中醫治病的12條思路 / 余浩, 鄭黎著.
-- 初版. -- 臺北市：橡實文化出版：大雁文化發行, 2013.04
392 面；17x23 公分
ISBN 978-986-6362-70-5(平裝)

1.中醫

413　　102002127

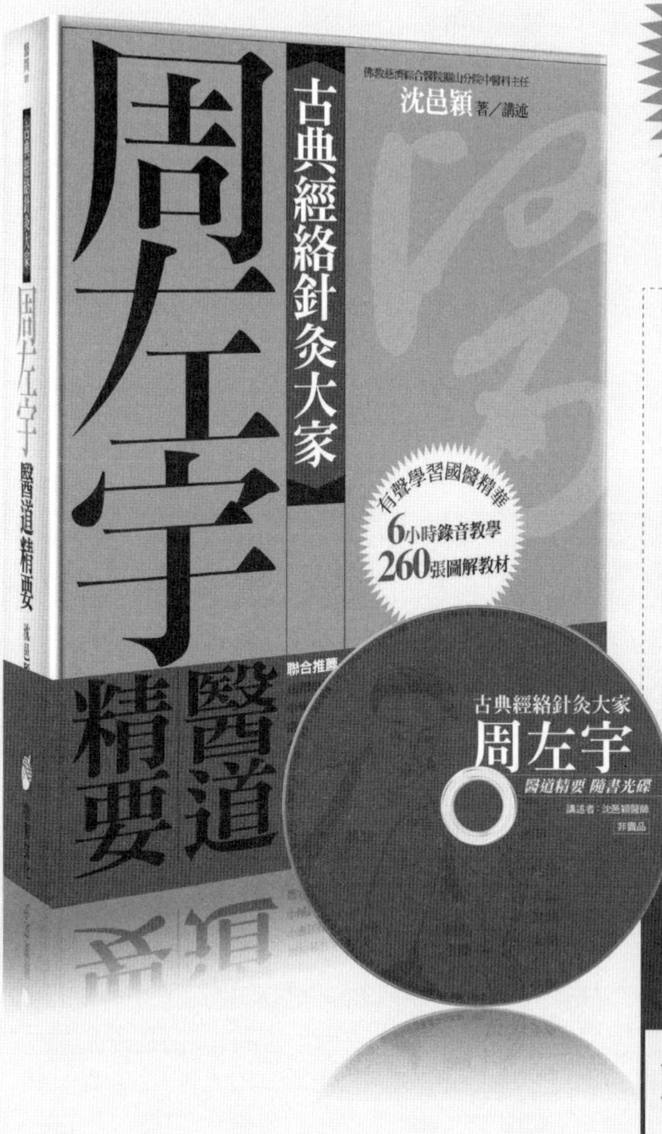

6小時 錄音教學
260張 圖解教材
中醫必備的
有聲學習書

古典經絡針灸大家
周左宇 醫道精要
(附6小時錄音教學光碟)

臺灣針灸四大派之一
古典針灸派傳人 周左宇
傳承醫理和手法的通盤介紹

佛教慈濟綜合醫院關山分院中醫科主任
沈邑穎 著／講述
定價：600 元（全彩印刷／精裝附光碟）

國寶級中醫
「古典針灸派」傳人
周左宇的
醫理特色與貢獻

◆傳承近代四大針灸名家
◆首度將《內經》通經理論「五門十變法」應用於中醫臨床
◆傳承古典針灸特殊之對位取穴法、穴名應用法及透針法等
◆創立快針法及簡易二穴絕學，用最少針刺和最短時間達到最佳療效
◆獨創台灣地區特有病症：三天三骨症、坐骨神經痛、肩凝症（五十肩）的治療法則

橡實文化
ACORN INTERNATIONAL PUBLISHING LTD.